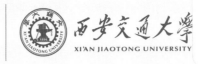

U0289409

研究生"十四五"规划精品系列教材

脑疾病与影像新技术

主　编　张　明
副主编　张秋丽　刘继欣　李咏梅　敦旺欢
编　委（按姓氏笔画排序）

丁忠祥　浙江大学医学院附属杭州市第一人民医院
王　渊　西安交通大学第一附属医院
王卓楠　西安交通大学第一附属医院
王美豪　温州医科大学附属第一医院
牛　晨　西安交通大学第一附属医院
毛翠平　西安交通大学第二附属医院
刘继欣　西安电子科技大学
孙迎香　西安交通大学第一附属医院
李咏梅　重庆医科大学附属第一医院
李海宁　西安交通大学第一附属医院
李晨曦　中国人民解放军空军军医大学
杨淑涵　西安市第九医院
张　明　西安交通大学第一附属医院
张　静　兰州大学第二医院
张小玲　陕西省人民医院
张宇辰　西安交通大学第一附属医院
张秋丽　西安交通大学第一附属医院
宗晓芬　武汉大学人民医院
袁惠婕　西安交通大学第一附属医院
高玉军　武汉大学人民医院
郭晨光　西安交通大学第一附属医院
麻少辉　西安交通大学第一附属医院
敦旺欢　西安交通大学第一附属医院
穆俊娅　西安交通大学第一附属医院

西安交通大学出版社
XI'AN JIAOTONG UNIVERSITY PRESS

图书在版编目(CIP)数据

脑疾病与影像新技术 / 张明主编. — 西安：西安
交通大学出版社，2023.8

ISBN 978 - 7 - 5693 - 3272 - 8

Ⅰ. ①脑… Ⅱ. ①张… Ⅲ. ①脑病—影像诊断—
研究生—教材 Ⅳ. ①R742.04

中国国家版本馆 CIP 数据核字(2023)第 100706 号

NAO JIBING YU YINGXIANG XIN JISHU

书　　名	脑疾病与影像新技术	
主　　编	张　明	
责任编辑	张永利	
责任校对	秦金霞	

出版发行	西安交通大学出版社	
	（西安市兴庆南路 1 号　邮政编码 710048）	
网　　址	http：//www. xjtupress. com	
电　　话	(029)82668357　82667874(市场营销中心)	
	(029)82668315(总编办)	
传　　真	(029)82668280	
印　　刷	西安五星印刷有限公司	

开　　本	787mm×1092mm　1/16　**印张** 23.75　**字数** 508 千字
版次印次	2023 年 8 月第 1 版　2023 年 8 月第 1 次印刷
书　　号	ISBN 978 - 7 - 5693 - 3272 - 8
定　　价	96.00 元

如发现印装质量问题，请与本社市场营销中心联系。

订购热线：(029)82665248　(029)82667874

投稿热线：(029)82668803

前　　言

功能磁共振技术的进步，为脑科学的蓬勃发展提供了强有力的支持。自 2013 年开始，世界各国陆续展开了为期 10～15 年的"脑计划"。2016 年，我国制订了为期 15 年的"脑计划"，将人类认知的神经基础作为"中国脑计划"的核心问题。2016 年，我们以医工结合、协同发展、解决临床需求为导向，原创性地推出了多学科交叉的慕课课程"脑科学与影像新技术"，旨在以临床问题为导向，通过影像新技术与工科知识的有机结合，解决临床问题，培养学生的创新意识。自 2017 年 3 月开课以来，已在 50 余所高校开课，累计 3 万余人选课，并于 2019 年获得了"国家一流在线课程""陕西省课程思政示范课程"，以及"脑科学与影像新技术创新工作室"等荣誉称号。

为了更好地推进课程建设，亟须编写与课程密切配套的教材。然而，由于国内医学院校尚未开设此类课程，国内相关主题的专著以方法为主导，而国外相关专著或专注于方法，或为特定疾病专刊，或为相关研究领域论文汇编，缺少从临床问题到科学问题的转换这一关键桥梁，也缺少对科研思维的总结和训练。因此，我们集结了国内 20 余位科研一线人员，立足于新医科理念，以医工交叉知识融合为切入点，基于 PBL 学习法的案例实现内容引入，将纸质教材与国家一流本科在线课程进行融合，为学生提供将临床问题转化为科学问题、用影像学新技术方法解决问题的新思路。

在章节设置方面，第一章全面介绍本书涉及的所有相关方法，为后续了解各方法在疾病中的应用提供铺垫和知识支持；继而，分章节阐述功能磁共振在临床常见病、退行性疾病、精神类疾病、疼痛类疾病等领域的应用。为了实现从临床到科研的转换，每章内容按照如下框架展开。

（1）疾病概述：侧重影像在疾病诊疗中的作用，展示临床中影像提供的信息及潜在的应用价值。

（2）基于临床问题进行归类阐述：分别就疾病在诊断、治疗、预后评估等方面的临床问题展示影像学解决方案。其中，具体解决方案则通过以下框架进行说明。①问题引出：通过实际病例引出临床问题，并转换为相应的科学问题；②科研设计：展示采用影像学技术方法的科研设计方案；③问题解答：回答临床问题解决的程度，总结影像学技术的优劣；④未来展望：展望该问题在国内外的研究进展、现阶段的不足以及未来的发展方向等；⑤总结：通过思维导图进一步凝练相关研究的科研思路和脉络，回归如何通过科学研究解决临床问题的设计框架。

本书适用于医学类学生和部分工科学生。作为本学科内第一本以医工交叉融合、解决临床问题为切入点的创新性教材，本书切实融入新医科理念，希望通过系统性展示从临床问题到科学问题的转化，进而通过影像新技术寻找临床问题解决方案的思维模式，搭建起从临床到科研、最终回归临床的问题解决方案。作为"脑科学与影像新技术"的配套教材，本书的目的不是传播已有研究的固定结果，而是希望通过这种研究设计让读者学会如何发现临床问题、分析临床问题，并将科学技术应用于解决临床问题，从而更好地反哺临床。影像新技术处于高速发展阶段，除了目前本书所涉及的内容，亦有层出不穷的新方法、新设计、新理念、新结论，因此，我们希望通过对科研思维的凝练，把更多新的理念传递给学生，让更多的人了解并参与到相关研究中来，更好地推广影像新技术在临床上的应用，助力我国脑科学的发展。

　　本书虽经不断修改，但囿于编者的知识结构，以及技术、研究结果的不断更新，其中难免存在瑕疵和不足之处，真诚地希望各位专家、读者在发现问题或有不同的见解和建议时将宝贵意见发送至 zhangming01@xjtu.edu.cn，以便我们再版时进一步完善本教材。

张　明

2023 年 5 月

目　　录

第一章　总　论

第一节　脑科学与脑成像

脑是人体最复杂的器官，也是人类智慧的物质基础。人类大脑有一千亿个神经细胞，它们彼此之间由大量的神经纤维连接成极为复杂的神经网络。尽管人们做了很多探索，但时至今日，人类大脑对于科学家而言，仍是一个尚未打开的"黑箱子"。DNA双螺旋结构发现者之一、诺贝尔奖获得者弗朗西斯·克里克曾抱怨："我们无法忍受人类仍旧对大脑如何工作知之甚少。"大脑是怎样工作的，它又是怎样调控人类情绪、思维、记忆等认知行为和复杂的社会活动等，尚未可知。随着人类对大脑认识的不断增加，逐步形成了一门新的学科——脑科学。美国神经科学学会对脑科学的广义定义为：研究脑的结构和功能的科学，即从生物脑的角度探究大脑的物理构成、生物机理、工作机能。而狭义上的脑科学则指的是神经科学，即了解神经系统内分子水平、细胞水平、细胞间的变化过程，以及这些过程在中枢功能控制系统内的综合作用。因此，可以说，脑科学是一门覆盖了从微观的生物分子、神经细胞，到宏观的大脑神经网络的学科。

迄今为止，脑科学的发展经历了四个阶段。

16世纪之前是脑科学发展的混沌阶段。先有阿尔克迈翁发现视神经，后有希波克拉底提出"大脑是人类神智的载体"，继而有亚里士多德提出"神智在心而不在脑"等说法。这一时期争论不断，因为人们对脑的认知依然停留在感性阶段。

16世纪初至19世纪初是脑科学发展的萌芽阶段，以生物解剖学作为研究脑科学的主要方法。先有达·芬奇绘制人脑四个脑室，维萨留斯编著《人体构造》，后有托马斯·威利斯出版《脑的解剖学，简述神经及其功能》。1757年，瑞士生理学家哈勒撰写《人体生理学原理》，标志着生理学研究方法开始应用于脑科学研究中。

19世纪初至20世纪60年代是脑科学发展的开拓阶段。生理学、电生理学和生物化学被大量应用于脑科学研究中。这一阶段，脑科学研究获得了突破性进展，涌现了许多划时代的研究成果。发现了生物电、乙酰胆碱及突触，建立了神经元学说、实现了脑功能的定位、创立了神经网络学说，也创建了脑功能图谱。

20世纪60年代，脑科学迎来了大发展。细胞分子学和脑成像技术在脑科学研究中大放异彩。科学家在听觉、脑信息传递、脑损伤，以及认知、睡眠、觉醒等高级功能方面的研究取得了一系列卓越的研究成果，诞生了许多诺贝尔奖获得者。如1961年，匈牙利裔美国物理学家贝克西因发现了耳蜗内部刺激的物理机制而获得了诺贝尔生理学或医学奖；1970年和1977年，脑信息传递功能与情绪产生机理的研究者，因发现神经元之间是以电脉冲的方式进行信息传递而获得了诺贝尔生理学或医学奖；1981年，美国科学家斯佩里因证明了大脑左右两半球的功能存在显著差异而获得了诺贝尔生理学或医学奖。

脑成像技术为脑科学研究开创了新篇章。早期的脑成像研究方法主要是通过显微技术结合化学染色来观察脑的结构与功能。随着影像技术的飞速发展，以磁共振成像（magnetic resonance imaging，MRI）为代表的神经影像技术在脑科学研究中的地位日益提升。最早的MRI研究可追溯到1974年，荷兰科学家罗伯洛赫尔和他的同事们得到的著名的MRI图像"诺丁汉的橙子"。随后MRI技术得到广泛普及，从1976年活体手指MRI，到1980年第一台临床的全身MRI，从1985年我国的南方医院引进国内第一台MRI设备，到1986年西安医科大学第一附属医院（今西安交通大学第一附属医院）引入西北首台MRI设备。20世纪90年代初，功能磁共振成像（functional magnetic resonance imaging，fMRI）技术问世，其基本原理是利用大脑活动时的血氧水平依赖效应，以无须造影剂、无创伤的卓越优点，成为脑成像研究的重要方法。进入21世纪后，脑科学研究呈现出更加五彩斑斓的面貌。各种感觉的传导原理、大脑信息传递和转化机制，以及各种神经精神疾病的发生机制等一一被科学家们揭示。同时，随着2018年明尼苏达MRI中心安装了全球首台10.5T MRI设备，2019年法国原子能委员会（Atomic Energy Commission，CEA）研究所安装了全球首台11.7T MRI设备，超高场强的MRI设备大大提高了时间和空间分辨率，为高分辨率成像及分子影像学，如正电子发射断层显像（positron emission tomography，PET），的发展奠定了基础。另外，不同的MRI技术如常规结构像、扩散张量成像（diffusion tensor imaging，DTI）、酰胺质子转移（amide proton transfer，APT）成像等的应运而生，既满足了不同角度的脑结构及功能研究的需要，又对诊治不同临床疾病提供了帮助。从早期看得到、看得清，到后来看得准、看得早，与MRI技术伴随而来的研究成果也创造了许多的辉煌。截至目前，MRI研究领域累计已获得了六次诺贝尔奖，包括诺贝尔物理学奖、诺贝尔化学奖和诺贝尔生理学或医学奖，正体现了影像技术与多学科之间的交叉融合。一部脑科学研究的进阶史，充分体现了新技术发展对脑科学研究的巨大推进作用。

目前，国际上关于脑科学发展的图谱已经形成。其核心是新一代脑科学研究，以类脑智能研究、神经性疾病与治疗、脑科学技术与方法以及脑科学信息与服务作为中间层，实现大脑控制、脑机接口、大脑模拟、人工智能、新药研发、脑控仿生科技和新型教育教学等方面的应用。基于此，脑科学呈现出三大典型特征：以神经科学与其他学科领域（如计算机、微电子等）在学科和技术层面实现交叉融合；以人造大脑为脑科学的主要研究目标；继而利用信息技术来了解脑、模拟脑，最终实现创造及融合脑。综上所述，脑科学的研究是一门典型的多学科交叉，多层次多维度的综合研究。目前，全球各主要经济体均高度重视脑科学的发展，并推出了相应的脑计划。总体来看，在脑科学研究领域，美国独领风骚，欧洲、加拿大等为第二梯队，中国等新兴力量也已崭露头角。虽然中国的脑科学研究正飞速发展，但在论文发表、专利申请等方面与发达国家还有较大差距。2016 年，我国发布的"十三五"规划将"脑计划"列为"科技创新2030 重大项目"，旨在探索大脑秘密、攻克大脑疾病、开展类脑研究，目前，已取得了多项世界级的研究成果。正如诺贝尔生理学或医学奖得主杰拉尔德·埃德尔曼所言："脑科学的知识将奠定即将到来新时代之基础"。综上，脑科学研究不仅在全人类健康领域中发挥着重要作用，更是在推动创新改革、驱动经济发展、促进社会进步中有着不可忽视的影响力。尤其是在医学领域，脑科学研究占据着举足轻重的地位。对医学而言，早诊早治及有效治疗一直是医学所追求的理念。脑科学对脑结构及神经功能机理的解析，有助于对各种脑疾病（如轻度脑外伤、脑卒中及脑肿瘤等）的精准诊断、治疗和预后评估。脑科学研究方法的进步也能帮助研究者更好地了解痛觉的处理机制及躯体疼痛与中枢的关系，协助临床医师更好地诊治疼痛相关疾病（如偏头痛、原发性痛经、三叉神经痛与慢性腰背痛等）。联合多种成像技术的多模态 MRI 现已广泛应用于神经系统疾病，特别是对神经退行性疾病（如阿尔茨海默病、肌萎缩侧索硬化、帕金森病等）的早期诊断及预后评估具有极其重要的意义。另外，无创的 MRI 也可协助对精神类疾病（如抑郁症、精神分裂症和孤独症谱系障碍）进行分类分型诊断，监测及评估疾病进展及药物治疗效果等，并对临床治疗和新药开发提供客观的影像学证据。

第二节 脑成像新技术与应用

高端及超高端 MRI 设备的出现以及新的扫描序列的不断研发，使 MRI 在更精细脑结构的显示方面更进了一步；形态学上的差异为揭示疾病的病理特征或发生、发展提供了有力的影像依据；脑功能的研究为认知神经科学、信号处理机制以及神经网络的研究开辟了新的思路；以 PET 为代表的分子影像学使我们能在分子和细胞水平上进行人体功能代谢的研究；MRI 定量技术的发展为完整的个体生物学数据集提供了影像学依据；同时在大数据时代背景下，人工智能（artificial intelligence，AI）得到了持续的更新迭代，其在医疗行业特别是医学影像领域也展现出了极大的优势。

结构磁共振成像（structural magnetic resonance imaging，sMRI）主要用于观察组织结构的形态变化，包括增大、萎缩或变形等，并可能进一步细分组织结构的亚结构区域。sMRI 常用三维 T1WI 高分辨率扫描序列采集数据，应用特定的分析软件进行灰质、白质、脑脊液及全脑体积的统计分析。结构磁共振在脑发育、神经退行性疾病、肿瘤性疾病及卒中等有广泛应用。

基于体素的形态测量学（voxel-based morphometry，VBM）分析方法和 FreeSurfer（https：//surfer. nmr. mgh. harvard. edu/）分析软件就是常用的主要针对灰质及深部核团结构的磁共振数据分析方法和工具。VBM 是一种能够在体素水平对全脑结构进行定量分析的影像分析技术。它通过计算大脑局部灰质、白质密度或体积的改变，可以精确地显示脑组织形态学的细微变化，发现一些隐匿性的脑结构损伤。大脑皮质的几何形状是高度卷曲的，但其功能的分布可以认为是二维平面的。因此，应用这种表面的几何结构来表征皮质解剖是可行的。FreeSurfer 图像分析工具包是一个强大的工具软件，能够对基本的大脑结构进行高效和自动分析，包括宏观可见大脑特征的体积分割、海马亚区的分割、组织的边界估计、大脑皮质表面模型的构建、基于皮质折叠模式的主体间对齐以及绘制灰质厚度等。

扩散张量成像（diffusion tensor imaging，DTI）是目前对大脑白质进行研究的最常用方法。它是一种非侵入性的成像方法，用以观察水分子在脑组织中的弥散特性。主要参数包括分数各向异性（fractional anisotropy，FA）、平均扩散率（mean diffusivity，MD）、轴向扩散系数（axial diffusivity，AD）和径向扩散系数（radial diffusivity，RD）。有多种工具包可用于 DTI 数据的处理，如 DTI studio（https：//www. mristudio. org/wiki/installation）、FSL 以及基于 Matlab 的 SPM 工具包等。统计分析可以使用感兴趣区域（region of interest，ROI）、基于全脑的体素分析（voxel-based analysis，VBA）、基于纤维束的空间统计（tract-based spatial statistics，TBSS）以及基于图论（graph theory）的 DTI 脑网络属性分析等方法。TBSS 分析方法的出现在一定程度上克服了 VBA 配准算法不完善、平滑参数不统一的问题。TBSS 既可以对特定区域（如细微白质）结构进行分析，也可以进行全脑的白质结构分析，对脑白质异常区域的定位也更加准确，可为定量评估脑白质病变提供可靠参数，在脑科学研究和临床实践中均具有较好的应用前景。纤维束追踪可显示神经纤维束轨迹，通过重建大脑不同脑区之间的白质纤维结构连接通路，构建基于解剖连接的大脑结构网络，进而帮助理解大脑内部的工作机制。扩散峰度成像（diffusion kurtosis imaging，DKI）是在传统 DTI 的基础上延伸的新兴扩散成像技术，对水分子扩散的受限过程可进行更高级的描述，它能够敏感地反映组织微观结构的复杂程度，也可以反映疾病相应的病理生理改变。DKI 在脑损伤、脑肿瘤、神经退行性疾病均有应用。由于 FA 值易受轴突直径与密度、纤维分布方向、髓鞘完整性及部分容积效应的影响，因此 DTI 对白质纤维束的评估特异性较低。神经突方向离散度和密度成像（neurite orientation dispersion and density imaging，NODDI）基于神经细胞内外水分子扩散模式的不同进行成像，能够区分神经突密度和纤维分布方向这两种 FA 的影响因素，有利于更特异地分析组织微观结构变化，在生长发育和老化、神经退行性疾病、多发硬化、精神类疾病、脑卒中等方面显示出应用价值。

功能磁共振成像（functional magnetic resonance imaging，fMRI）能探测组织的代谢及功能特征。根据不同成像原理及序列设计，广义的 fMRI 指的是已经应用于临床的，区别于常规 MRI 扫描序列的成像方法，包括扩散加权成像（diffusion weighted imaging，DWI）、灌注加权成像（perfusion weighted imaging，PWI）、磁共振波谱（magnetic resonance spectroscopy，MRS），以及磁敏感加权成像（susceptibility weighted imaging，SWI）等，通常磁共振血管成像（magnetic resonance angiography，MRA）也被称为功能

成像。狭义的 fMRI 指的是基于血氧水平依赖（blood oxygenation level-dependent，BOLD）效应的功能成像。这种不同状态下血氧水平以不同的磁共振信号变化表现出来，实际反映的是神经元处于不同的激活状态。fMRI 正是通过测量这种磁共振信号的变化，得到大脑特定区域血氧依赖水平（BOLD）信号的时间序列，实现对大脑功能状态的可视化呈现。目前用于研究大脑功能的 fMRI 分为两种，一种是在静息状态下检测脑组织 BOLD 信号的研究方法，称之为静息态功能磁共振成像（resting-state functional magnetic resonance imaging，rs-fMRI）；另一种是基于任务的或事件相关的功能磁共振成像（event-related & task-based fMRI，tb-fMRI），称之为任务态功能磁共振成像。在之前的研究中，静息状态下的大脑活动一般被看作是基线状态或者作为生理噪音而被忽略，后来的研究认为在静息状态下，个体的初级运动神经网络中的节点之间并不是毫无关系的，而是在 BOLD 信号时间序列上呈高度相关。进一步的研究显示，在静息状态下，大脑内在活动的 BOLD 信号是高度同步的，在 0.01～0.08Hz 的低频范围内波动。自此，对 rs-fMRI 的研究拉开了序幕，并在与大脑相关的脑功能、脑发育、大脑可塑性及疾病对大脑的影响方面有了更广泛的研究。在 fMRI 研究中的负激活一般指静息态数据与任务态数据相减所得的信号。2001 年，Raichle 使用 PET 发现在任务执行期间持续表现出活动减少的脑区在静息状态下没有被激活，这表明大脑在静息状态下存在自发的、连续的、有组织的脑活动，在执行任务时这种有组织的大脑活动暂时中断或暂停，作者称其为默认网络（default mode network，DMN）。默认网络包含的脑区主要有内侧颞叶（medial temporal lobe，MTL）、后扣带皮质（posterior cingulate cortex，PCC）、楔前叶（precuneus）、内侧前额叶皮质（medial prefrontal cortex，MPFC）和顶下小叶（inferior parietal lobe，IPL）等。随后，其他静息态功能网络也相继被发现，这些网络包括执行网络、突显网络、视觉网络、听觉网络、感觉运动网络以及背侧注意网络等。

预处理后的数据分析主要分为脑功能分化和脑功能整合两个部分。所谓功能分化，指的是采用静息态的研究方法寻找各个脑功能所对应的脑区，主要手段是功能定位，包括：低频波动振幅（amplitude of low-frequency fluctuation，ALFF）、分数低频波动振幅（fractional ALFF，fALFF）和局部一致性（regional homogeneity，ReHo）等。ALFF 和 fALFF 反映脑区自发活动的强度，ALFF 关注信号低频振幅的强度，fALFF 关注某个特定频段内的信号振幅强度对可探测到的全频段范围内信号的强度。ReHo 描述了给定体素的时间序列（BOLD 信号）与其最近邻体素的时间序列的相似性，ReHo 和局部功能连接密度（functional connectivity density，FCD）都强调了局部脑区活动的时间一致性，忽略了可能存在于相邻时间段内的局部脑区神经活动的空间相关性。而功能整合研究的基本假设是脑功能是由多个脑区协作完成的，因此功能整合的主要研究方法包括了功能连接和脑网络分析等。脑功能整合研究方法包括基于 ROI 种子点的功能连接、基于数据驱动的独立成分分析（independent component analysis，ICA）、聚类分析以及基于图像的参数整合分析如大脑功能连接的图论、小世界网络等。基于种子的分析是一种基于模型的分析方法，首先通过先验知识选择一个种子或 ROI，并找到这个种子区域与整个大脑中所有其他体素的线性相关性，从而产生一个基于种子的功能连接地图。该技术简单、直观且易于解释，成为研究 rs-fMRI 功能连接的一种很好的方法。ICA 通过使用数学算法将信号从全脑体素分解为空间和时间独立的分量，有效地提取出独特的静息状态网络，进而描述了底层隐藏网络或组件的空间和时间特征。基于图论的方法将大脑建模为一个复杂的网络，该网络被图形化地表示为节点和边缘的集合，其中节点展示了解剖元素（大脑区域），而边缘表示节点之间的关系（连接），目前的研究主要集中在通过从解剖图谱中提取 ROI 在宏观尺度上描绘大脑网络。

任务态功能磁共振成像是以单一相关事件为任务对大脑进行一定规则的任务刺激的同时，进行 BOLD 信号的采集，用以观察在不同时间段对应不同事件的脑皮质区域的活动功能情况。主要有两种设计，一种是事件相关设计（event-relate design），另一种是区块设计（block design），如认知控制任务 go-no-go、工作记忆任务 n-back、视觉性疼痛刺激任务等实验设计。无论是事件相关设计，还是区块设计，都有基线（baseline）状态和激活（task-evoke）状态，通过任务状态减去基线状态而得到和任务相关的激活脑区，然后再通过组间比较去验证在两个或者多个被试分组（例如患者和健康被试）之间在处理相同任务时大脑激活是否存在差异，或者如果某一脑区在时间序列上观测到的 BOLD 信号的变化和实验设计中所设计的激活和基线状态的时间序列相吻合，则代表了这部分脑区有着相应的功能。任务态功能磁共振研究应用领域广泛，主要包括感觉、认知和情绪研究等。

MRI 定量技术是通过一些特殊序列来实现的。主要包括基于弛豫时间的定量成像技术、基于磁化传递的定量成像技术、基于化学位移的定量成像技术以及基于磁敏感加权成像的定量成像技术等。除此之外，还包括 MRI 指纹技术、弥散定量、流速测定、硬度定量等。

磁化传递成像（magnetization transfer imaging，MTI）是指通过施加饱和脉冲，使生物大分子如蛋白质、糖胺聚糖、糖原等的氢质子得到饱和，饱和的氢质子与周围水中的氢质子进行化学交换，通过测定水分子信号的变化，可以间接反映这些分子在组织内的含量。化学交换饱和转移技术（chemical exchange saturation transfer，CEST）就是在这一原理的基础上应运而生的。CEST 技术能对包括人体内大分子物质（如蛋白质、氨基酸、糖胺聚糖等）以及外源性物质在内的多种物质进行定量。其中，利用蛋白质或多肽上的酰胺基与水的化学交换频繁这一特点来进行成像的技术称为酰胺质子转移（amide proton transfer，APT）成像。APT 成像在脑肿瘤、脑发育、神经退行性疾病以及出血性疾病中具有较高的临床应用价值。定量磁化率成像（quantitative susceptibility mapping，QSM）可以提供不同区域磁化率分布的定量信息，目前在铁代谢相关性疾病、颅内出血、脑肿瘤、脑血管疾病中已展开了大量应用及研究，其中在神经退行性疾病方面，QSM 逐渐被证实有望成为早期评价神经影像标志物的技术。

分子影像学是在细胞和分子水平上对活体生物过程应用影像学技术进行定性和定

量研究。PET是目前唯一可在活体上显示生物分子代谢、受体及神经介质活动的影像技术，属于核医学分子显像技术，通过应用不同的示踪剂可显示全身各脏器功能、代谢等病理生理特征。除广泛用于全身肿瘤性疾病的检查外，在疾病的诊断与鉴别诊断、疗效评价、预后评估、脏器功能研究以及新药开发等方面均显示出独特的优越性。

AI的发展使医学领域发生了翻天覆地的变革。AI在智能药物研发、智能辅助诊疗、智能语音识别与语义理解、健康管理以及医院管理的更广泛领域发挥了重要作用。智能影像诊断是AI在医疗领域中介入最早也是发展较为成熟的领域之一。近年来，随着算法、算力和数据量的不断提升，在AI图像识别与处理中，深度卷积神经网络已成为首选技术，它的优势在于能够能从原始数据中自动提取特征，通过非线性模型将原始特征转变为低层特征，并从低到高逐层抽象为具有分类代表性的高层特征，从而建立更加复杂、分类特性更高的模型，又因其权值共享和局部感知的特性，使其在图像处理方面有很好效果，同时通过对大量的图像和诊断信息的学习优化，可以提高模型的识别速度和诊断能力，提高对复杂疾病的诊断准确率。目前，AI在推动医学成像设备智能化、数据采集规范化和标准化、数据分析自动化等方面取得了重要的进展。随着数据的积累和技术的进一步成熟，AI在医疗行业特别是医学影像领域已经展现出极高的应用价值。

附：脑科学常用影像学专业术语中英文对照表

英文缩写	英文全称	中文全称
T1WI	T1-weighted imaging	T1加权成像
T2WI	T2-weighted imaging	T2加权成像
T2FLAIR	T2-Fluid-attenuated inversion recovery	T2加权序列液体衰减反转恢复
ADC	apparent diffusion coefficient	表观弥散系数
FA	fractional anisotropy	分数(部分)各向异性
MRS	magnetic resonance spectroscopy	磁共振波谱
MRI	magnetic resonance imaging	磁共振成像
MRA	magnetic resonance angiography	磁共振血管成像
STI	susceptibility tensor imaging	磁化率张量成像
MTI	magnetic transfer imaging	磁化转移(传递)成像
SWI	susceptibility weighted imaging	磁敏感加权成像
SPECT	single-photon emission computed tomography	单电子发射断层扫描技术
ALFF	amplitude of low-frequency fluctuations	低频振幅
QSM	quantitative susceptibility mapping	定量磁化率成像(定量磁敏感成像)
ASL	arterial spin labelling	动脉自旋标记
DSC	dynamic susceptibility contrast-enhanced	动态磁敏感对比增强
ICA	independent component analysis	独立成分分析

续表

英文缩写	英文全称	中文全称
fALFF	fractional amplitude of low-frequency fluctuation	分数低频振幅
ROI	region of interest	感兴趣区
PWI	perfusion weighted imaging	灌注加权成像
tb-fMRI	task-based functional magnetic resonance imaging	基于任务的功能磁共振成像技术
VBM	voxel-based morphometry	基于体素的形态学测量法
TBSS	tract-based spatial statistics	基于纤维束示踪的空间统计
CT	computed tomography	计算机断层扫描
RD	radial diffusivity	径向扩散性（系数）
rs-fMRI	resting-state functional magnetic resonance imaging	静息态功能磁共振成像
ReHo	regional homogeneity	局部一致性
DKI	diffusion kurtosis imaging	扩散峰度成像
DSI	diffusion spectrum imaging	扩散光谱成像
DTI	diffusion tensor imaging	扩散张量成像
DWI	diffusion-weighted imaging	弥散加权成像
DMN	default mode network	默认模式脑网络
MK	mean kurtosis	平均峰度
NODDI	neurite orientation dispersion and density imaging	神经突方向离散度和密度成像
GRE	gradient recalled-echo	梯度回波序列
rCBV	relative cerebral blood volume	相对脑血容量
BOLD-fMRI	blood oxygen level dependent functional MRI	血氧水平依赖功能磁共振成像
PET	positron emission tomography	正电子发射断层显像
AD	axial diffusivity	轴向扩散率（系数）
fMRI	functional magnetic resonance imaging	功能磁共振成像
sMRI	structural magnetic resonance imaging	结构磁共振成像

第二章　脑肿瘤

颅脑肿瘤是发生于颅内的一大类神经系统肿瘤，是一种缓慢起病并逐渐加重的脑部疾病，包括原发于脑组织、脑膜、垂体、脑神经、脑血管等组织的肿瘤，以及由全身其他器官或组织的恶性肿瘤转移至颅内的继发性颅内肿瘤。在我国，脑肿瘤的发病率约占成人全身肿瘤总数的 5%，且近几十年来脑肿瘤的发病率呈现逐渐升高的趋势。脑肿瘤无论其性质是良性或恶性，都会在颅内占据一定空间，且会随肿瘤的生长使颅内压升高，并压迫或破坏脑组织，导致中枢神经损害，危及患者生命。

颅脑肿瘤由于病理类型的差异、发生部位的不同，存在不同的临床表现，但其共同常见的特征主要表现为颅内压增高性症状（头痛、恶心、呕吐及精神意识障碍等）、局限性病灶症状（与病灶位置相关的临床症状，如运动障碍、失语及认知障碍等）以及进行性病程。由于大脑血脑屏障的存在，颅脑肿瘤对放、化疗敏感性低，手术切除是神经外科治疗颅脑肿瘤的主要方法。手术切除程度是影响患者生存期及生活质量的决定因素。现有研究表明颅脑肿瘤患者进行肿瘤最大化的切除，其生存期及生活质量都会显著提高。

目前，在颅脑肿瘤的诊断中，主要根据 MRI 来判断肿瘤的发生部位、病灶大小及邻近组织推移和破坏情况。然而，颅脑肿瘤异质性强、发病部位多变，常规的 MRI 检查难以明确肿瘤邻近功能区的情况，难以实现肿瘤邻近皮质下神经纤维通路的可视化观察，更重要的是，现有的常规 MR 技术难以判断肿瘤术后的复发及假性进展情况，更难评估肿瘤治疗后的放射性损伤对患者带来的危害，从而限制了颅脑肿瘤的精准治疗。如何在术前无创性地观察肿瘤邻近重要功能区及皮质下白质纤维束，是实现最大化安全切除肿瘤的关键。如何能有效地判断肿瘤术后复发及假性进展，是目前临床亟须解决的重要问题。随着神经影像技术的发展，多模态 MRI 技术为颅脑肿瘤术前无创性功能定位提供了新的视角。因此，采用基于大脑结构和功能的多模态 MRI 技术，将为颅脑肿瘤精准医疗提供至关重要的帮助。

第一节　脑肿瘤周围白质变化

对于脑肿瘤患者，外科治疗应在尽可能多地切除肿瘤组织的同时保护患者重要的神经结构，包括皮质和皮质下的神经传导通路。描绘白质纤维结构和纤维破坏范围的信息是很有必要的，特别是在胶质瘤的周围区域，往往伴有肿瘤细胞的广泛浸润，常规磁共振成像难以提供肿瘤浸润范围的信息。此外，肿瘤周围白质纤维束结构的完整性对肿瘤手术方案的制定及预后的判断意义重大，完整的纤维束提示较好的预后，并需要在术中进行保护。DTI 是目前唯一的可用于活体显示脑内神经纤维束走行轨迹的技术，通过纤维束示踪可清晰显示白质纤维的移位、变形、断裂等形态学改变。脑肿瘤患者术前行 DTI 检查可帮助判断肿瘤浸润的范围，明确重要的白质纤维束与肿瘤之间的位置关系，并确定白质纤维束结构的完整性。尽管如此，常用的 DTI 参数在判断肿瘤浸润范围上价值有限，而在白质结构完整性的判断上 DTI 仍缺乏客观的可定量评价的标准。常用的评价肿瘤瘤周纤维束结构改变的方法是结合白质纤维的形态改变，包括受压移位和中断及部分各向异性(fractional anisotropy，FA)值进行判断。在实际应用过程中，我们发现 DTI 及纤维束示踪在多数情况下能够反映纤维束的受损情况，但也有部分病例的纤维束示踪结果与临床症状并不完全符合。

病例 1

患者，男，67 岁。头枕部疼痛不适 3 年，加重并出现记忆力障碍、左侧肢体无力 20 余天。

现病史：3 年前无明显诱因出现头枕部疼痛不适，呈间断性；20 余天前出现记忆力障碍，半月余前头痛较前频繁，左侧肢体无力，行走不稳。

查体：左上肢肌力 4 级，左下肢肌力 4 级，右上肢、右下肢肌力 5 级。双侧上、下肢肌张力正常。

头颅 MRI 检查：右侧侧脑室后角区域见团块状 T1WI 稍低、T2WI 高信号影，信号不均匀，增强扫描呈明显强化，周围脑实质内见大片水肿信号(图 2-1)，考虑为胶质瘤。

DTI 纤维束示踪：纤维束示踪显示全脑纤维束(图 2-1D)，纤维密度图(图 2-1E)显示肿瘤区纤维密度明显降低。

术中所见：右侧侧脑室后部见一约 4cm×3cm 大小的肿瘤，色呈紫红色，与周围分界不清，血供丰富。取出肿瘤体积约 2cm×2cm，因肿瘤血供丰富不能全部切除。

病理诊断：脑转移瘤。

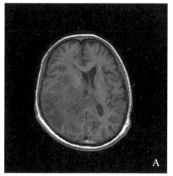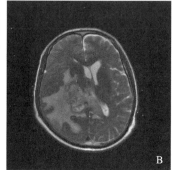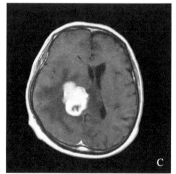

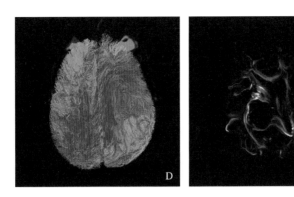

图 2-1　右侧侧脑室后角区肿瘤 MRI 及 DTI 纤维示踪结果

T1WI 上呈稍低信号(图 A)。T2WI 上呈混杂高信号，周围可见大片高信号水肿区(图 B)。增强扫描肿瘤明显强化(图 C)。全脑纤维束示踪显示双侧纤维束不对称(图 D)。纤维密度图显示肿瘤区纤维密度明显降低，周围区域纤维密度未见明显异常(图 E)。

FA 值是 DTI 常用的参数，描绘了各个方向上扩散率的差异程度，但由于缺乏特异性，不能很好地区分肿瘤周围的水肿和浸润，无法代表纤维密度(fiber density，FD)或髓鞘的完整性。纤维束示踪可以通过数学算法比较水扩散方向来对白质通路进行三维重建，可用于可视化评估纤维束结构的完整性。FD 图是 DTI 数据后处理的一个定量评价参数，代表穿过体素的白质束的纤维密度指标，可进行定量三维评估。如果 FD 能够很好地反映白质束的破坏且与肿瘤细胞的浸润也会有很好的相关性，则可通过 FD 图评价肿瘤的浸润范围。

将 FD 与组织病理学结果进行对照研究显示，FD 与肿瘤细胞数的对数有很强的负相关关系，与肿瘤浸润百分比也有很强的负相关关系。当肿瘤浸润百分比等于或大于 60%且肿瘤细胞数等于或大于 150 时，白质结构完全被破坏。对侧正常白质纤维 WM 中功能性纤维平均 FD 值的下限是 18，这一值和病理学模型计算得出的肿瘤浸润百分比(约 15%)相关。因此，部分研究提示，FD 值 18 可作为判断肿瘤浸润但仍可能存在有功能纤维结构的阈值。

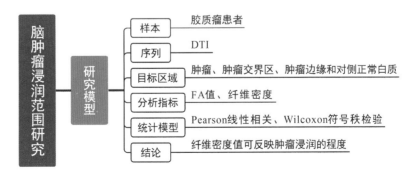

拓 展

  肿瘤浸润范围的评估仍是脑肿瘤研究的焦点，难点之一在于获得指定区域的病理学标本进行对照，难点之二在于瘤周环境复杂，现有的磁共振技术难以分辨肿瘤浸润引起的结构破坏与其他的病理异常，包括水肿、胶质增生等。DTI可反映肿瘤和瘤周的微结构变化，且常用的参数如FA值的敏感性高，但特异性不高。除了FA值外，DTI模型还可获得大量的其他参数，因此很多研究在挖掘其他的DTI参数在反映瘤周结构变化方面的潜力。

病例 2

  患者，女，53岁。头痛7月余，加重并出现恶心、呕吐4天。

  现病史：7个月前突感颅顶部间歇性胀痛，伴头晕，头颅CT发现右顶叶出血，期间出现一次肢体"抽动样"感觉异常，予保守治疗后症状消失；4个月前，无明显诱因逐渐出现头痛，呈持续性胀痛，休息后不能缓解，4～5天之内逐渐出现恶心、呕吐，伴有视物模糊及重影。

  查体：左上肢肌力4级，左下肢肌力2级，右上肢、右下肢肌力5级。双侧上、下肢肌张力正常。

  头颅MRI检查：右侧颞顶叶可见不规则混杂信号病变，T1WI以低信号为主，T2WI以高信号为主，边界欠清，增强扫描呈不均质强化，周围白质内见大片水肿信号（图2-2）。病变中心区域磁共振波谱扫描显示Cho/NAA明显增高，考虑为右侧颞顶叶脑肿瘤。

  DTI及纤维束示踪：右顶叶病变区FA值明显降低，周围水肿区FA值轻度降低。纤维束示踪显示右侧皮质脊髓束（corticospinal tract，CST）走行于水肿区，贴近肿瘤边缘，轻度受压，纤维束尚完整（图2-2）。

  术中所见：浅部肿瘤组织呈实性，灰黄色、灰红色，质软，血供较丰富，与周围脑组织分界欠清，可见胶质增生带。

  病理诊断：右颞顶部浅部、深部星形胶质细胞瘤，WHO Ⅲ级。

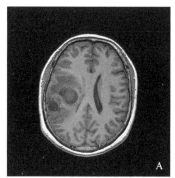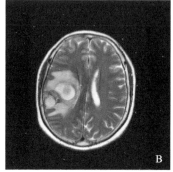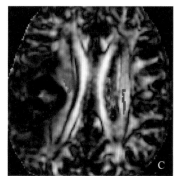

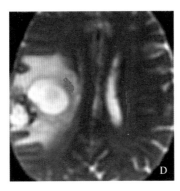
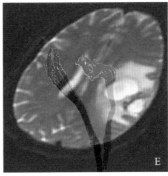

图 2-2 右侧颞顶叶病变及相应区域纤维束变化

T1WI 示右侧颞顶叶混杂病变，呈不均质低信号（图 A）。T2WI 示病变呈不均质高信号，周围可见水肿信号（图 B）。FA 图示肿瘤区信号减低，提示 FA 值明显降低，周围水肿区 FA 值轻度降低（图 C）。纤维束示踪显示右侧皮质脊髓束轻度受压前移，贴近肿瘤实质，纤维束完整（图 D、E）。

病例3

患者，女，49 岁。5 年前无明显诱因出现头痛，3 年前出现右手麻木。

查体：左上、下肢肌力 5 级，肌张力正常。

头颅 MRI 检查：右额部颅板下见团块状 T1WI 稍低、T2WI 高信号病灶，增强扫描明显强化，与脑实质分界清晰，周围脑实质内见大片水肿信号（图 2-3）。

DTI 及纤维束示踪：右额叶水肿区 FA 值明显降低。纤维束示踪显示右侧皮质脊髓束走行于水肿区，纤维束远端有中断（图 2-3）。

术中所见：肿瘤呈灰白色，同脑组织及硬膜粘连紧密，肿瘤取出后显示瘤腔内脑组织受压明显。

病理诊断：右额部微囊型脑膜瘤。

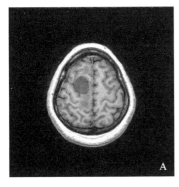
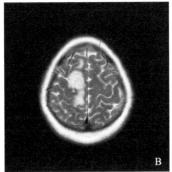
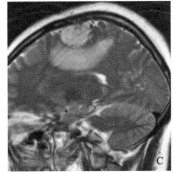

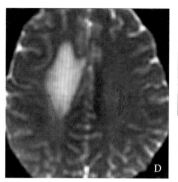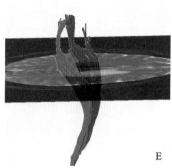

图 2-3　右侧额部占位性病变及相应区域纤维束走行

　　T1WI 示右侧额部可见以类圆形肿块，呈稍低信号（图 A）。T2WI 示病变呈高信号，周围可见片状水肿信号（图 B、C）。纤维束示踪显示右侧皮质脊髓束轻度受压，纤维束贴近肿瘤实质，纤维束远端部分中断（图 D、E）。

病例 4

　　患者，男，41 岁。左侧面部发麻 2 年余，加重伴左耳部皮肤胀痛一月余。

　　现病史：2 年前无明显诱因出现左侧面部麻木，偶有面部抽动，无疼痛，半年前又出现左腿沉重，行走不稳，伴有饮水呛咳。2 个月前自觉左耳前及耳后皮肤胀痛不适，伴有耳鸣，1 个月前上述症状加重，伴有双眼发干、流泪不适。

　　查体：吞咽呛咳，软腭及悬雍垂右偏，共济失调步态，左上、下肢肌力 5 级，肌张力正常。

　　头颅 MRI 检查：左侧桥小脑角区见团块状 T1WI 低信号、T2WI 高信号团块影，增强扫描明显强化，与周围脑实质分界清晰；邻近脑干受压移位，其内未见异常信号（图 2-4）。

　　DTI 及纤维束示踪：肿瘤区 FA 值明显降低，脑干受压移位，其内 FA 值未见明显降低；纤维束示踪显示左侧皮质脊髓束受压移位，纤维束完整（图 2-4）。

　　术中所见：在颅中窝岩骨上下并向下延伸斜坡区可见约 4cm×5cm 的肿瘤，质韧，血供丰富，肿瘤包绕动眼神经、三叉神经、外展神经、滑车神经及面神经。

　　病理诊断：脑膜瘤。

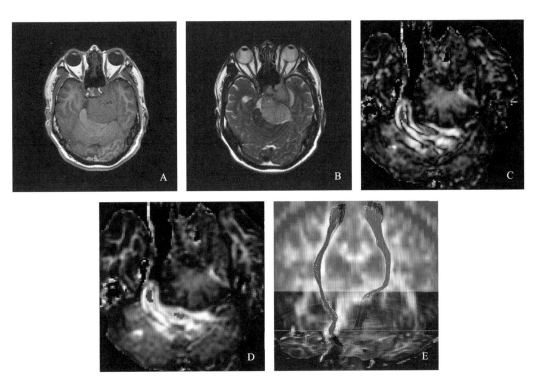

图 2 - 4 左侧颅中窝占位及相应区域纤维束走行

T1WI 示左侧颅中窝可见团块状低信号肿块影，信号均匀（图 A）。T2WI 示病灶呈稍高信号，邻近脑干受压（图 B）。FA 图示左侧颅中窝病变周围 FA 值减低，病灶中部 FA 值未见明显减低（图 C）。纤维束示踪显示左侧皮质脊髓束明显受压、移位，纤维束完整（图 D、E）。

具体分析以上病例 2～4 三例患者的 DTI 及纤维束示踪结果与临床体征，可见两者之间并不完全符合。对于第 2 例脑肿瘤患者，纤维束示踪显示肿瘤与皮质脊髓束的关系密切，CST 完整，但患者临床肌力有降低；而第 3 例患者，其患侧 CST 在远端出现中断，但该患者的肌力是正常的；对于病例 4，其患侧皮质脊髓束亦明显受压移位，但临床上该患者并无肌力的下降。上述具体结果提示，现阶段的 DTI 及纤维束示踪技术或许存在一些缺陷，导致其结果并不能完全反映纤维束真实的病理状况。而这样的检查结果会给脑外科医生带来困惑，影响他们在术前制订针对这些纤维束的处理策略。那么，在现有的技术水平下，如何提升 DTI 及纤维束示踪的结果与临床症状的契合度呢？

首先，除了纤维束的中断这一征象，有没有其他的指标可以帮助我们提高纤维束损伤判断的准确性？众所周知，纤维束示踪时，某体素的 FA 值低于设置的阈值会出现纤维束的中断。肿瘤周围环境较为复杂，水肿、浸润、胶质增生、髓鞘破坏等混合存在，这些均可使 FA 值降低，当 FA 值降低到阈值以下时，即使纤维束没有真正的破坏，也会出现中断的征象，进而导致假阳性结果出现；而当肿瘤对白质纤维的破坏未使 FA 值降低到阈值以下时，纤维束示踪仍完整，出现假阴性结果。另外，纤维束受压是否一定代表损伤，其受压、移位征象对判断纤维束损伤有多大的价值？W. H. Ng 等人曾对良性脑外占位进行 DTI 研究，结果显示肿瘤压迫造成的纤维束移位本身对纤维功能的影响不大，而可能是其伴随的纤维束密度的降低对纤维束传导功能有影响。这提示我们，脑外肿瘤对白质束压迫造成的功能异常可能是长期作用造成神经纤维变性的结果。那么，使用定量评价纤维束 FA 值的方法能否更为准确地反映这部分肿瘤患者纤维束的受损情况呢？

对这些问题的思考使我们获得了一些研究思路，我们准备对以下 DTI 及纤维束示踪指标进行研究：①定量测量纤维束的 FA 值；②定量测量纤维束受压移位的程度；③定量测量纤维束与肿瘤的最小距离；④分析纤维束与肿瘤及水肿的位置关系。首先分析这些定量、定性结果与临床症状的相关性，其次是使用 Logistic 回归在定量评价指标及其他可能导致 CST 结构破坏的因素中，筛选出预测 CST 结构破坏的有效指标，并生成判断纤维束损伤的回归方程。选择 CST 作为研究对象主要基于两个原因，一是 CST 是非常重要的维持运动功能的纤维束通路，二是 CST 与临床症状的关系较为密切，可进行定量评估。

定量指标分析显示，肌力受损患者患侧 CST 的位移要明显高于肌力正常的患者，与肿瘤的最小间距和相对 FA 值（relative fractional anisotropy，rFA）则显著低于肌力正常的患者（表 2-1）。

表 2-1　肌力正常组和减弱组皮质脊髓束的移位、与肿瘤的最小间距和相对 FA 值

	肌力正常组（$n=64$）	肌力减弱组（$n=33$）	P 值
移位（mm）	4.64 ± 6.65	8.44 ± 6.64	0.009
最小间距（mm）	14.87 ± 12.04	3.98 ± 7.49	<0.001
rFA	0.98 ± 0.05	0.83 ± 0.11	<0.001

分类指标分析显示，肌力受损组中 CST 穿过肿瘤的患者显著多于肌力正常组中 CST 穿过肿瘤的患者，另外 CST 贴近肿瘤的数量、CST 贴近恶性肿瘤的数量以及 CST 穿过浸润性水肿的数量也明显多于肌力正常的患者（表 2-2）。

表 2-2　肌力正常组和减弱组皮质脊髓束所在位置的数量与百分比

		肌力正常组（$n=64$）	肌力减弱组（$n=33$）	χ^2	P 值
穿过肿瘤	否	66%（64）	28%（27）	9.468	0.002
	是	0	6%（6）		
贴近肿瘤	否	58%（56）	10%（10）	30.180	<0.001
	是	8%（8）	24%（23）		
贴近恶性肿瘤	否	65%（63）	15%（15）	35.514	<0.001
	是	1%（1）	19%（18）		
穿过浸润性水肿	否	56%（54）	15%（15）	14.223	<0.001
	是	10%（10）	19%（18）		
穿过单纯水肿	否	61%（59）	27%（26）	2.476	0.116
	是	5%（5）	7%（7）		

　　Logistic 回归分析表明，CST 贴近恶性肿瘤和其 rFA 值是预测肌力降低的有效因素。使用回归方程 $\dfrac{e^{4.157CMT-22.401rFA+19.21}}{1+e^{4.157CMT-22.401rFA+19.21}}$ 可正确分类 94.8% 的病例。用方程的预测概率生成的 ROC 曲线下的面积为 0.96，高于单纯使用其他指标进行的预测。使用 Logistic 回归可准确判断病例 4 的肌力有无损伤。回归到上述三个病例：病例 2 虽然没有纤维束中断征象，但其 FA 值明显降低，表明纤维束受损（图 2-2）；病例 3 虽然有部分纤维束中断，但 FA 值降低不明显，提示纤维束完整（图 2-3）；病例 4 的皮质脊髓束虽然明显受压移位，但 FA 值没有降低，提示纤维束尚未出现变性征象（图 2-4）。

　　rFA 是脑肿瘤 CST 损伤的重要标志物，使用 0.95 为阈值预测 CST 损伤的灵敏度和特异性分别为 84.8% 和 87.5%。恶性肿瘤的侵袭性生长可能损害周围组织，因此，CST 的"接近恶性肿瘤"可能是 rFA 的补充，可以提高诊断准确性。在简单压迫的情况下，神经纤维的结构仍可以保持完整性，长期连续压迫可能导致神经纤维数量减少或脱髓鞘，这可能导致 FA 值发生改变。在一项针对脑膜瘤患者的研究中，发现运动无力与 CST 径向扩散性升高引起的 FA 值降低有关。径向扩散性是垂直于神经纤维的扩散率，反映了髓鞘的完整性。这表明由白质压缩引起的功能异常可能是神经纤维变性长期影响的结果。这也揭示了为什么 CST 的受压移位未纳入回归方程。

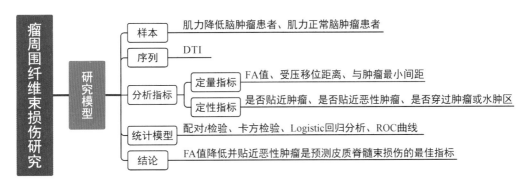

拓　展

　　本研究使用的确切示踪法是目前临床最为常用的方法，其处理速度较快，对硬件要求不高，缺点是当体素内含有交叉纤维，即两个以上走行方向的纤维束时，纤维束示踪只能根据其合成的方向进行连接。在半卵圆中心区，皮质脊髓束与上纵束交叉部分的纤维可能因此而无法显示，受影响最明显的是 Brodmann 4 区靠下的运动神经元发出的纤维束，包括支配手、腕和前臂的皮质运动区发出的纤维束。使用新的扩散模型如扩散峰度成像、高角分辨率成像或使用概率追踪算法进行纤维束示踪能较好地解决交叉纤维的问题。由于病例数量的限制，本研究只探讨了相关因素在辨别肌力损伤中的作用，而未能进一步分析这些因素在肌力损伤程度中的作用，其可作为今后研究的方向。

第二节 脑肿瘤术前功能定位

脑肿瘤最主要的治疗方式为手术切除，既往研究结果及临床实践经验证明在保留功能区的前提下进行最大范围的肿瘤切除能够提高患者的生存率、改善患者术后的生活质量。这就要求临床医师在手术前对患者的肿瘤边界和重要功能区的位置进行识别。MRI 增强等技术可以为术前肿瘤边界划分提供帮助，但是由于功能区在解剖学上的可变性加上肿瘤造成的正常结构破坏及肿瘤生长过程中的功能区重塑，使得识别功能区域变得十分困难。那么，如何能够在术前实现肿瘤患者功能区的识别，为患者个体化手术方案的制订提供参考呢？

病例

患者，男，36 岁，无明显诱因出现言语不利 10 天，头痛发作 3 天。

现病史：10 天前无明显诱因出现言语不利，反应稍差，右下肢活动不灵，近 3 天头痛间歇性发作，无恶心呕吐，无发作性四肢抽搐，既往无特殊病史。

查体：四肢肌张力正常，右下肢肌力 4 级，余肢体肌力 5 级。

头颅 MRI 检查：左侧额顶颞叶占位性病变，平扫病灶信号不均匀，可见囊变坏死区域，增强扫描病灶呈环形强化。

术前诊断：左侧额顶颞叶胶质瘤。

因该病灶侵及左侧运动皮质，如何平衡该患者手术切除范围与功能区保护，成了横亘在脑外科医生面前的难题。

特定任务状态下的血氧水平依赖功能磁共振成像（blood oxygen level dependent functional MRI，BOLD-fMRI），是在体显示任务相关功能区状态的绝佳方法。针对该患者，通过分析其在运动任务下的 fMRI 图像，发现该病灶贴近左侧初级运动皮质（primary motor cortex，PMC），且左侧 PMC 激活簇较对侧减少（图 2-5）。

术中直接皮质电刺激（direct electrostimulation，DES）是识别大脑功能区的金标准，但由于 DES 属于有创操作，可能诱发术中癫痫，增加麻醉风险。基于任务的功能磁共振成像技术（task-based fMRI，tb-fMRI）可以在术前定位患者的重要功能区。运动功能定位的常用任务范式有手部运动、舌头运动以及脚部运动，主要关注位于中央前回的主要运动区及位于额上沟内侧的辅助运动区。语言功能定位范式通常被分为表现型、接受型和语义型三类，在检查过程中让患者执行物体命名、阅读、词语联想等任务以识别语言功能区。经典的语言功能区有 Broca 区、Wernicke 区等，而语言定位除了识别语言功能区与肿瘤的关系外，还可以为临床医生提供大脑半球语言偏侧化的信息。视觉功能定位常用发光二极管、闪烁的棋盘等刺激，主要关注位于枕叶距状沟附近的视觉功能区。根据病变

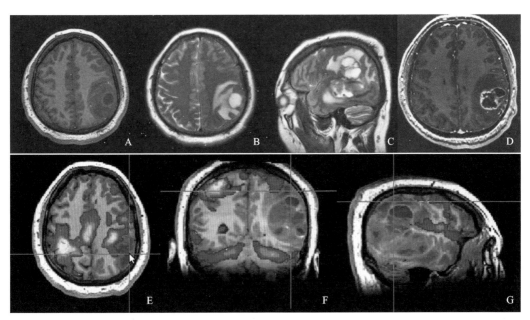

图 2-5　脑肿瘤患者 MRI 图像及运动任务激活图

患者，男，36 岁。常规 MRI 显示左侧额顶颞叶混杂信号占位病灶（图 A～C），增强扫描病灶呈环形强化（图 D）。运动任务 BOLD-fMRI 显示患者双侧中央前回及额上沟附近出现运动激活簇，双侧枕叶出现视觉激活簇，病灶贴近左侧 PMC，且左侧 PMC 区域激活簇较对侧明显减少（图 E～G）。

的位置和患者的临床表现来选择相应的任务范式，让患者执行以激活相应的功能区，将功能激活图叠加在解剖图像上可以清晰地观察到脑肿瘤与功能区的位置关系（图 2-6）。

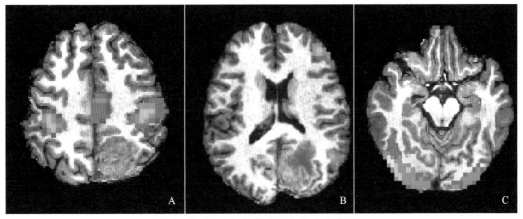

图 2-6　不同任务模式下大脑功能激活图

从左到右依次为运动功能激活簇（双侧中央前回）（图 A）、语言功能激活簇（左侧前额叶及顶枕交界区）（图 B）、视觉功能激活簇（双侧枕叶）（图 C）。

通过主动执行任务，判定脑肿瘤患者相应大脑功能区与肿瘤的关系，是术前评价脑肿瘤患者功能区情况的首选方法。然而，部分脑肿瘤常造成患者重要功能的损伤而使得患者无法主动执行相应的任务范式，那么是否可以选择使用被动运动来识别患者功能区呢? 例如, 因肢体运动障碍或意识不清而不能主动执行手运动的患者, 可由医务人员按照任务范式对患者进行被动运动。感觉运动皮质区覆盖了大脑中央前回及后回, 由于被动手运动会引起肌梭及腱器官等本体感觉反应, 同时手部触觉引起体表感觉反应, 从而引起大脑相应感觉区的激活, 而肌肉被动运动的信息经纺锤体传入大脑皮质, 也可以导致上肢肌肉收缩。因此, 被动运动引起的大脑皮质激活与主动运动引起的激活在空间上有较高的一致性, 同时对患者进行主、被动 fMRI 检测, 结果证明两者的激活强度无统计学差异, 且激活范围存在较高的一致性(图 2-7)。

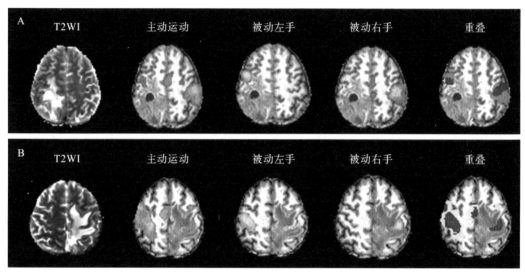

图 2-7　不同病理类型患者 MRI 图像及主动、被动任务及其功能重叠图

转移瘤患者(图 A)，**胶质瘤患者(图 B)**。

基于任务的功能磁共振显示的功能区结果受噪声影响较小, 且结果易于解释, 但是需要患者良好的配合, 即使是被动运动 tb-fMRI 也需要医务人员的辅助, 而且 tb-fMRI 往往需要执行多个任务来满足对不同功能区的定位, 增加了扫描时长, 任务执行时间过长可能会导致患者产生头部移动, 从而对数据分析产生干扰。静息态 fMRI (resting-state fMRI, rs-fMRI)检测大脑内在自发低频振荡信号, 这种低频信号可以直接反映大脑功能网络神经元变化情况, 不需要患者任务配合, 且一次采集之后可以通过后处理来识别不同的大脑功能网络。有研究同时采集 tb-fMRI 和 rs-fMRI 数据, 并将功能区预测结果与 DES 记录的手部运动皮质部位进行逐点比较, 结果发现 rs-fMRI 的敏感性和特异性分别为 90.91% 和 89.41%, 在同时接受 rs-fMRI 和 tb-fMRI 的患者中, 两种方法的敏感性与特异性无统计学差异。

利用静息态预测功能区的方法有监督分类方法(例如传统的基于种子的相关映射和基于训练的多层感知器分类器的 RSN 映射)和非监督分类方法(如独立成分分析方法)。不同的后处理方法也会对功能预测结果产生影响, 哪种方法能够更加精确地反映大脑的实际功能区也是需要考虑的问题之一。在使用基于种子点的分析方法时, 种子点的位置可能会影响预测的结果, 而独立成分分析(independent component analysis, ICA)

虽然在选择成分数和识别感兴趣区成分方面比较模糊，但当脑肿瘤造成大脑结构变形从而妨碍种子点的选取时，ICA 的方法或许更加合适。

由于脑肿瘤异质性强，病变位置及大小存在差异，以往传统利用 rs-fMRI 的定位方法无法有效地刻画个体化功能差异。通过机器学习方法可以提取受试者静息状态下的大脑功能网络连接特征，构建受试者个体化特征值，建立特征关联的预测模型，生成大脑内在功能连接及任务激活之间的关联特征。研究结果表明，机器学习的方法能够准确预测个体在 rs-fMRI 数据中的任务激活差异，并优于传统的独立成分分析方法检测初级感觉运动区域的任务激活。使用机器学习的预测模型构建的运动功能激活图与个体层面上被动手运动 fMRI 的激活匹配良好（图 2-8）。

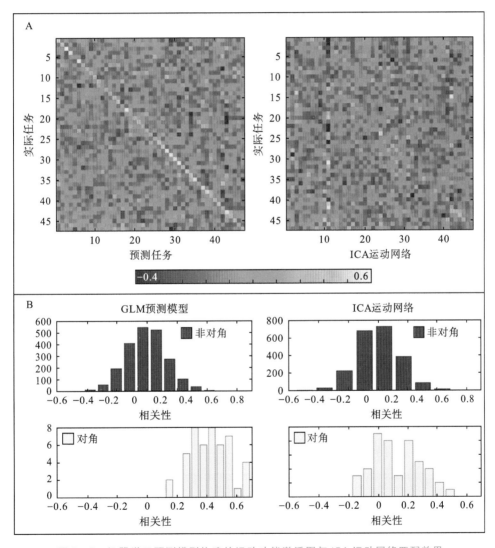

图 2-8 机器学习预测模型构建的运动功能激活图与 ICA 运动网络匹配效果

皮尔逊相关矩阵，相比于 ICA 派生的运动网络，对角化趋势在广义线性模型多层感知分类器模型预测激活矩阵中更为明显（图 A）。图 B 为归一化对角线和非对角线相关系数的直方图。

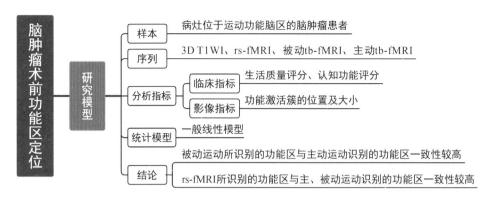

拓展

静息态 fMRI 是目前脑肿瘤定位研究领域的热点问题，它不仅可以用来识别特定的功能区位置，而且可以反映大脑间的功能连接，从而描述大脑功能连接网络。目前已经使用 rs-fMRI 定义了几个功能连接网络，包括感觉运动网络、语言网络、视觉网络、听觉网络、默认功能网络、执行网络、注意网络等，这些网络的变化可能使我们深入了解肿瘤生长、手术干预和患者康复等功能性后果的潜在机制。如前文所述，要实现在最大范围切除肿瘤的前提下最大限度地保护脑功能区，不仅仅要实现脑功能区的定位，还需要关注大脑功能区的重塑。既往研究认为大脑处理依赖于"大脑损伤后能够相互作用和自我补偿的动态大规模、并行子电路"，即"功能连接体"，rs-fMRI 具有较高的时间及空间分辨率，可以识别脑肿瘤引起的功能网络改变。此外，进行纵向研究还可以绘制动态脑网络连接，从而反映大脑的动态功能重塑过程，更好地为临床手术提供参考。

第三节　脑肿瘤的代谢特点

脑肿瘤的病理类型和组织学分级对肿瘤诊疗方案的制订以及患者的预后非常重要，因此，临床需要在治疗前对肿瘤的病理类型及肿瘤的分级做出判断。常规影像学可以获得肿瘤的位置及形态等信息，但是仅根据肿瘤的大体形态特征很难对肿瘤做出准确的鉴别诊断，需要更多的辅助信息。不同病理类型的肿瘤、肿瘤的不同级别以及不同基因型的肿瘤有不同的代谢特点，那么，有什么检查可以帮助我们检测肿瘤的代谢信息从而辅助脑肿瘤的鉴别诊断呢？

病例

患者，女，45 岁，2 个月前出现右侧肢体无力，持物不稳，行走缓慢。

头颅 MRI：左侧额叶占位病灶，增强扫描肿块明显不均匀强化，周围可见指样水肿。DWI 呈高信号。

　　MRS：肿块实性成分 Cho 明显升高，Cr 及 NAA 降低，可见脂质峰；水肿区 Cho
不高(图 2 - 9)。

　　诊断：原发中枢神经系统弥漫性大 B 细胞淋巴瘤。

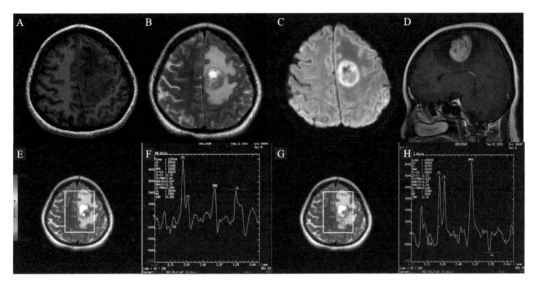

图 2 - 9　左侧额叶病变 MRI 及 MRS 图像

　　T1WI、T2WI 示左侧额叶肿块伴片状水肿信号(图 A、B)，DWI 病灶实性成分弥散受限(图
C)，矢状位增强 T1WI 显示病灶明显强化(图 D)。MRS 显示病灶区域 Cho 明显升高，1.3ppm 处
可见宽大且高耸的脂质峰(图 E、F)。病灶周围水肿区 Cho 不高，可见倒置脂质峰(图 G、H)。

　　高级别胶质瘤、单发转移瘤、淋巴瘤在 MRI 平扫上有许多相似的征象，表现为单
发肿块，伴有周围比较明显的水肿区，增强扫描病灶往往表现为明显强化，但是三者
在治疗方案的选择上是不同的，此时肿瘤的代谢特征可以提供额外的信息帮助医师来
进行鉴别诊断。磁共振波谱(magnetic resonance spectroscopy，MRS)是目前唯一能够
直接测定人体组织内化合物含量，获得细胞代谢信息的无创性技术。MRS 谱线的升高
与降低为肿瘤的鉴别诊断提供了一定的信息。

　　既往研究表明脂质/肌酸比值(lipid/creatine，Lip/Cr)，谷氨酸/肌酸比值(glutamate/
creatine，Glu/Cr)，以及胆碱/肌酸比值(choline/creatine，Cho/Cr)在鉴别胶质细胞瘤和原
发性中枢神经系统淋巴瘤(primary central nervous system lymphoma，PCNSL)中有一定价
值。此外，某个特定波段代谢物含量在两者之间的差异也值得关注，淋巴瘤中存在活化
或转化的淋巴细胞或巨噬细胞，巨噬细胞吞噬细胞膜会产生脂质信号而出现高脂质水平，
而胶质瘤中的脂质峰则多由细胞凋亡所致，此时肿瘤中心常常会出现坏死。胶质瘤和恶
性淋巴瘤患者的短回波[1]H-MRS 峰值对比研究发现，恶性淋巴瘤中强阳性的脂质峰的表达
在统计学上高于高级别胶质瘤。此外，有研究人员针对高级别胶质瘤及淋巴瘤进行多因
素 Logistic 回归分析，结果表明肌醇是鉴别高级别胶质瘤与 PCNSL 的最佳 MRS 指标。使
用 MRS 肌醇水平鉴别高级别胶质瘤具有很高的诊断效能。

神经元的标志物 N–乙酰天门冬氨酸（N-acetyl aspartate，NAA）的缺失提示脑外肿瘤的可能，但是高级别胶质瘤的 NAA 也会明显降低至几乎不存在，导致肿瘤区域的波谱特征很难与转移瘤鉴别。由于高级别胶质瘤在生长过程中常会发生瘤周浸润，周围的水肿信号区实际上是由血管源性水肿和肿瘤细胞浸润共同造成的，因此，肿瘤周围水肿区域也会出现胆碱（choline，Cho）的升高以及 NAA 的降低，而转移瘤的瘤周水肿则是血管源性水肿，通常不会出现 Cho 峰升高。对肿瘤核心区域及周围水肿区代谢物进行定量分析并比较代谢物的比值更有助于帮助区分原发性脑肿瘤与转移瘤，研究发现转移性肿瘤的 NAA/Cr 比值明显高于胶质瘤；胶质瘤瘤周水肿的 Cho/Cr 比值高于转移瘤，而肿瘤核心的 Cho/Cr 比值显著低于转移瘤，且瘤周区域的 Cho/Cr 比值比肿瘤核心区域的 Cho/Cr 比值更有价值（图 2–10 及图 2–11）。

不同级别的胶质瘤也有不同的代谢特征，相比于低级别胶质瘤，高级别胶质瘤具有高代谢的特征，且引起的神经组织破坏更加严重，其 Cho/NAA 高于低级别胶质瘤，定量综合研究表明，Cho/Cr、Cho/NAA 和 NAA/Cr 区分高级别胶质瘤与低级别胶质瘤的综合敏感性/特异性分别为 0.75/0.60、0.80/0.76 和 0.71/0.70。同时，由于高级别胶质瘤生长速度过快易发生坏死和无氧酵解，导致脂质和乳酸升高。30% 的良性肿瘤和 100% 的恶性肿瘤存在乳酸，而 20% 的低级别胶质瘤和 93% 的高级别胶质瘤存在脂质，这在一定程度上可以用于区别不同级别胶质瘤。此外，肌醇的出现常提示低级别胶质瘤。

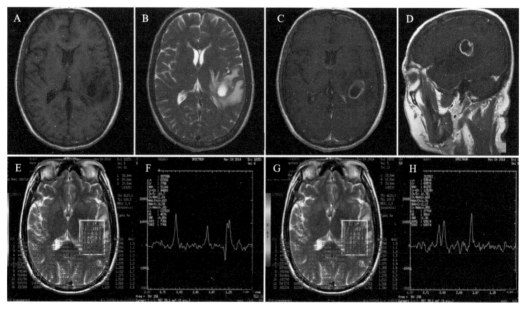

图 2–10 左侧颞叶转移瘤 MRI 图像

T1WI 及 T2WI 示左侧颞叶囊实性占位，呈混杂信号改变（图 A、B）。增强扫描病灶环形强化（图 C、D）。MRS 示肿瘤实质部分 Cho 峰升高，NAA 及 Cr 峰下降，周围水肿区 NAA、Cr、Cho 峰及其比值均在正常范围（图 E～H）。

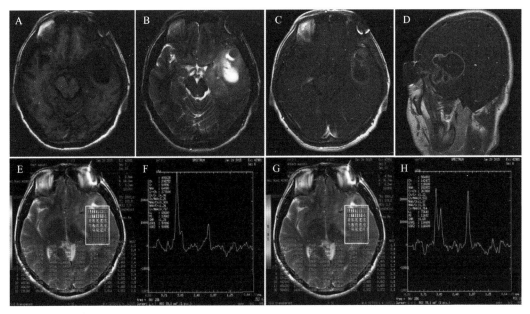

图 2-11 左侧颞叶占位高级别胶质瘤 MRI 图像

T1WI 及 T2WI 示左侧颞叶囊实性占位(图 A、B),增强扫描病灶环形强化(图 C)。MRS 示肿瘤实质部分 Cho 峰升高,NAA 及 Cr 峰下降,周围水肿区 Cho 峰明显升高,Cho/Cr、Cho/NAA 比值升高(图 E～H)。

异柠檬酸脱氢酶(isocitrate dehydrogenase,IDH)在胶质瘤的发生、发展中扮演着举足轻重的角色。最新的中国《脑胶质瘤诊断指南(2022 版)》中指出 IDH 不同基因亚型对胶质瘤的诊断、个体化诊疗及临床预后判断具有重要意义。IDH 突变体以 α-酮戊二酸所产生的 2-羟基戊二酸(2-hydroxyglutaric acid,2-HG)含量升高为特征,可通过 MRS 检测2-HG 的含量进行区分。2-HG 代谢物在 MRS 中表现为多个峰,主峰的位置约位于 2.25ppm。在胶质瘤切除前应用 MRS 检测 2-HG,并用液相色谱-质谱法测量 2-HG 浓度和其他代谢物,通过 DNA 测序分析 IDH1 状态,对术前 IDH 分型具有重要价值。

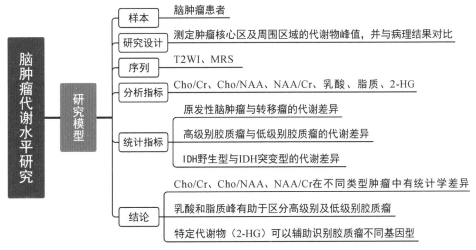

拓展

目前 MRS 常用序列有 PRESS 序列以及 STEAM 序列，其中 STEAM 序列通常使用较短的 TE 来确定代谢产物肌醇和谷氨酸/谷氨酰胺对脑肿瘤定性的贡献，常用于科研。7T 磁共振成像时间分辨率和空间分辨率增加，可能可以检测到更多在低磁场中无法清晰检测到的化合物。MRS 成像可以识别出常规结构像之外的肿瘤浸润部分，有助于肿瘤边界的勾画，在制订肿瘤的治疗计划中有一定的作用。MRS 与基因组学的结合也为脑肿瘤的诊断提供了更多的信息，MRS 与其他影像学检查、与机械学习的结合也是有价值的研究方向。此外，一些新的 MRS 成像技术也值得关注，如[19]F-MRS 可以用于检查葡萄糖代谢，^{17}O-MRS 可以用于检测氧气的消耗，^{31}P-MRS 可以评估细胞内外 pH 梯度；超极化[13]C - MRS 可以实时无创地测量生物体中的酶活性。可见，MRS 成像具有极大的科研价值及疾病诊断潜能。

第四节　脑肿瘤的假性进展和肿瘤复发

目前，颅内恶性肿瘤的常规治疗方案是最大限度切除肿瘤、替莫唑胺同步放疗及化疗加替莫唑胺辅助化疗，多项研究已经证明术后放化疗对生存率提高的价值。随着放化疗在临床上的大量应用，约 30% 的患者出现了局限于照射野内的病灶强化范围增大或新发强化灶，在不接受任何干预的情况下自行消失，称为假性进展。由于假性进展与真性进展的后续治疗及预后截然不同，区分真性进展与假性进展是决定肿瘤治疗的关键，然而常规磁共振成像序列无法将两者鉴别开来，这对患者的后续治疗及预后评价构成了严重干扰。酰胺质子转移加权成像（amide proton transfer-weighted imaging，APTWI）技术是近年新兴的一种磁共振成像技术，能够检测内源性游离蛋白质和多肽中的酰胺质子转移，这为鉴别真性和假性肿瘤进展提供了一个全新的思路。

病例

患者，男，49 岁，胶质母细胞瘤术后放化疗后。

治疗后行头颅 MRI 复查示：左侧额颞叶交界处可见不均匀的强化肿块，周围明显水肿，中线轻微移位。

临床诊断：肿瘤复发？假性进展？

APT 结果显示：MRI 强化区域在 APT 加权图上呈现明显高信号，提示病灶内蛋白质代谢水平增高导致 APT 转化率增高，提示肿瘤复发（图 2 - 12）。

| Gd-T1WI | T2WI | FLAIR | APT加权图 |

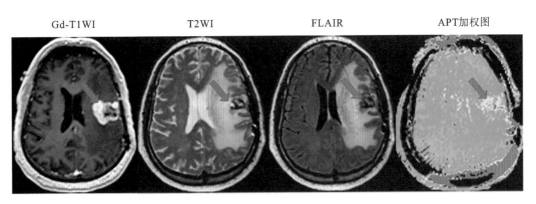

图 2 - 12　胶质母细胞瘤术后化疗后 MRI 图像

　　患者，男，49 岁。常规 MRI 序列可见左侧额颞叶交界区强化灶伴灶周水肿，占位效应轻微，APT 加权图可见病灶呈高信号，提示肿瘤复发。

　　目前，假性进展发生在立体定向放疗（stereotactic radiotherapy，SRT）后至少 3 个月内，局限于照射野内，在影像学上缺乏明确的诊断标准。典型的表现包括 T1WI 低信号和外周强化，以及 T2WI 高信号，这些 MRI 表现通常被描述为"瑞士奶酪"或"肥皂泡"改变。肿瘤体积增大后缩小且未经抗癌治疗、没有同时形成的新的或进行性的脑或颅外病变提示假性进展。在复发的脑肿瘤中，由于增生活跃的肿瘤组织细胞密度和蛋白质代谢水平更高，蛋白质表达种类更丰富，APT 转化率更高，在影像学上表现为高信号；假性进展则由于细胞密度低、细胞质紊乱，可移动的胞质蛋白和多肽较少，故为相对低信号（图 2 - 13）。大鼠模型相关研究已经证明，在单纯放射性坏死的区域，APT 信号强度为低信号到等信号。研究发现，APT 对区分肿瘤进展和治疗相关改变的准确率高，当 APT 取值为 1.90% 时，准确度可达 72%。当 APT 均值和 APT 最大值分别为 2.42% 和 2.54%，能够显著鉴别肿瘤的假性进展和肿瘤复发。

| Gd-T1WI | T2WI | FLAIR | APT加权图 |

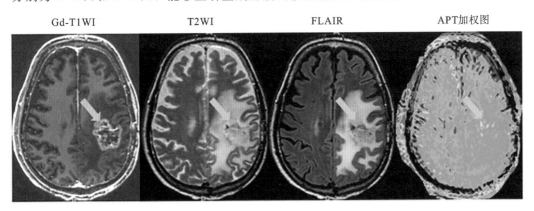

图 2 - 13　一例假性进展患者的头颅 MRI 图像

　　患者，男，65 岁。胶质母细胞瘤术后放化疗后 3 个月。常规 MRI 序列可见左侧额顶叶病灶呈不规则花环样强化，周围可见大片状水肿信号，APT 加权图可见病灶较对侧白质呈斑片状稍高信号，但整体以低信号为主，提示病灶出现假性进展。

在对假性进展患者 APT 图像的研究中发现，假性进展患者的病灶处的 APT 信号强度相对于对侧白质是等信号到轻度高信号，而非理论上的低信号，对这个问题最合理的解释是细胞的异质性。在患者的组织学标本中，经常可以观察到胶质瘤细胞与治疗相关损伤的组织学改变相混合。在假性进展的病理样本中，亦有发现提示组织的细胞性和低有丝分裂率。尽管受制于肿瘤治疗后组织学的异质性，多项研究仍证实肿瘤复发的 APT 均值及 APT 最大值与假性进展之间有显著差异。

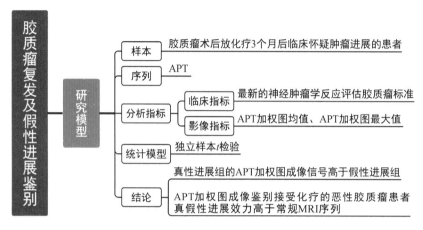

拓展

假性进展发生机制尚不明确，目前较为公认的机制是放化疗引起的水肿、坏死、胶质增生和血管内皮细胞改变，导致血脑屏障破坏和血管通透性升高，这是影像学表现中出现异常强化与周围水肿的主要原因。因此，诊断假性进展的金标准是组织学检查，进而与肿瘤进展相鉴别，但病理活检常受限于组织采样部位而不可得，活检属于有创检查，故无法广泛应用于临床。APT 技术作为一种无创性检查方法，特异度高，在鉴别真性和假性肿瘤进展中有着良好的应用前景。但不只是酰胺质子浓度，代谢微环境的酸碱度和温度亦为影响 APT 信号高低的因素，目前 APT 并非常规 MRI 扫描序列。DWI 作为一种广泛应用于常规成像方案的序列，拥有快速采集、无对比度、结果重复性高的优势，在真性和假性肿瘤进展鉴别中有高度的敏感度。因此，联合使用 APT 与 DWI 可以在保证检出率的同时进一步提高诊断准确率，对于探索多模态磁共振成像诊断假性进展可能具有重要意义。

第五节　脑肿瘤放疗后的放射性损伤和肿瘤复发

颅内恶性肿瘤手术切除后易复发，术后放疗对患者生存率的提高已得到多个研究证实。但放疗存在对中枢神经系统产生放射性损伤的可能，表现为肿瘤放疗后强化病变的延迟性灶性扩大。脑放射性损伤被定义为一种局部组织反应。虽然放射损伤可能在放疗期间或放疗后的任何时候发生，但似乎最常发生在放疗后的几个月到几年之间。

放射性损伤主要影响照射区的白质，常发生在原始肿瘤部位。放射性损伤与肿瘤进展在常规磁共振成像序列上通常难以鉴别，这对患者的后续治疗及预后评价构成了严重干扰。如何准确鉴别放射性损伤和肿瘤复发，是影响脑肿瘤术后患者管理的一个重要的临床问题。MRI 脑灌注技术近年来发展迅速，且广泛应用于临床，其反映了组织的血流灌注信息，是否可用于鉴别放射性损伤和肿瘤进展呢？

病例

患者，男，57 岁。胶质母细胞瘤（WHO Ⅳ级）术后放疗后 3 个月。

MRI 表现：左侧颞枕叶团片状长 T1、长 T2 异常信号影，增强扫描可见病灶边缘环形不规则强化。ASL 显示病灶呈明显高灌注；DSC 脑血流图（cerebral blood flow，CBF）及脑血容量图（cerebral blood volume，CBV）均显示病灶灌注增加（图 2 - 14）。

临床诊断：肿瘤有复发可能。

随访：放疗后 6.5 个月，增强病灶范围较前增多增大，经病理证实为胶质瘤复发。

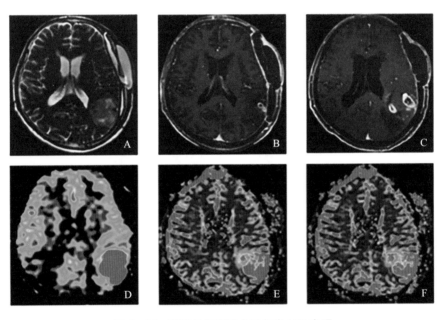

图 2 - 14　胶质母细胞瘤术后复发 MRI 表现

左侧颞枕叶可见团片状混杂信号影，T2WI 以稍高信号为主（图 A）。MRI 增强扫描可见病灶区小环形强化（图 B）。放疗后 6.5 个月，可见强化病灶增加，部分环形强化壁较厚（图 C）。ASL 示病灶区呈现显著高灌注（图 D）。DSC 的 CBF 及 CBV 图示病灶区灌注增高（图 E、F）。

在放射治疗早期，放射性损伤与肿瘤复发有可能同时存在，两者影像学表现相似，常规 MRI 序列往往无法鉴别。因此，多数研究均以常规影像学随访及手术病理作为两者的诊断标准。灌注加权成像（perfusion weighted imaging，PWI）是一种基于脑内不同组织血流灌注情况成像的新技术，可提供有关新生血管生成、血管衰减和微血管渗漏的独立信息。肿瘤复发常伴随血管增生，使病灶出现高灌注；而放射性损伤因细胞坏死、血管床减少，常表现为低灌注（图 2 - 15）。相对脑血容量（relative cerebral blood volume，rCBV）是 PWI 脑血流动力学参数之一，可作为评估新生血管生成的影像标志，靶区 rCBV 值与对侧正常组织的 rCBV 值之比可用于估计组织微血管密度，鉴别放射性脑坏死与肿瘤进展。一般来说，肿瘤进展的 rCBV 比为 2.5 或更高，而 rCBV 比小于 0.6 则提示脑放射性坏死，当比值介于二者之间时，有研究报道表明联合正电子发射断层显像（PET）有助于二者的鉴别。rCBV 比值为 2.1 对区分肿瘤进展和脑放射性坏死有较高的敏感性和特异性。rCBV 变化的时间进程以及灌注和代谢研究之间的比较可能有助于预测患者放射治疗的效果和结果。需要进一步的研究来验证在长期治疗中的结果，包括脑恶性肿瘤患者的抢救治疗。

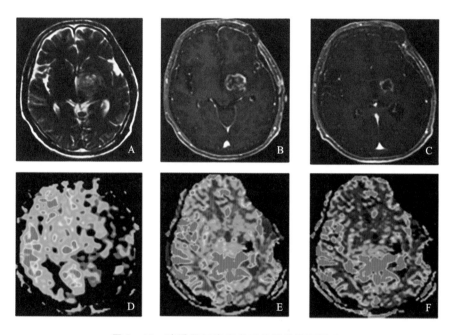

图 2 - 15　胶质母细胞瘤术后放射性坏死形成

　　患者，男，45 岁，胶质母细胞瘤切除术后，经随访证实为放射性脑坏死。放疗后 3 个月 T2WI、T1WI 增强图像，左侧基底节区可见团块状长 T2 信号，周围见片状水肿，增强后边缘呈环状不规则强化（图 A、B）。放疗后 8 个月 T1WI 增强图像，增强后强化范围较之前缩小（图 C）。图 D、E、F 分别为 ASL 脑血流图、DSC-CBF 及 DSC-CBV 伪彩图，病灶较对侧基底节呈现低灌注特点。

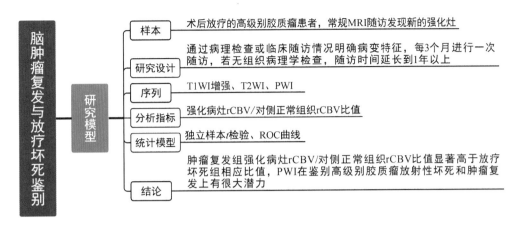

　　放射性脑损伤的早期阶段指放疗后约 3 个月内出现的异常强化灶，与血-脑屏障破坏及水肿相关，多在 1 年内即可恢复。晚期延迟反应发生在放射治疗后数月或数年，主要病理改变为血-脑屏障破坏、脑水肿和占位效应，病变常不可逆。随着对放射性损伤认识的提高，对放射性损伤的检出率逐年提高。但由于脑肿瘤的治疗手段日趋多样化（如抗血管生成治疗和免疫治疗等手段的应用）导致肿瘤复发与肿瘤治疗后反应难以鉴别。虽然目前已探明有多种影像技术对放射性损伤和肿瘤复发的鉴别诊断有一定意义，但对于如何及时而准确地选择合适的检查方法进行鉴别仍然缺乏共识。同时，由于各研究样本量参差不齐、多中心研究的磁共振机器型号及参数缺乏统一，各研究数据结果具有不统一性。另外，恶性肿瘤的高度异质性，以及放射性损伤往往是多种病理反应综合的结果，这造成了病灶的病理改变往往十分复杂，但单一的成像原理仅能反映特定的病理变化，从而产生了一定的局限性。综上，虽然现代影像技术提高了放射诊断的特异性和敏感性，但基于图像诊断放射性损伤仍然具有挑战性和非特异性。多模态成像通过多种成像方式的联合使用，对于鉴别肿瘤复发和放射性损伤具有广阔的前景，这也是目前的研究热点之一。此外，确定危险因素以前瞻性地预测放射性损伤的发病概率有助于放射性损伤的诊断。

本章小结

　　基于大脑结构和功能的多模态 MRI 技术的应用贯穿于颅脑肿瘤的诊疗的全过程，在疾病的治疗前诊断、治疗方案制定和治疗后随访整个流程中都发挥了作用，为颅脑肿瘤精准医疗提供了帮助。常规的 MRI 扫描提供了脑肿瘤的位置、大小及信号特征等信息，在此基础上，MRS 凭借其在代谢水平的独特优势，为脑肿瘤的鉴别诊断提供了更多的信息，各个代谢物的定量检测也使得肿瘤的鉴别诊断更为精准。Cho/Cr、Cho/NAA 和 NAA/Cr 等比值以及部分特殊的代谢峰值在鉴别不同病理类型、不同级别以及不同分子基因型的脑肿瘤中发挥了重要的作用。DTI 能够提供肿瘤浸润以及肿瘤与重要纤维束之间的关系等信息，FD 值可作为肿瘤浸润范围和纤维束残余功能的判断指标，FA 值也是纤维束损伤的定量指标。fMRI 在术前为患者提供了无创的功能区定位信息，帮助临床医师制订手术方案，并且随着术中导航技术的发展，也在肿瘤的术中实时功能区监测中发挥了重要作用，指导手术切除范围，有助于在保护重要功能区的同时最大范围地切除肿瘤，减少肿瘤复发机会，提高患者术后生活质量。在患者治疗后的随访过程中，多模态 MRI 也为肿瘤术后复发的检测带来了更多的信息，APT 能够有效鉴别肿瘤假性进展及真性复发，PWI 在鉴别放射性损伤和肿瘤复发方面具有较高的特异性和敏感性。基于大脑结构和功能的多模态 MRI 技术弥补了常规影像学的不足，丰富了影像诊疗的内容，提高了疾病诊断的敏感性和特异性，帮助治疗的精细化及规范化。

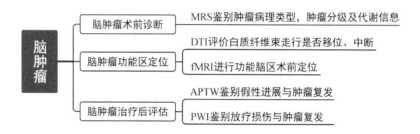

参考文献：

[1] STADLBAUER A，BUCHFELDER M，SALOMONOWITZ E，et al. Fiber density mapping of gliomas：histopathologic evaluation of a diffusion-tensor imaging data processing method[J]. Radiology，2010，257（3）：846 – 853.

[2] NG W H，CHEONG D L，KHU K J，et al. Diffusion tensor tractography：corticospinal tract fiber reduction is associated with temporary hemiparesis in benign extracerebral lesions[J]. Neurosurgery，2008，63（3）：452 – 458；discussion 458 – 459.

[3] KIM M S，CHUNG C K，JUNG H W，et al. Preoperative weakness and demyelination of the corticospinal tract in meningioma patients：changes in diffusion parameters using diffusion tensor imaging[J]. Journal of Korean Neurosurgical Society，2014，55（5）：267 – 272.

[4] MIMA T，SADATO N，YAZAWA S，et al. Brain structures related to active and passive finger movements in man[J]. Brain，1999，122（Pt 10）：1989 – 1997.

[5] QIU T M，YAN C G，TANG W J，et al. Localizing hand motor area using resting-state fMRI：validated with direct cortical stimulation[J]. Acta Neurochirurgica，2014，156（12）：2295 – 2302.

[6] STIPPICH C. Presurgical Functional Magnetic Resonance Imaging（fMRI）[J].

Clinical Neuroradiology, 2007, 17 (2): 69 – 87.

[7]　ROSAZZA C, ZACÀ D, Bruzzone M G. Pre-surgical Brain Mapping: To Rest or Not to Rest? [J]. Frontiers in neurology, 2018, 9: 520.

[8]　NIU C, COHEN A D, WEN X, et al. Modeling motor task activation from resting-state fMRI using machine learning in individual subjects [J]. Brain imaging and behavior, 2021, 15 (1): 122 – 132.

[9]　HART M G, PRICE S J, SUCKLING J. Functional connectivity networks for preoperative brain mapping in neurosurgery[J]. Journal of neurosurgery, 2017, 126 (6): 1941 – 1950.

[10]　DUFFAU H. The huge plastic potential of adult brain and the role of connectomics: new insights provided by serial mappings in glioma surgery[J]. Cortex, 2014, 58: 325 – 337.

[11]　ABURANO H, UEDA F, YOSHIE Y, et al. Differences between glioblastomas and primary central nervous system lymphomas in [1]H-magnetic resonance spectroscopy[J]. Japanese journal of radiology, 2015, 33 (7): 392 – 403.

[12]　YAMASAKI F, TAKAYASU T, NOSAKA R, et al. Magnetic resonance spectroscopy detection of high lipid levels in intraaxial tumors without central necrosis: a characteristic of malignant lymphoma[J]. Journal of neurosurgery, 2015, 122 (6): 1370 – 1379.

[13]　NAGASHIMA H, SASAYAMA T, TANAKA K, et al. Myo-inositol concentration in MR spectroscopy for differentiating high grade glioma from primary central nervous system lymphoma[J]. Journal of neuro-oncology, 2018, 136 (2): 317 – 326.

[14]　DAUMAS-DUPORT C, MONSAIGNEON V, BLOND S, et al. Serial stereotactic biopsies and CT scan in gliomas: correlative study in 100 astrocytomas, oligo-astrocytomas and oligodendrocytomas [J]. Journal of neuro-oncology, 1987, 4 (4): 317 – 328.

[15]　CAIVANO R, LOTUMOLO A, RABASCO P, et al. 3 Tesla magnetic resonance spectroscopy: cerebral gliomas vs. metastatic brain tumors. Our experience and review of the literature [J]. International journal of neuroscience, 2013, 123 (8): 537 – 543.

[16]　WANG Q, ZHANG H, ZHANG J, et al. The diagnostic performance of magnetic resonance spectroscopy in differentiating high-from low-grade gliomas: A systematic review and meta-analysis[J]. European radiology, 2016, 26 (8): 2670 – 2684.

[17]　FAYED N, DÁVILA J, MEDRANO J, et al. Malignancy assessment of brain

tumours with magnetic resonance spectroscopy and dynamic susceptibility contrast MRI[J]. European journal of radiology，2008，67（3）：427 – 433.

［18］ CHOI C，GANJI S K，DEBERARDINIS R J，et al. 2-hydroxyglutarate detection by magnetic resonance spectroscopy in IDH-mutated patients with gliomas[J]. Nature medicine，2012，18（4）：624 – 629.

［19］ POPE W B，PRINS R M，THOMAS M A，et al. Non-invasive detection of 2-hydroxyglutarate and other metabolites in IDH1 mutant glioma patients using magnetic resonance spectroscopy[J]. Journal of neuro-oncology，2012，107 （1）：197 – 205.

［20］ HYDER F，ROTHMAN D L. Advances in imaging brain metabolism[J]. Annual review of biomedical engineering，2017，19：485 – 515.

［21］ LE PAGE L M，GUGLIELMETTI C，TAGLANG C，et al. Imaging brain metabolism using hyperpolarized ^{13}C magnetic resonance spectroscopy[J]. Trends in neurosciences，2020，43（5）：343 – 354.

［22］ KUMAR A J，LEEDS N E，FULLER G N，et al. Malignantgliomas：MR imaging spectrum of radiation therapy- and chemotherapy-induced necrosis of the brain after treatment[J]. Radiology，2000，217（2）：377 – 384.

［23］ SAKATA A，OKADA T，YAMAMOTO A，et al. Grading glial tumors with amide proton transfer MR imaging：different analytical approaches[J]. Journal of neuro-oncology，2015，122（2）：339 – 348.

［24］ WANG S，TRYGGESTAD E，ZHOU T，et al. Assessment of MRI parameters as imaging biomarkers for radiation necrosis in the rat brain[J]. International journal of radiation oncology biology physics，2012，83（3）：e431 – e436.

［25］ PARK J E，KIM H S，PARK K J，et al. Pre- and posttreatment glioma：comparison of amide proton transfer imaging with MR spectroscopy for biomarkers of tumor proliferation[J]. Radiology，2016，278（2）：514 – 523.

［26］ MA B，BLAKELEY J O，HONG X，et al. Applying amide proton transfer-weighted MRI to distinguish pseudoprogression from true progression in malignant gliomas[J]. Journal of magnetic resonance imaging，2016，44（2）：456 – 462.

［27］ BRANDSMA D，STALPERS L，TAAL W，et al. Clinical features，mechanisms，and management of pseudoprogression in malignant gliomas[J]. Lancet oncology，2008，9（5）：453 – 461.

［28］ PRAGER A J，MARTINEZ N，BEAL K，et al. Diffusion and perfusion MRI to differentiate treatment-related changes including pseudoprogression from recurrent tumors in high-grade gliomas with histopathologic evidence[J].

American journal of neuroradiology，2015，36（5）：877 – 885.

[29] HOEFNAGELS F W，LAGERWAARD F J，SANCHEZ E，et al. Radiological progression of cerebral metastases after radiosurgery：assessment of perfusion MRI for differentiating between necrosis and recurrence［J］. Journal of neurology，2009，256（6）：878 – 887.

[30] MITSUYA K，NAKASU Y，HORIGUCHI S，et al. Perfusion weighted magnetic resonance imaging to distinguish the recurrence of metastatic brain tumors from radiation necrosis after stereotactic radiosurgery［J］. Journal of neuro-oncology，2010，99（1）：81 – 88.

[31] KIM Y H，OH S W，LIM Y J，et al. Differentiating radiation necrosis from tumor recurrence in high-grade gliomas：assessing the efficacy of ^{18}F-FDG PET，[11]C-methionine PET and perfusion MRI［J］. Clincal neurology and neurosurgery，2010，112（9）：758 – 765.

第三章　脑外伤

　　脑外伤(traumatic brain injury，TBI)是指物理外力(碰撞、击打或冲击波等)作用于头部造成的脑组织解剖和病理结构的改变，从而进一步引发脑功能的损害。脑外伤高危人群的年龄主要为 4 岁或更小年龄的儿童、15～19 岁的年轻人和 65 岁以上的老年人。在导致脑外伤的原因中，跌倒所占比例约为 38%，主要发生在儿童和老年人；道路交通事故(包括机动车辆碰撞、机动车辆行人碰撞、摩托车或自行车事故)占 16%，头部钝伤占 20%，人身攻击占 11%，其他原因占 15%。根据伤后格拉斯哥昏迷量表(Glasgow coma scale，GCS)评分意识丧失持续时间和创伤后遗忘时间(即伤后记忆丧失)，脑外伤可分为轻度(GCS：13～15 分)、中度(GCS：9～12 分)或重度(GCS：3～8 分)。据估计，轻度脑外伤在创伤性脑损伤中所占的比例约为 80%～90%。脑外伤的损伤机制主要是由旋转力和剪切力导致的弥漫性轴索损伤，同时脑内神经、血管被牵拉可导致神经通路破坏，引发脑组织出血或水肿；脑组织水肿进而引发颅内压力升高，脑组织进一步发生继发性损伤，严重者迫使上部的脑组织和脑干进入与之相连的孔道，引发脑疝。

　　目前，在脑外伤的诊断中，主要根据 CT 和 MRI 来判断患者是否存在脑损伤，确认病灶损伤部位、病灶数量、体积、深度和损伤类型等。除此之外，由于随着影像上病灶的缩小或消失，神经心理测试结果也有所改善，所以影像检查也可用于对脑外伤患者的预后评估。由于 CT 具备扫描速度快、检查方便、设备应用广泛等优点，是脑外伤急性期首选的检查方法，尤其是对中、重度脑外伤患者，可用于检测血肿、挫伤、水肿、颅内积气、颅骨骨折等病理改变。而 MRI 扫描时间长、对头动伪影敏感、对颅骨骨折显示不满意以及患者的监测设备不能进入检查室等局限性，阻碍了该技术在脑外伤急性期的应用。但是，MRI 在检测弥漫性轴索损伤、非出血性挫伤、小的硬膜下血肿和脑干损伤方面比 CT 更敏感，成为亚急性期及慢性期脑外伤的首选影像检查技术。1/3 的轻、中度脑外伤患者在慢性期 MRI 表现为额、颞部局灶性体积萎缩，根据萎缩程度可以对患者的预后进行有效评估。除了全脑体积萎缩，大脑异常病灶的数量、病灶大小和病灶位置也与昏迷程度和预后有关，随着病灶的消退，神经心理测试结果也有所改善。然而，仍有约 30% 的脑外伤患者在外伤后存在持续的神经、精神症状，严重影响患者的生活质量。

　　脑外伤损伤范围主要分为局灶性损伤和广泛性损伤，局灶性损伤因损伤特定脑区的不同，主要表现为运动、感觉、视觉和听觉等方面的异常，而广泛性损伤则以意识水平降低或意识障碍、精神状态异常、睡眠障碍、记忆力下降和神经功能缺陷等为主要表现。由于脑外伤损伤范围的不同，对应的外伤后表现也存在明显的异质性，为患者的临床治疗及预后带来了极大的挑战。常规 CT 和 MRI 对脑外伤患者大脑结构损伤评估存在局限性，主要表现为部分常规 CT、MRI 阴性的患者预后不佳，无法恢复日常生活和工作，常伴随头痛、失眠等症状。同时，目前临床普遍采用的认知测评主要依赖于主观评价，尚缺乏对脑外伤预后不良的客观评价指标，不仅如此，脑外伤原发性与继发性损伤机制复杂，是否存在大脑结构与功能之间动态共变关联性，以及如何客观地观察到这些损伤与变化是目前脑外伤研究需要探索的领域。因此，基于大脑结构和功能变化的影像学新技术，将为脑外伤患者的诊断和评估带来帮助。

第一节　脑外伤后微出血的早期发现

　　针对上千名脑外伤患者的综述研究指出，97％的轻度脑外伤患者 CT 检查结果为阴性，即使部分患者存在可见的脑挫裂伤、血肿等，单纯基于 CT 征象难以对临床症状做出有效预测。脑外伤的损伤机制中，剪切力会引发灰白质交界处出血性轴索损伤，在显微镜下可以观察到轴索损伤部位的脑内微小血管损伤，动静脉及毛细血管的血液通过血管壁漏出，形成以血管周围巨噬细胞中含铁血黄素沉积为主的特征，通常表现为微出血灶。提高对微出血的检出，就意味着能够提高对脑外伤后结构损伤评估的准确性。SWI 是近年来发展起来的一种磁共振成像技术，对含铁血黄素具有较高的敏感性，因而其对脑外伤患者出血性病变检测的敏感性可能高于常规 MR 扫描序列。

病例

　　患者，男，19 岁。外伤后头晕、头痛伴恶心 4 小时。

　　既往史：无高血压、脑梗死、脑出血及糖尿病。

　　神经系统查体：未见明显异常，GCS 评分为 14 分。

　　头颅 CT 检查：头颅 CT 平扫未见明确挫裂伤及血肿，颅骨未见骨折征象。

　　临床诊断：头晕原因待查，轻度脑外伤？

　　诊治过程：在急诊科观察 24 小时后，无特殊表现，遂离院。

　　随访：3 周后因反复头痛、失眠，再次到医院进行相关检查。头颅 MRI 常规平扫未见明显异常，SWI 提示微出血灶（图 3－1）。

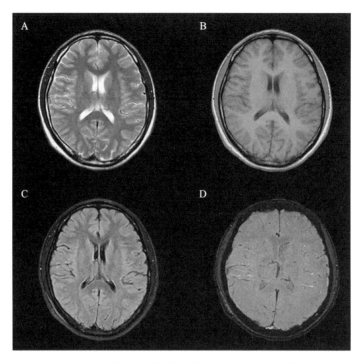

图 3-1　SWI 技术在脑外伤后微出血早期发现中的应用

患者，男，19 岁。T2WI 上未见明显异常（图 A）。T1WI 加
权未见明显异常（图 B）。FLAIR 未见明显异常（图 C）。SWI 显
示右额叶皮质下小椭圆形低信号影，考虑微出血可能（图 D）。

　　目前，CT 与 MRI 常规序列仅能显示较大病灶，对于微出血灶的检出存在局限。SWI
是一种根据不同组织间磁敏感性差异，提供图像对比增强的新技术，可检出直径＜3mm
的微出血灶，并清晰显示其位置、数量等信息。外伤后脑组织内微出血导致局部含铁血
黄素沉积，在 SWI 上表现为边缘清晰的点状、条状及类圆形低信号，周围无明显水肿。
应用 SWI 技术发现，微出血灶主要位于颞叶、额叶及枕叶的深部白质或灰白质交界处，
以及胼胝体区域，并且 SWI 对轻度脑外伤患者微出血的检测灵敏度高于 CT 和常规 MRI。
轻度脑外伤患者脑内微出血灶的发生率是健康对照者的 4 倍，且其发生率与脑外伤引发的
临床症状的严重程度相关。研究发现，微出血灶数量、体积及发病部位，与脑外伤患者
的预后存在一定的相关性；SWI 阳性患者较阴性患者的短时记忆功能显著下降，外伤后
抑郁患者 SWI 阳性率、病灶数量及病灶总体积均显著高于非抑郁患者。因此，对于伤后
有持续性临床症状的患者，可将 SWI 序列作为常规影像检查序列，为脑内出血灶的评估
提供可靠的影像学依据，为临床诊治、预后评估提供参考。

　　值得注意的是，由于神经及血管组织潜在损伤的间接效应，大脑微出血病灶阻断
大脑各区域间纤维连接而影响其功能，尤其是皮质或/和皮质下及深部脑白质微出血灶
对认知功能影响显著。未来仍需探索脑外伤导致的微结构损伤与大脑不同区域间的纤
维连接改变的关联，进一步理解伤后病理机制。

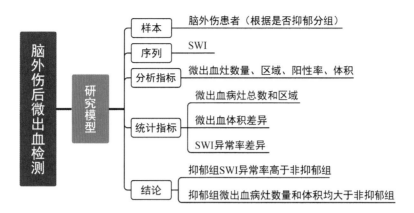

脑外伤后血管异常包含了出血、水肿、血流动力学改变、血管痉挛、血脑屏障破坏、凝血功能异常及慢性炎症等一系列变化，最终导致神经血管单元退行性改变。这一过程同时包括原发性改变与继发性改变，即在剪切力作用下血脑屏障内皮细胞的机械性形变，及进一步诱发的代谢改变、灌注改变、清理障碍及神经炎症激活效应，最终被胶质增生与进行性神经退行性改变所取代。脑外伤后微出血在伤后进行性增多，微出血灶与炎症、血脑屏障破坏及进行性白质病变相关。同时，微出血对星形胶质细胞、神经元及内皮细胞具有毒性作用，其常被巨噬细胞所包围易诱发神经退行性级联反应。而持续的神经炎症反应，包括小胶质细胞激活、胶质增生、晚期补体激活与凋亡均与痴呆紧密相关。

利用 SWI 技术检出有微出血灶的脑外伤患者，并进行长期随访是必要的。同时，还可联合使用各种无创性神经影像技术，进一步在体研究微出血是否能导致与痴呆相关的病理改变。如联合 SWI 与 PET 技术联合，可以阐明微出血与痴呆相关病理蛋白（tau/Aβ）沉积及胶质激活等之间的关系，对于探索微出血是否是脑外伤后诱发痴呆的危险因素可能具有重要意义。

第二节　联合 DTI 和 fMRI 评估脑外伤损伤特征与预后认知功能的相关性

根据脑外伤损伤机制可知，因旋转力和剪切力导致的弥漫性轴索损伤可能引起白质纤维束的损伤改变。作为大脑半球间最大的连合纤维，胼胝体是脑外伤纤维束损伤的好发部位，而胼胝体结构完整性对于维持大脑的认知功能稳定性起到了重要作用；因此，微血管损伤和胼胝体微结构损伤的协同作用成为轻度脑外伤认知功能下降的重要原因。微血管损伤主要影响脑白质微结构的完整性，以往的研究表明，胼胝体微结构白质纤维束的完整性下降与微血管损伤程度直接相关。那么，脑外伤后胼胝体微结构和相应的功能发生了何种变化，其与脑外伤患者的认知功能有何种关系呢？

病例

患者，男，31 岁。6 个月前因车祸导致头部外伤，近 2 个月出现健忘、失眠及执行功能下降。

现病史：6 个月前因车祸致头部外伤，GCS 评分为 14 分，行头颅 CT、常规 T1WI 和 T2WI 图像未见明显异常（图 3 - 2 A、B）。近 2 个月来频繁失眠，自觉记忆力下降、无法应对工作中较为复杂的任务。

既往史：无高血压、脑梗死、脑出血及糖尿病病史。

神经系统查体：未见明显异常。

头颅 MRI 复查：T2* 加权图显示胼胝体膝部微出血灶（图 3 - 2 C）。

临床量表评价：脑震荡后综合征症状量表评分为 15 分、执行功能数字连线测试量表评分为 90 秒，提示可能存在异常；简易智能精神状态检查量表、临床痴呆评定量表、汉密尔顿抑郁量表、状态-特质焦虑量表、疲劳严重程度量表及疼痛量表未见明显异常。

临床诊断：轻度脑外伤。

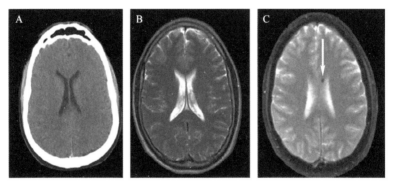

图 3 - 2　MRI 弥漫性轴索损伤患者的随访

首次外伤后 CT 未见异常（图 A）。首次外伤后行 MRI 检查，MRI
T2 加权自旋回波序列未见明显异常（图 B）。T2* 加权图像显示胼胝体低
信号（图 C）。

一、DTI 评估脑外伤白质纤维束损伤特征

通过 T2* 序列扫描发现，患者胼胝体膝部存在微出血灶，证明了影像学技术对于轻度脑外伤核心损伤区域的有效性检出。胼胝体白质纤维束结构的完整性是否受到其微血管损伤的影响，影响的范围和时间是否存在一定的特征规律，以及胼胝体损伤与患者认知功能和预后的相关性并不明了，这是需要进一步解决的问题。在对脑外伤患者伤后急性期到慢性期的白质纤维束完整性纵向追踪 DTI 分析结果发现，在脑外伤急性期，如胼胝体、内囊前肢以及下额枕束等纤维束均表现 FA 值降低；纵向追踪结果发

现，进入亚急性期之后的脑外伤患者，部分纤维束损伤呈现恢复迹象，而胼胝体体部则呈现出持续性的损伤。

在锁定胼胝体持续性损伤的基础上，通过对胼胝体进行精细的亚区分割及纵向的追踪研究进一步发现，胼胝体不同亚分区受到轻度脑外伤的影响存在显著的时间及空间特异性，在伤后的亚急性期，仅胼胝体Ⅱ亚分区 FA 值较健康人群显著降低；而当病程进展到慢性期时，整个胼胝体（胼胝体Ⅰ～胼胝体Ⅴ）几乎全部受累；并且这一趋势在伤后 3 个月就初现端倪（图 3-3）。

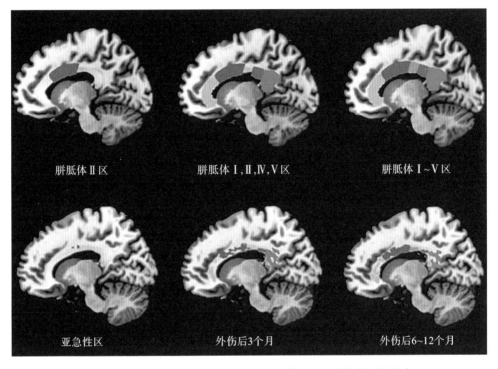

图 3-3　脑外伤患者组胼胝体亚分区在伤后不同时期的受累分布

Ⅰ～Ⅴ为胼胝体五个亚区；上行：不同时间点脑外伤患者受累胼胝体亚区分布的示意图；下行：脑外伤患者在不同阶段胼胝体 FA 值显著降低的亚区分布图。胼胝体Ⅰ区（浅粉色），胼胝体Ⅱ区（紫色），胼胝体Ⅲ区（深粉色），胼胝体Ⅳ区（蓝色），胼胝体Ⅴ区（湖蓝色）。

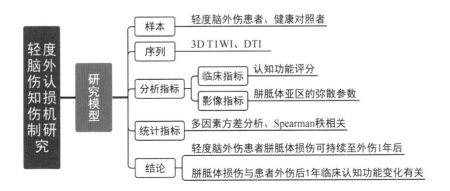

拓展

针对脑外伤损伤结构、微结构及预后评估的研究在国内外已经取得了一定的进展，但是依旧存在很多问题需要进一步探索和解决。首先，脑外伤后可视性脑损伤病灶存在弥散性和异质性的特点，且缺乏对大脑功能障碍可解释的结构基础，导致无法有效表征病灶与认知功能异常之间的关系；其次，基于DTI的研究大多依照现有大脑模板对脑内的白质纤维束进行分割，然而现存模板针对特定纤维束的划分仍较为粗略，缺乏细胞层面的纹理特征和生理结构特性的客观描述，使得在不同时间点的研究无法对同一损伤纤维束建立精准有效的损伤规律分析，进而无法实现特定纤维束结构损伤与认知功能损伤之间对应关系的分析。这些都成为脑外伤研究中面临的问题，也是当前面临的主要挑战和研究热点。

二、脑外伤患者胼胝体结构与功能改变

由于头部突然受到加减速运动所引发的旋转力与剪切力的变化而导致的脑损伤，不仅伴随白质纤维束和脑微小血管的断裂，也导致了不同脑区间的功能连接异常。脑外伤引起的脑组织结构改变如何影响大脑功能，并与外伤后常见的认知功能下降存在怎样的关联呢？例如胼胝体这一纤维束损伤的好发区域，其完整性的丧失将导致大脑半球间镜像同伦区域（左右半球之间相同位置）相互之间功能连接的丧失，从而进一步影响患者的认知功能；同时，特定神经解剖分布（胼胝体亚区结构）对应不同的认知域（胼胝体纤维束投射皮质功能），胼胝体亚区损伤与不同认知域之间存在对应关系。由此可见，联合DTI构建白质纤维束损伤和对应辐射大脑功能网络的rs-fMRI改变的相关性特定损伤模型，可能为脑外伤引发认知障碍的机制提供初步的理论依据。通过建立白质纤维束对应大脑功能连接的动态变化特征及与认知功能的相关性，结合长时跟踪数据实现结构与功能共变动态性考察，为脑外伤预后评估提供客观影像学评价指标。

前期的研究发现，胼胝体特定亚区在轻度脑外伤后1年内存在显著的时间依赖性和区域特异性损伤改变，特别是胼胝体Ⅱ区可以作为在轻度脑外伤早期预测持续性和稳定损伤的指标。同时，基于DTI联合rs-fMRI的研究结果，在此基础上进一步证实了胼胝体微结构亚分区纤维束损伤与对应辐射功能连接改变的区域很好地对应（图3-4）。

脑外伤患者伤后会表现出一系列的认知功能障碍，包括工作记忆、执行功能以及信息处理速度减退等。临床工作和研究中常使用神经心理学测试对患者的认知损伤进行评估，如MMSE、MoCA以及韦氏智力测验等。这些纸笔测验可以帮助临床医生和研究者方便快捷地获取患者伤后的认知功能水平。但是考虑到这种测评方式的准确性可能会受到受试者主观报告的影响，临床医生和研究者们更希望进行更为客观并且具有生理学意义的评估。因此，如何建立基于结构和功能共变损伤变化与认知障碍的相关性，可能为临床评估患者的认知功能提供帮助。

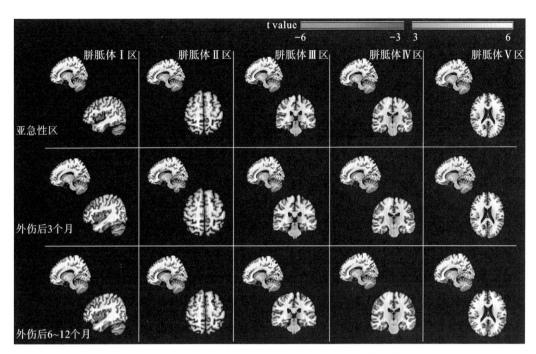

图3-4 rs-fMRI联合DTI提示脑外伤胼胝体损伤的时间依赖性及功能网络的对应性

FA减少的对应子区域显示在不同的行中(从亚急性期到随访时间)的冠状面和轴位图像,图上左边代表左侧大脑半球。

基于脑外伤胼胝体纤维束损伤与对应大脑功能连接可能存在相关联性,锁定了胼胝体微结构亚分区纤维束损伤与对应辐射大脑功能连接改变之间区域和时间的一致性。图3-4中脑外伤患者大脑功能连接损伤的核心大脑功能网络是默认网络(default mode network,DMN),包括的脑区主要有后扣带回皮质、楔前叶、前额叶皮质、顶下小叶以及双侧颞叶皮质等。在无任务的清醒及静息状态时,DMN各脑区存在自发性活动,活动水平明显强于其他脑区,并且执行着特定的脑功能,这些脑区相互之间也存在着较强的功能连接。DMN异常常见于阿尔茨海默病、自闭症、精神分裂症、抑郁症、慢性疼痛等疾病中。

根据上文研究的结果发现,脑外伤患者较正常对照组人群在DMN包含的前额叶区域显示出功能连接下降程度加剧,并且这一现象仅在脑外伤后6~12个月的患者中发现;同时,接下来的研究进一步聚焦于不同时间点脑外伤患者的功能连接结果和认知量表的相关性分析,结果发现只有在6~12个月脑外伤人群中的前额叶区域功能连接与执行功能的恶化之间存在相关性。

脑外伤rs-fMRI研究结果提示脑外伤导致的纤维束结构损伤可能引发大脑半球间功能连接的改变,进而影响大脑功能网络改变,可能是脑外伤患者伤后慢性期认知功能下降的危险因素。有望通过rs-fMRI对大脑功能连接的描述,建立认知功能与大脑损伤相关性的客观标记信息。

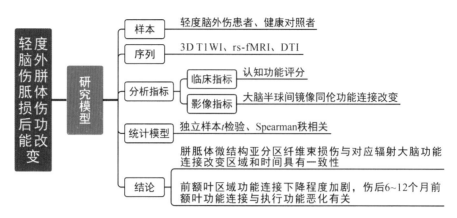

脑外伤后存在包含慢性疼痛、认知水平下降、情绪反应异常、躯体机能下降等多重综合性症状（被称为脑外伤反应谱）；然而外伤后遗症存在高度异质性与复杂性，常规影像学检查手段对临床症状的解释及预后评估能力薄弱，使得脑外伤后的早期治疗及干预存在巨大挑战。以多模态脑功能成像为代表的医学影像信息技术迅猛发展，凭借其多参数、高灵敏度的优势可为探索伤后早期的预后预测提供可靠的研究手段。因此，通过纵向多时间点的特定脑外伤人群队列观察，将不同预后特征信息以数学建模的方法组成预后模型，以实现对个体的预后预测，可能为临床评估脑外伤患者的预后及治疗提供帮助。

第三节　脑外伤功能网络损伤在疼痛持续化转归中的应用

脑外伤是慢性疼痛的危险因素之一，伤后头痛症状是脑外伤反应谱中最为常见、持续时间最长的核心症状，对患者的情感、认知等多方面产生长远的影响。影响疼痛感知的重要通路包括自下而上的疼痛信号传递过程，以及大脑对疼痛自上而下的调节作用，包含感觉、情感、认知等多个相互作用的维度共同参与调节。脑外伤可能通过破坏内源性疼痛调节系统的平衡进而增加疼痛感知强度及发展为持续性头痛的风险。采用 rs-fMRI 技术，可以帮助理解脑外伤后疼痛信号加工通路的结构、功能、代谢等方面的异常，有助于实现早期预测外伤后头痛的转归并寻找潜在的治疗靶点。

患者，女，55 岁。摔伤后持续头痛 3 个月。

既往史：无高血压、脑梗死、脑出血及糖尿病。

神经系统查体：GCS 评分为 14 分；脑震荡后综合征症状量表、执行功能数字连线测试、简易智能精神状态检查量表、临床痴呆评定量表、汉密尔顿抑郁量表、状态-特质焦虑量表、疲劳严重程度量表未见明显异常。

头颅 MRI 复查：常规 T1WI 和 T2WI 图像未见明显异常。

中脑导水管周围灰质(periaqueductal grey，PAG)是疼痛信号的下行抑制调节系统的重要大脑核团，接受从脊髓背角水平传入的伤害性感受信号，通过对多种感觉信息加工相关神经环路的调节实现对疼痛信号的下行抑制作用。中脑纤维结构走形长，在脑外伤的加速力、减速力作用下易受损。研究发现，在轻度脑外伤合并头痛患者中，PAG 与 DMN 功能连接存在显著异常(图 3-5)。

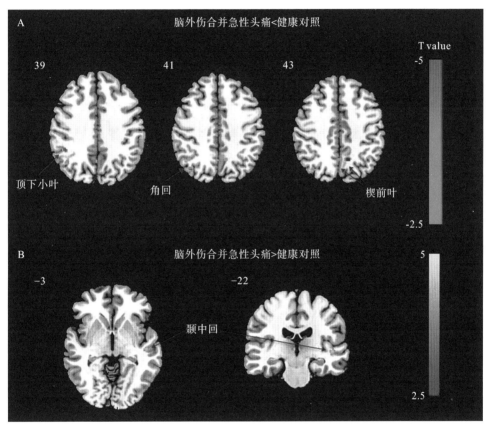

图 3-5　脑外伤合并急性头痛与健康对照 PAG 为种子点的全脑功能连接度对比分析

图 A 显示脑外伤合并急性头痛组功能连接值小于健康对照组功能连接值的脑区。图 B 显示脑外伤合并急性头痛组功能连接值大于健康对照组功能连接值的脑区。显著性水平：簇水平 $P<0.05$。

由于 DMN 对于维持个体自我注意力分配调节起重要作用，由此推测 PAG 与 DMN 功能连接的异常可能反映注意力调节通路的损伤，从而导致患者过多关注疼痛。该研究结果提示 DMN 通过自上而下地对疼痛下行抑制通路脑区的调节失控可能是外伤后头痛发生及慢性化转归的重要机制之一。急性期轻度脑外伤患者 PAG 与 DMN 脑区之间的功能连接度对预测轻度脑外伤后发展为慢性疼痛患者的临床结局具有显著的统计学意义，这一发现有助于为临床早期预测轻度脑外伤后慢性疼痛转归提供客观影像学标志物。

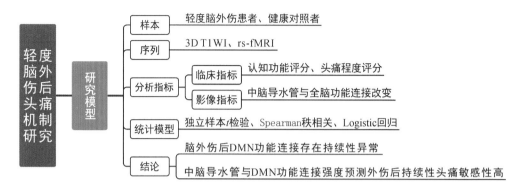

拓 展

目前，尽管研究者可以借助 fMRI 研究脑外伤某一特定的认知损伤。但是受制于 MRI 本身时间分辨率低的局限性，许多认知实验，尤其是注意力、无意识领域等方面的认知行为，往往发生在毫秒级的一瞬间，无法通过 rs-fMRI 进行有效的检测和研究应用。所以，传统的 rs-fMRI 限制了对脑外伤后多维度认知域的探索。脑电图是一种记录脑电波的电生理监测方法，虽然脑电图的空间分辨率有限，但其精确至毫秒的时间分辨率为脑外伤认知损伤研究提供了宝贵的工具，脑电图联合 rs-fMRI 技术正在认知神经科学领域蓬勃开展，或可为研究脑外伤后认知损伤打开更广阔的视野。

第四节　脑外伤后早期影响预后的因素探讨

基于第二节、第三节内容，通过对脑外伤患者和健康对照人群的组间进行比较实验设计可以发现，研究者们刻画了脑外伤后大脑白质微结构损伤的共性。但是，脑外伤是一种个体异质性极强的疾病，尽管大脑白质微结构损伤（如胼胝体微结构的损伤）可能是患者普遍存在的共性，但是胼胝体白质纤维完整性的丧失可能是多种认知功能改变的基础。因此，个体之间认知表现的异质性提示我们，在研究过程中还应当满足对个体化水平分析结果的展示，这已成为目前脑外伤研究的另一个热点。

病例

患者，女，43岁。摔伤后头痛、疲乏2日。

神经系统查体：未见明显异常；GCS 评分为 13 分；简易智能精神状态检查量表、临床痴呆评定量表、汉密尔顿抑郁量表、状态-特质焦虑量表、疲劳严重程度量表未见明显异常。

既往史：无高血压、脑梗死、脑出血及糖尿病。

头颅 CT 检查：头颅 CT 平扫未见明确挫裂伤及血肿，颅骨未见骨折征象。

头颅 MRI 检查：头颅 MRI 平扫未见明显异常。

支持向量机(support vector machine，SVM)作为一种机器学习算法，是功能强大和应用最为广泛的模式识别算法之一，其基本思路是将线性不可分数据从低维空间映射到高维空间，进而在高维空间中寻找可将数据正确分类的超平面，即决策面或决策函数，可用于多种分类任务。既往基于脑外伤组比较的 DTI 研究在一定程度上掩盖了个体化的预后特征。为了解决这种困境，研究者们试图借助人工智能算法，通过模式识别建立 DTI 量化指标与个体预后之间的关联。脑外伤后认知改变主要表现为注意力、记忆力及执行功能障碍。信息加工速度是注意力、记忆力及执行功能等多种认知功能的基础，信息加工速度依赖于白质纤维完整性。信息加工速度降低普遍存在于脑外伤患者中，并且可能早于临床症状。潜在的治疗策略(如儿茶酚胺能药物)，可能有助于改善信息加工速度，进而改善患者的预后认知。因此，联合 DTI 及 SVM 对轻度脑外伤后早期纤维束损伤的精确定位，可能有助于对慢性期脑外伤患者信息加工速度恢复的特征进行刻画，从而在早期实现干预治疗，提高个体认知能力。最新的研究通过定义轻度脑外伤后白质纤维的损伤负荷矩阵，实现了对同一条纤维束不同预后的表现进行评估；在此基础之上，借助 SVM 研发了一套基于急性期大脑白质纤维束损伤特征的脑外伤预后评估算法。研究结果显示，轻度脑外伤后急性期患者 DTI 的 FA 值对于预测 6~12 个月信息加工速度缺陷患者的准确率为 92%，进一步添加炎症细胞因子后，预测准确率提高到 96%。额叶皮质下神经元回路的额叶半球间和丘脑投射纤维束的损伤可以作为信息处理速度表现的预测因子。

拓展

除损伤异质性，患者不同的遗传背景也可能造成其脑外伤后的预后差异，增加研究的复杂性。影像遗传学是一种遗传关联分析方法，运用结构和功能脑成像技术获得神经生理学指标作为表型来评估遗传变异及其对行为的影响。它将神经表型映射到基因型上，寻找遗传因素介导的变异背后的生物学机制。当个体差异性大、主观评估的行为学测量缺乏统计学意义时，影像遗传学可以通过评估基因和脑功能或结构的关系来解释神经生物学上的差异，从而搭建基因和病理行为之间的桥梁，为疾病的早期诊断、预后评估及认知干预提供影像学标志物。

本章小结

通过本章的学习，针对脑外伤患者 CT 和常规 MRI 的阴性检查结果，研究证实应用影像学新技术(SWI、T2* 等)可以实现对脑外伤病灶的早期发现，在此基础上，通过实现对损伤部位的定位，我们建立的基于白质纤维束与大脑功能连接的对应损伤模型，刻画了脑外伤患者伤后的动态时间变化损伤特征，进一步阐释了基于损伤机制影响的大脑结构和功能的共变特征。

针对脑外伤后存在持续症状的患者，通过分析大脑功能连接对应网络与认知功能的相关性，采用纵向的多时间研究设计，建立脑外伤纤维束结构损伤与大脑半球间功能连接的改变的相关性，进一步锁定大脑的功能网络改变，可以寻找脑外伤患者伤后慢性期认知功能下降的危险因素的客观影像学标记。在脑外伤后最常见的临床症状-疼痛的损伤机制探寻方面，我们发现患者急性期存在中脑导水管周围灰质-默认网络脑区功能连接下降，可作为预测脑外伤后疼痛慢性化发展高危人群的早期影像标记。不仅如此，本章研究还应用基于机器学习与影像技术相结合的方式，进一步实现了对个体水平患者的预测分析，提高了对信息加工速度缺陷患者的有效预测。

今后的研究中仍然需要进一步完善实验设计和进行更加深入的研究探索。临床工作中，MRI 中 T2FLAIR 序列中检出的白质高信号被认为是脑微血管损伤的影像学客观表征，也是老龄人群 MRI 检查的常见影像学征象。有研究指出，白质高信号所反映的微血管损伤可能在认知损伤的较早阶段已经出现明显改变。实现反映脑外伤微血管损伤的 T2 FLAIR 检查结果的定量分析，并且建立 T2FLAIR 高信号与相应脑外伤纤维束损伤的 DTI 结果的交互作用，可能会对微血管损伤引发神经退行性疾病的机制研究提供有效帮助。

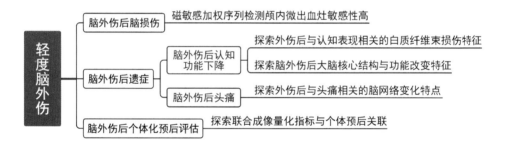

参考文献：

［1］ LEVIN H S，DIAZ-ARRASTIA R R. Diagnosis，prognosis，and clinical management of mild traumatic brain injury［J］. Lancet Neurol，2015，14（5）：506－517.

［2］ SMITH K. Traumatic brain injury：CT scan does not predict outcome of mild traumatic brain injury［J］. Nat Rev Neurol，2012，8（9）：474.

［3］ LEVIN H S，AMPARO E，EISENBERG H M，et al. Magnetic resonance imaging and computerized tomography in relation to the neurobehavioral sequelae of mild and moderate head injuries［J］. Journal of neurosurgery，1987，66（5）：706－713.

［4］ METTING Z，RÖDIGER L A，DE KEYSER J，et al. Structural and functional neuroimaging in mild-to-moderate head injury[J]. Lancet Neurol，2007，6(8)：699 - 710.

[5]　GRIFFIN A D，TURTZO L C，Parikh G Y，et al. Traumatic microbleeds suggest vascular injury and predict disability in traumatic brain injury[J]. Brain，2019，142 (11)：3550 - 3564.

[6]　SWEENEY M D，KISLER K，MONTAGNE A，et al. The role of brain vasculature in neurodegenerative disorders[J]. Nature Neuroscience，2018，21 (10)：1318 - 1331.

[7]　HUANG Y L，KUO Y S，TSENG Y C，et al. Susceptibility-weighted MRI in mild traumatic brain injury[J]. Neurology，2015，84 (6)：580 - 585.

[8]　YIN B，LI D D，HUANG H，et al. Longitudinal changes in diffusion tensor imaging following mild traumatic brain injury and correlation with outcome[J]. Frontiers in neural circuits，2019，13：28.

[9]　WANG Z N，ZHANG M，SUN C Z，et al. Single mild traumatic brain injury deteriorates progressive interhemispheric functional and structural connectivity [J]. Journal of neurotrauma，2021，38 (4)：464 - 473.

[10]　NIU X，BAI L J，Sun Y X，et al. Disruption of periaqueductal grey-default mode network functional connectivity predicts persistent post-traumatic headache in mild traumatic brain injury［J］. Journal of neurology, neurosurgery, and psychiatry，2019，90 (3)：326 - 332.

[11]　BAI L J，BAI G H，WANG S，et al. Strategic white matter injury associated with long-term information processing speed deficits in mild traumatic brain injury[J]. Human brain mapping，2020，41 (15)：4431 - 4441.

第四章　脑卒中

《中国卒中报告 2019》显示，随着社会经济发展、国民生活方式变化，我国卒中总体发病率呈不断上升趋势，脑卒中成为我国成年人致死、致残的首位病因。根据最新的全球疾病负担研究显示，我国总体卒中终生发病风险为 39.9%，位居全球之首。其中，急性缺血性脑卒中(acute ischemic stroke，AIS)是最为常见的脑卒中类型，达到我国脑卒中的 70.8%。我国每年因脑卒中而产生的直接经济损失高达近 300 亿元，对社会及家庭带来了沉重的经济负担。在脑血管事件发生之前做好一级预防已经成为广泛共识，例如控制高血压、糖尿病、房颤等脑卒中的高危因素，然而当急性脑血管病事件发生以后，如何早期识别卒中类型、评估严重程度、预测疾病进展，是精准诊疗、改善预后的关键。本章主要围绕缺血性卒中进行阐述。

《中国急性缺血性脑卒中诊治指南 2018》的规范化要求指出，发生典型的神经功能缺损症状的疑似缺血性卒中患者，在询问病史和体格检查后，需要第一时间进行头颅 CT 扫描，鉴别出血以及非血管性病变(如肿瘤)。在排除出血性改变等禁忌证后采取静脉溶栓的同时，可选择 CTA、CT 灌注成像以及 MRI、DWI、MRA、MR 灌注成像等多种模式磁共振成像技术进行辅助评估。需要指出的是，美国心脏协会/美国卒中协会(AHA/ASA)并不推荐发病 6 小时内对缺血性卒中进行灌注成像，而多模式磁共振成像因能够实现绿色且安全的多参数、多序列定性和定量扫描，同时可以评估 AIS 超急性期、急性期大脑缺血性改变的优势在临床中应用较为广泛。缺血性脑卒中发生以后神经元不可逆性死亡的变异性很大，与血管狭窄/闭塞的部位、斑块/血栓的性质、侧支循环代偿情况等因素密切相关。挽救缺血半暗带、及时行再灌注治疗是急性期缺血性卒中患者预后良好的关键，针对缺血半暗带以及侧支循环状态的准确评估对临床治疗决策至关重要。近年来，多模式 MRI 扫描在缺血性脑卒中病情评估及诊疗方案选择中的重要价值逐渐获得了临床的广泛认可。多模式 MRI 扫描可实现评价缺血梗死后脑损伤时间等，且空间分辨率高、安全无辐射，能够为充分、准确地评估缺血病灶的损伤程度、缺血半暗带范围以及侧支循环开放程度，确定脑卒中患者诊疗方案、预测临床预后和再灌注治疗反应提供重要参考依据。

缺血性卒中一旦发生不可挽回的损伤，会出现运动、感觉、认知等各种功能障碍。如何在缺血性卒中的慢性阶段，最大范围地改善疾病预后、实现全面康复是临床的重要目标和研究热点。采用功能磁共振成像技术对缺血性卒中急性期以及慢性期进行横向、纵向观察对比研究，可以从大脑的微结构、功能以及代谢等多个角度评估和预测疾病的严重程度、病情进展、功能预后。

目前功能磁共振成像在缺血性脑卒中领域内的重要意义已逐渐成为广泛共识，但由于研究整体量、样本量以及研究标准不同，部分影像学指标预测价值的灵敏度和特异度仍存在争议。未来研究需要针对不同缺血性卒中类型设计更为科学的研究标准，发挥多模式磁共振成像在这一疾病精准诊断及预测中的更大价值。

第一节　AIS 梗死核心区

脑组织对缺血缺氧非常敏感，一旦血流中断数分钟不能恢复有效灌注即会发生不可逆性损伤，大脑动脉闭塞后失去供血的中心区域即核心梗死区。核心梗死区的范围过大常常预示临床预后不良，因此早期、准确识别核心梗死区的范围、体积对临床是否实行再灌注治疗十分必要。CT 平扫检查对于超急性期脑梗死的敏感性不高，磁共振检查因无创、敏感性高是临床公认的检测急性期脑梗死最有效的影像检查手段。除此之外，对于核心梗死区的判断以及如何通过磁共振检查尽早判断脑梗死的类型、确定核心梗死区范围以及损伤程度对于临床治疗决策十分重要。

病例

患者，女，77 岁，突发左侧肢体无力伴言语不清 3.5 小时。

现病史：3.5 小时前坐位休息时左侧肢体无力，活动不能，说话含混不清，无意识障碍、无视物不清、无恶心呕吐及大小便失禁。于当地医院急行头颅 CT 未见明显异常密度影。到院就诊时，左侧肢体力量较前有所改善。

神经系统查体：神志清，构音障碍，左侧肢体肌力 4 级，右侧肢体肌力正常，共济运动失调，双侧肢体肌张力对称无增减；左侧鼻唇沟较右侧变浅，口角向右侧歪斜，左侧髌阵挛阳性，余查体无明显异常。

既往史：高血压 3 级病史 20 余年，5 年前行眼内翳肉切除术。否认 2 型糖尿病、冠心病病史。

临床量表评价：GCS 评分为 15 分，NIHSS 评分为 4 分。

辅助检查检查：CT 示多发腔梗，脑白质脱髓鞘，脑萎缩。头颅 MRI 检查示右侧脑室枕角旁及右侧基底节区 DWI 呈片状高信号，ADC 呈稍低信号。颅脑 MRA 示双侧大脑后动脉 P1 段纤细，颈内动脉虹吸段管壁毛糙（图 4-1）。

临床诊断：右侧脑室枕角旁及右侧基底节区急性脑梗死。

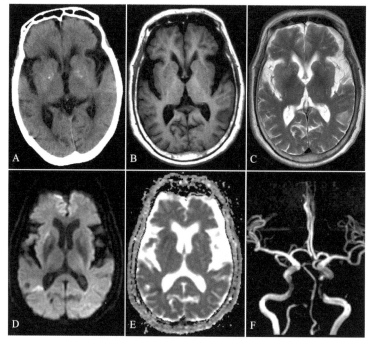

图 4-1 右侧基底节及右侧脑室枕角旁急性期脑梗死 MRI 图像

CT 未见明显新鲜脑梗病灶（图 A）。T1WI 未见明显新鲜脑梗死病灶（图 B）。
T2WI 未见明显新鲜脑梗病灶（图 C）。DWI 示右侧脑室枕角旁及右侧基底节区条片
状高信号（图 D）。ADC 对应病变区域呈明显低信号（图 E）。MRA 示双侧大脑后动
脉 P1 段纤细，双侧颈内动脉虹吸段管壁毛糙，动脉硬化样改变（图 F）。

思考：DWI 及 ADC 成像在 AIS 早期诊断中的价值？是否能够预测预后？

脑梗死超急性期因组织持续缺血缺氧可导致细胞毒性水肿，梗死发生数分钟后，即可在 DWI 上呈明显高信号，ADC 图则呈低信号，因此 DWI 是目前公认的识别早期脑梗死最敏感的影像检查手段。当梗死进一步进展，细胞毒性水肿逐渐转变为血管源性水肿时，T2WI 以及 CT 于梗死区可分别呈现稍高信号及低密度影。DWI 信号强度随时间演变，在卒中发生 40 小时时信号强度最强，随后开始逐渐衰减。不同时期脑梗死核心区的 ADC 值也具有明显的变化，超急性期由于细胞毒性水肿存在，ADC 值呈下降趋势，随着脑梗死由急性期向亚急性期、慢性期演变逐渐表现为血管源性水肿，其 ADC 值呈逐渐上升趋势，量化 ADC 值与脑梗死的时间具有明显相关性，对判断脑梗死发病时间具有重要的指导意义。

发生 AIS 时，治疗时间窗及干预方式是影响预后的重要因素，梗死的体积也是影响预后的一个独立危险因素。在前循环大血管栓塞引起的 AIS 病例中，定量计算 DWI 研究显示梗死的体积和程度可以预测血管内治疗后症状性出血转化和不良结局，核心梗死体积在 70～100mL 时被认为是预测卒中恶化进展的重要标志。Alberta 卒中项目早期 CT 评分（Alberta stroke program early CT score，ASPECTS）是临床常用的发现早期缺血的评价方法，但由于早期脑梗死的 CT 影像特征不明显，在时间窗上具有一定局限性，因此近年来临床上逐渐开展了 DWI 在 ASPECTS 上的应用。DWI-ASPECTS

方法是基于 DWI 将大脑中动脉供血区分为 10 个区域，皮质下区包括尾状核、豆状核、内囊、岛叶；皮质区包括 M1～M6，共计 10 分，DWI 高信号每累及一个区域减去 1 分，最低分为 0 分。在一项针对缺血性卒中患者的纵向观察性研究中，通过绘制 ROC 曲线分析 DWI-ASPECTS 评分以及 DWI-核心梗死体积与发病后 6 个月预后的关系，发现 DWI-ASPECTS≤4、核心梗死脑区体积大于 71mL 提示临床预后不良。综上所述可见 DWI 不仅能够快速定量评估梗死严重程度、还能有效预测临床转归，是评估前循环 AIS 溶栓治疗血管内治疗中远期预后的重要参考指标。

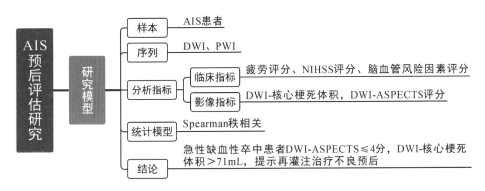

当发生 AIS 时，常规磁共振检查结合 DWI 可以敏感识别新鲜的梗死组织，定量评估梗死核心区的范围、梗死的严重程度，为溶栓或血管内治疗提供重要参考依据。尽管如此，仍有部分 AIS 在 DWI 上并不呈现明显的高信号，容易造成漏诊、误诊。不同的荟萃分析研究显示，DWI 阴性的 AIS 患病率为 6.8%～21% 不等，其中非致残性卒中、后循环缺血性卒中的 DWI 阴性比例较高。为了降低 DWI 阴性脑卒中的漏诊率，可以结合 ADC 图像或者 eADC 图像进行综合分析，或者短期内复查 DWI 检查。此外，常规磁共振扫描对于缺血半暗带、侧支循环储备等血流动力学特征的呈现敏感性不高，临床上不仅需要结合 FLAIR、ASL、SWI 等多种模式的磁共振成像综合评估，同时需要设计合理、规范的纵向观察性研究，进一步明确影像特征对 AIS 进展、临床治疗效果的预测价值，进而对临床决策提供更加精确的指导依据。

第二节　多模式 MRI 在 AIS 脑损伤中的价值

一、多模式 MRI 对缺血半暗带的评估

当 AIS 发生以后，核心梗死区外围的区域脑血流灌注下降、电生理活动紊乱，但神经元结构完整，尚未发生坏死，若及时恢复有效灌注神经元功能基本可逆，此区域称之为缺血半暗带。挽救缺血半暗带对疾病的进展、预后十分关键，及时、精准地评估缺血半暗带可以为临床是否行溶栓、取栓等再灌注治疗提供客观依据。那么，影像

学检查，特别是多模式 MRI，对缺血半暗带的评估是否能够为临床治疗决策以及疾病预后提供关键预测信息呢？

患者，女，66 岁，发现言语不清、左侧肢体无力 13 小时。

现病史：13 小时前家人发现患者躺在地上，呼唤有反应，言语含糊，能理解他人问话，伴左侧肢体无力，左侧肢体不能抬举，左手不能持物，右侧肢体有自主活动。无头晕、头痛、恶心、呕吐，无肢体抽搐及大小便失禁。

神经系统查体：精神淡漠，嗜睡状，智能评定不合作，中度构音障碍，额纹对称，双眼稍向右侧凝视，左侧中枢性面舌瘫，无舌肌纤颤及萎缩，左侧肢体肌力 1 级，右侧肌力 5 级，左侧肌张力低，左侧巴氏征（＋）。

既往史："心房颤动"病史 10 年余，未规律服药。否认高血压、2 型糖尿病、精神病史。

临床量表评价：GCS 评分为 12 分。NIHSS 评分为 18 分。

辅助检查：CT 示多发腔梗，无明显新鲜脑梗死样改变。头颅 MRI 检查示右侧基底节区、右侧颞叶 DWI 呈点、片状高信号，右侧颞叶 SWI 静脉血管征明显，头颅 MRA 符合动脉硬化样变，右侧大脑中动脉 M1 段以远未见显影（图 4-2）。

临床诊断：右侧基底节区、右侧颞叶急性脑梗死。

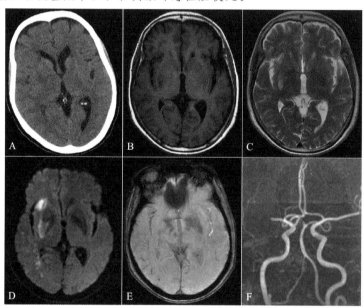

图 4-2　右侧基底节区、颞叶急性期脑梗死多模式 MRI 图像

CT 无明显新鲜脑梗样改变（图 A）。T1WI 右侧基底节区可见斑片状低信号影（图 B）。T2WI 右侧基底节区可见斑片状高信号应（图 C）。DWI 示右侧基底节区、右侧颞叶可见点、片状高信号影（图 D）。SWI 可见右侧大脑中动脉走行区域信号较对侧减低，与左侧相比呈现明显不对称低信号血管征（图 E）。MRA 示大脑前、中、后动脉走行僵硬，动脉硬化征象，右侧椎动脉纤细，右侧大脑中动脉 M1 段以远未见显影（图 F）。

思考：SWI-DWI错配对缺血半暗带的评估的意义？

目前临床上常用的评估缺血半暗带的方法较多，例如CTP成像、PWI等，特别是PWI-DWI错配被认为可以准确反映缺血半暗带的区域。然而灌注成像需要注射造影剂，对于肾功能不全或过敏体质者的应用受到限制。常规、单一的磁共振成像方法对缺血半暗带的识别敏感性不高，如何针对其带进行精准、有效评估对磁共振成像研究提出了新的挑战。SWI可以利用不同组织间磁敏感差异对比反映组织血氧水平，对顺磁性物质高度敏感。当颅内大血管发生狭窄或者闭塞，由于脑组织缺血、缺氧，毛细血管及引流静脉内脱氧血红蛋白相对明显增加，SWI序列上表现为扩张增粗的血管样静脉低信号影，即不对称静脉血管征(asymmetrical vein sign，AVS)，其中皮质静脉增多、增粗称之为不对称突出皮质静脉征（asymmetrical prominent cortical vein，APCV)。部分研究发现当出现AIS时，SWI显示的静脉低信号范围明显大于DWI显示的核心梗死区，APCV范围与PWI参数（平均通过时间以及峰值时间）相吻合，可以在一定程度上反映灌注成像信息。基于SWI，采用磁共振信号处理软件（signal processing in NMRI，SPIN）软件勾画出APCV的范围作为感兴趣区，提取感兴趣区内像素的数量并计算APCV的体积作为SWI_{volume}。SWI不对称静脉低信号区减去DWI梗死区得到的差值被称为SWI_{volume}-DWI错配。将SWI_{volume}-DWI错配与PWI-DWI错配（当前临床常用的评估缺血半暗带的方法）进行相关分析，发现SWI_{volume}-DWI错配与PWI-DWI错配具有良好的一致性，其准确性优于基于SWI的ASPECTS与DWI的错配，即$SWI_{ASPECTS}$-DWI错配对缺血半暗带的诊断，证明SWI_{volume}-DWI错配可以有效反映缺血半暗带的范围。此外，研究发现SWI_{volume}-DWI错配与NIHSS评分呈负相关，但由于缺少临床纵向随访预后数据，并不能说明这种相关性与临床预后之间的关系。上述研究提示基于SWI的定量分析可以为AIS缺血半暗带的评估提供客观、准确的影像依据。

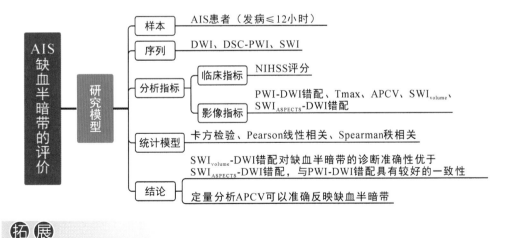

拓展

尽管近年来不断有研究发现SWI对AIS的缺血半暗带的评估具有重要提示意义，但由于研究的纳入标准、实验设计有差异，关于SWI-DWI错配与早期卒中进展及预后仍存在部分争议。未来研究不仅需要设计更为合理的实验方案，同时需结合多种成像模式进一步明确磁共振成像对缺血半暗带评估的指导价值。

二、多模式 MRI 对颅内侧支循环的评估

侧支循环是指存在颅内动脉狭窄或闭塞引起脑组织缺血时所形成的旁路动脉或动脉吻合网络，使缺血脑组织得到不同程度的灌注代偿。侧支循环状态反映了大脑对缺血的代偿能力，那么通过多模式 MRI 评估颅内侧支循环是否能够为 AIS 的精准评估及治疗决策提供重要信息呢？

病例

患者，男，80 岁，突发言语不清伴右侧肢体活动不灵活 20 小时。

现病史：患者 20 小时前无明显诱因出现言语含混不清，不能理解他人说话内容，伴右侧肢体活动不灵活、反应能力下降，站立不稳，无意识不清、无恶心呕吐、无头晕及视物模糊、无跌倒。

神经系统查体：意识状态清醒，精神状态差，情感反应不合作，理解力差，感觉性失语；右侧上肢肌力 4 级，下肢肌力 3 级，肌张力正常，共济运动失调，Babinski 征阳性。

既往史：高血压病史 8 年，脑梗死病史 3 年。

临床量表评价：GCS 评分为 10 分。

辅助检查：CT 示多发腔梗，脑白质脱髓鞘，脑萎缩。T1WI 无明显改变，左侧顶枕叶和左侧基底节区 T2FLAIR 呈高信号，DWI 呈高信号影，ASL 的 CBF 图显示该区灌注明显减低，MRA 可见左侧大脑中动脉闭塞，左颈内动脉、双侧大脑前动脉、右侧大脑中动脉多发狭窄，提示动脉硬化(图 4-3)。

临床诊断：左侧顶枕叶和左侧基底节区急性脑梗死。

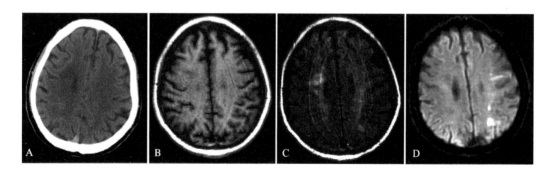

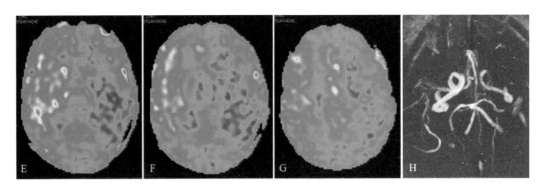

图 4-3　左侧顶枕叶、基底节区多模式 MRI 表现

CT 无明显新鲜脑梗样改变(图 A)。T1WI 未见明显病灶(图 B)。T2FLAIR 示左侧顶枕叶和左侧基底节区呈高信号(图 C)。DWI 示 T2FLAIR 病变显影区域呈新鲜梗死灶高信号变化(图 D)。CBF 图可见左侧大脑半球灌注明显降低(图 E、F、G)。MRA 示左侧大脑中动脉闭塞，双侧大脑前动脉、左颈内动脉、右侧大脑中动脉多发狭窄，提示动脉硬化(图 H)。

思考：ASL 以及 FLAIR 高信号对颅内侧支循环评估的意义？

良好的颅内侧支循环状态是缺血半暗带的维持、血流再灌注后存活神经元功能恢复的重要基础，还可以降低相关出血转化的风险。对脑侧支循环结构和功能的准确评估是脑卒中个体化管理的重要前提。直接测量大脑组织的侧支灌注在临床工作中存在难度，多模式 MRI 具有无创、绿色、快捷的优势，是当前侧支循环研究的热点。ASL成像技术可将血液作为内源性造影剂来评估脑血流灌注，侧面反映侧支循环程度，同时还可以连续测量 AIS 患者的绝对脑血流量(cerebral blood flow，CBF)。例如，当大脑中动脉存在狭窄时前向血流的灌注压较大、流速较快，到达供血区的距离短、时间快，而侧支循环血流路线较长、流速较慢，到达供血区的时间相对前向血流常常会出现延迟，因此通过选取不同的标记后延迟(post label delay，PLD)时间可以动态量化分析前向血流及侧支循环血流。

通过对症状发作 18 小时内出现大脑中动脉供血区闭塞的 AIS 患者进行多个时间点的多模式 MRI 扫描，采用多个延迟时间的伪连续 ASL 成像，量化存活脑组织侧支循环灌注(定量 CBF)，与健侧大脑以及 1 个月后 CBF 进行纵向对比分析，发现与健侧脑组织相比，尚存活脑组织中的间接 CBF(除去患侧颈内动脉供血的所有动脉供血范围内血流量)占有更大的比例；在直接 CBF 小于 25mL(100g·min)的核心体素内，1 个月后尚存活脑组织生存分数与间接 CBF 水平呈正相关，提示间接 CBF 与 AIS 再灌注治疗预后密切相关。一项针对有/无临床症状的大脑中动脉狭窄 ASL 定量研究发现，无症状患者的侧支循环开放程度优于有症状患者的侧支循环开放程度。在针对 AIS 的回顾性临床研究发现，伴有 ASL 侧支循环的 AIS 患者出院时 mRS 评分下降 1 分的可能性比无ASL 侧支循环的患者提高了 5 倍，提示伴有 ASL 侧支循环的患者获得良好神经功能预后的可能性更高。若梗死组织周围存在较好的侧支循环，则可能从后续的血管内治疗中获益；若梗死核心区存在明显高灌注则提示存在较为严重的血脑屏障损伤，给予再灌注治疗恢复血流后容易产生过度再灌注，引起再灌注损伤；若再灌注治疗后 ASL 成像发现存在过度灌注情况，则提示出血性转化风险较高。因此 ASL 检查可为进一步治疗方案的选择提供重要参考依据。

在反映侧支循环状态的影像研究中，液体反转回复序列（FLAIR）提供了新思路。FLAIR 所见的血管高信号（FVH）是一种局灶性、圆形或蛇形亮斑，位于脑实质或皮质表面，与蛛网膜下腔相邻，在 AIS 患者中常见。目前关于 FVH 的病理生理学解释并不完全清楚，大多数研究认为 FVH 与大血管闭塞有关，代表了侧支循环血流缓慢逆行。为了验证 FVH 是否能够为 AIS 的预后提供预测信息，研究者对接受血管内治疗的 AIS 患者进行回顾性分析研究。FVH 评分采用 ASPECTS 皮质区的空间分布（岛叶，M1～M6），评分范围从 0 分（无 FVH）到 7 分（FVH 毗连所有皮质区），分为 FVH 低分（0～3 分）和 FVH 高分（4～7 分）。将血管内治疗前后 FVH 评分与侧支状态（美国介入与治疗神经放射学协会分级，ASITN-SIR 分级）以及 3 个月功能结局（改良 Rankin 评分）进行相关以及多因素回归分析，结果显示 FVH 在症状发作后 4.5 小时以内的大动脉闭塞的 AIS 中患者中更为常见，治疗前 FVH 与更好的 ASITN 侧支分级和良好的功能预后有关，而治疗后 FVH 则与功能预后不良相关。

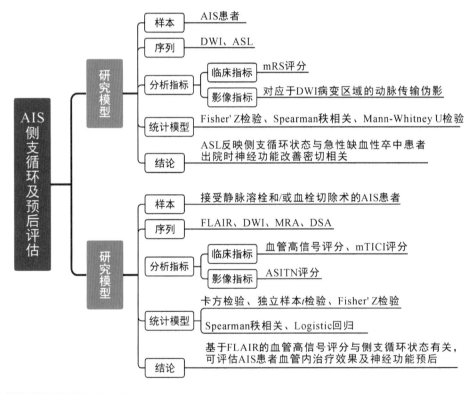

拓 展

多模式 MRI 从形态学及功能学的角度为颅内侧支循环的评估提供了更为全面的影像学依据，但现有研究在方案设计、被试纳入以及样本量、评估方法学上仍存在较明显的不一致性。由于 AIS 这一疾病的特殊性，需要第一时间进行临床决策，因此大多数研究为回顾性研究，观察性队列研究较难开展，因此在结果上可能存在一定偏移。此外，在 ASL 研究中如何提升信噪比、减少信号衰减对 CBF 定量分析的影响对方法学提出了更高的要求。未来研究需要设计合理的前瞻性研究，结合多模式 MRI 的优势，进一步明确侧支循环对缺血性卒中临床治疗决策以及预后评估的指导意义。

第三节　fMRI 在缺血性卒中预后评估中的价值

脑卒中后行为功能障碍表现和严重程度与脑损伤的程度、位置密切相关，根据卒中的严重程度、病程进展及功能预后制定精准的康复治疗计划，最大范围地实现功能的恢复、提高日常生活自理能力是发生卒中后的长期任务和目标。磁共振成像，特别是高级磁共振成像技术，被认为是目前预测卒中进展、评估预后最为敏感的影像检测手段。神经影像研究证据显示人类大脑是由很多功能连接构成的整体的静息态网络，当脑卒中发生以后引起大脑结构、功能出现"断联"现象，还会引起脑组织损伤范围以外的行为学障碍及相关功能连接异常，例如除运动功能以外出现情绪、情感、注意力等高级认知功能障碍，即广泛的功能网络紊乱。那么通过 fMRI 是否能够有效预测卒中的进展和预后呢？

病例 1

患者，男，77 岁，突发左侧肢体活动不灵活 3 天、加重 8 小时。

现病史：3 天前无明显诱因出现左侧肢体活动不灵活，尚能站立，行走时明显向左歪斜，到当地医院行头颅 CT 平扫提示多发腔隙性脑梗死。8 小时前左侧肢体无力加重，左手持物困难，可在家人搀扶下行走。无视物模糊、无头晕、恶心及呕吐等症状。

神经系统查体：意识状态清醒，问答切题，左侧鼻唇沟浅，口角向右歪斜，悬雍垂居中，双侧软腭抬举良好，咽反射灵敏，转颈、耸肩均一致有力。左侧上肢肌力 3 级，下肢肌力 4 级，肌张力正常，右侧肢体肌力及肌张力正常，左侧浅感觉减退。左侧 Hoffmann 征（＋），双侧 Babinski 征阴性。

既往史：高血压病史 27 年。

临床量表评价：GCS 评分为 15 分。NIHSS 评分为 8 分。

辅助检查：CT 示多发腔梗，脑白质脱髓鞘，脑萎缩。①MRI：多发性腔梗，脑白质脱髓鞘，脑萎缩。②DWI：右侧大脑沿中央沟走行区及顶、枕叶新鲜梗死灶。③MRA：右侧大脑前动脉 A1 段缺如，A2 段以远由前交通动脉发出，右侧颈内动脉虹吸段管壁纤细，动脉硬化改变；右侧椎动脉较对侧明显纤细。④右侧顶枕叶灌注异常减低。⑤双侧大脑半球及右侧小脑半球磁敏感序列多发异常低信号，有出血灶可能（图 4-4）。

临床诊断：脑梗死、高血压3级（很高危）。

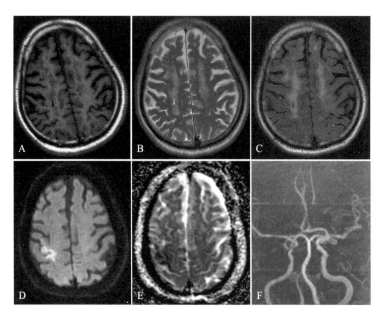

图4-4 右侧中央前回手功能区急性脑梗死多模式MRI表现

T1WI（图A）、T2WI（图B）、FLAIR成像均未见明显新鲜脑梗病灶（图C）。DWI可见右侧中央前回明显高信号（图D）。对应ADC成像低信号（图E）。MRA可见右侧颈内动脉虹吸段管壁纤细，动脉硬化改变；右侧椎动脉较对侧明显纤细（图F）。

病例2

患者，男，51岁，突发右手活动不灵活4天。

现病史：4天前无明显诱因出现左上肢无力，主要表现为左手活动不灵、不能持重物，左下肢无明显功能障碍，行走及活动无异常，无明显头晕、视物模糊、恶心或呕吐。当地医院行头颅CT未见明显异常，临床给予改善循环、营养神经等对症治疗后左手活动不灵活明显改善，现主要表现为手指对指、使用筷子等精细活动不灵活。

神经系统查体：意识状态清醒，问答切题，双侧鼻唇沟对称，口角无歪斜，悬雍垂居中，双侧软腭抬举良好，咽反射迟钝，伸舌右偏，无舌肌纤颤及萎缩，转颈、耸肩均一致有力。四肢肌力5级，右手握力5级。四肢感觉及共济运动正常。双侧Babinski征阴性。

既往史：无特殊。

临床量表评价：GCS评分为15分。NIHSS评分为1分。

辅助检查：头颅MRI及DWI提示：左侧侧脑室体旁新鲜脑梗死；脑干陈旧性脑梗死、多发腔梗、脑白质脱髓鞘（图4-5）。

临床诊断：脑梗死（左侧大脑半球小动脉闭塞型），高血压 2 级（高危）。

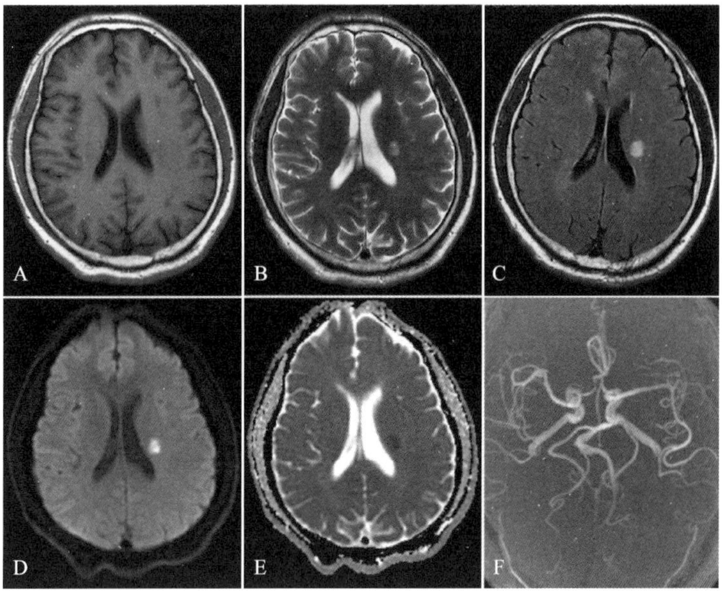

图 4-5　左侧侧脑室体旁急性脑梗死 MRI 表现

T1WI 未见明显信号改变（图 A）。T2WI（图 B）、FLAIR 成像均可见左侧侧脑室体旁结节状高信号影（图 C）。DWI 可见左侧侧脑室体旁结节状高信号影（图 D）。与 ADC 图低信号区域对应（图 E）。MRA 成像未见大血管异常（图 F）。

思考 1：手功能障碍定位脑区发生了梗死改变，那么梗死区以外的脑区结构没有发现明显改变，是否说明损伤以外的大脑功能正常呢？

思考 2：根据瘫痪程度，脑卒中慢性期手功能障碍可分为完全瘫痪和不完全瘫痪两大类，那么不同的模式下大脑内部具有怎样的功能性变化或差异，是否可以预测手功能的预后？

运动功能障碍是脑卒中慢性阶段最常见的功能障碍，常常伴随大范围的功能网络紊乱，其中手功能障碍会对日常生活活动产生非常严重的影响。通过常规 MRI 检查可以看到与临床症状相对应的解剖学改变（如图 4-5 所示），那么卒中发生以后大脑功能处于怎样的状态呢？静息态 fMRI 研究显示，发生运动功能障碍的卒中患者最初表现为半球之间的 M1 功能连接性明显降低，而在同侧半球之间 M1 与刺激运动区之间功能连接性明显增强。针对卒中急性期手运动功能障碍患者，研究者通过 rs-fMRI 比较半球内与半球之间躯体运动网络功能连接性与手运动功能障碍评分（Fugl-Meyer assessment，FMA）的相关性差异，发现半球间功能连接紊乱程度与手运动功能障碍程度密切相关，提示功能连接分析不仅可以反映卒中进展和预后，还强调了除病灶侧结构损伤以外半球之间、半球内部连接性的差异变化。

　　手功能障碍的程度有轻有重，而不同程度的表现形式是否也伴随着不同程度的脑网络状态呢？研究者将慢性皮质下脑卒中阶段存在不同手功能障碍程度的患者分为完全瘫痪组（completely paralyzed hand，CPH）和部分瘫痪组（partly paralyzed hand，PPH），基于 rs-fMRI 数据集，采用独立成分分析方法提取出 15 个静息态网络，通过对比分析发现 CPH 组病灶同侧感觉运动网络内部的功能连接性显著增强，而同侧感觉运动网络与背侧感觉运动网络和腹侧视觉网络的连接强度显著下降，其下降程度与手的瘫痪程度正相关，提示不同瘫痪程度手功能的预后呈现出不同程度的大脑网络功能重塑模式（图 4-6）。

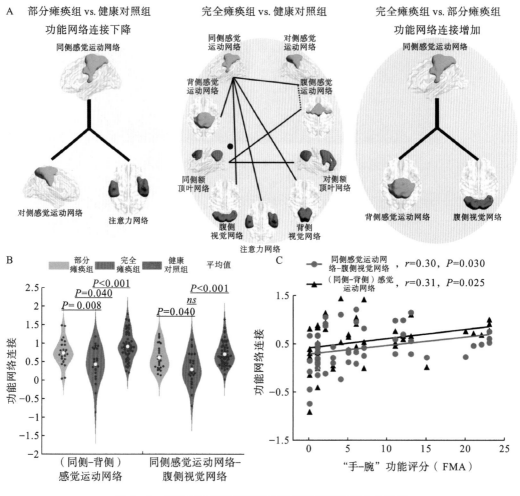

图 4-6　脑卒中后手功能障碍患者脑网络变化相关分析图

　　手功能部分瘫痪组与手功能完全瘫痪组及健康对照不同网络连接性的变化（图 A）。手功能部分瘫痪组与手功能完全瘫痪组及健康对照组的同侧感觉运动网络-背侧感觉运动网络与同侧感觉运动网络-腹侧视觉网络功能连接的组间差异（图 B）。同侧感觉运动网络-背侧感觉运动网络与同侧感觉运动网络-腹侧视觉网络功能连接与手-腕功能评分的相关性（图 C）。

当脑梗死发生以后，神经元发生坏死，神经元发出的纤维结构所形成的白质纤维通路的结构和功能也随之发生改变。DTI通过测量水分子的随机运动得到的测量数值，可以反映相关大脑白质纤维束的微观结构改变。一项研究通过对脑桥梗死患者发病7天内、第14天、第30天、第90天和第180天进行5次DTI，分别测量了梗死同侧以及对侧、延髓、大脑脚、内囊和半卵圆中心的FA值变化。通过对梗死同侧皮质脊髓束（corticospinal tract，CST）的FA值与对侧CST的FA值和对照组CST的FA值进行对比，以及与运动功能障碍程度进行相关性分析，结果显示病灶侧的FA值在卒中发生后7天内、第14天和第30天较病灶对侧、对照组的FA值明显降低；第14天脑桥以上的FA值与第90天和第180天的运动功能障碍评分（Fugl-Meyer评分）呈明显正相关。该研究发现脑桥梗死患者多个部位的CST继发退行性改变，纵向研究结果提示FA值有助于预测运动功能预后。根据纵向DTI数据进行示踪成像可发现脑桥梗死患者CST的再生和运动通路的重组。

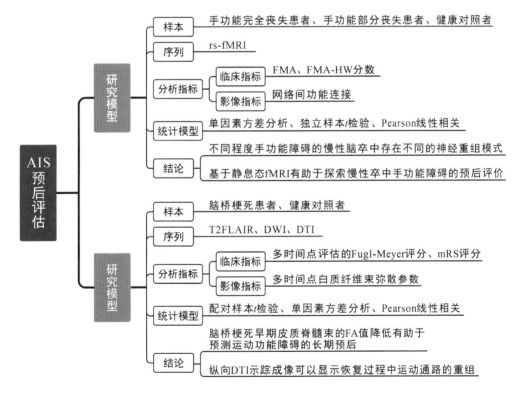

拓展

脑卒中发生以后，脑损伤部位发生神经元坏死、神经传导通路发生继发性退行改变，而损伤部位以外的大脑网络也发生了代偿性或代偿不良性改变，例如半球之间功能连接性减弱、半球内的功能连接性明显增强。大脑重塑在卒中最开始发生时就开始自发产生，但这种恢复通常不充分并且存在较大的个体差异。因此，当前fMRI研究结果存在较大的差异和一定的争议。未来研究需要根据卒中发生的部位和时间，设计合理的纵向观察性研究，结合不同 fMRI 技术的优势所能反映的大脑特征，提取卒中早期可以预测疾病进展和预后的影像指标，为临床评估治疗提供客观依据。

本章小结

脑卒中是世界第二大死亡原因、我国国民死亡原因之首，因高致残、高致死、高复发率造成了极大的社会及经济负担。缺血性卒中在脑卒中里最为常见，如何早期识别疾病进展恶化风险、为临床治疗决策提供准确的客观依据是当前科学研究关注的重点。现代脑科学新技术的兴起以及在临床中的应用为脑卒中的早期识别、疾病进展判断提供了重要依据。

本章重点介绍了如何基于脑科学技术探索 AIS 时对核心梗死脑区的准确识别与评估、对大脑血流灌注的评估、对缺血半暗带以及大脑侧支循环的科学评价以及与疾病预后和进展的关系；通过功能磁共振成像、DTI 等技术对大脑灰质功能和白质纤维束微结构与疾病预后进行相关或回归分析，建立疾病的预测模型，提供更为精准的中枢影像标记。希望通过本章的介绍，读者能初步了解到当临床中遇到具体的缺血性卒中病例时，如何通过科学研究的方式探索适合的脑科学技术在具体问题中的应用。思维导图如下：

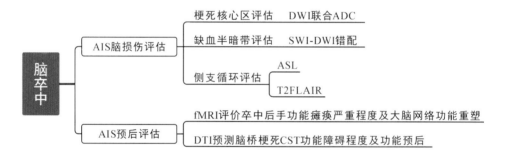

参考文献：

［1］ ALSOP D C，DETRE J A，GOLAY X，et al. Recommended implementation of arterial spin-labeled perfusion MRI for clinical applications：A consensus of the ISMRM perfusion study group and the European consortium for ASL in dementia ［J］. Magnetic resonance in medicine，2015，73（1）：102－116.

［2］ BOURCIER R，HASSEN W B，SOIZE S，et al. Susceptibility vessel sign on MRI predicts better clinical outcome in patients with anterior circulation acute stroke treated with stent retriever as first-line strategy ［J］. Journal of neurointerventional surgery，2019，11（4）：328－333.

［3］ BOURCIER R，MAZIGHI M，LABREUCHE J，et al. Susceptibility vessel sign in the ASTER trial: higher recanalization rate and more favourable clinical outcome after first line stent retriever compared to contact aspiration[J]. Journal of stroke, 2018, 20 (3): 416.

[4] CARTER A R, ASTAFIEV S V, LANG C E, et al. Resting interhemispheric functional magnetic resonance imaging connectivity predicts performance after stroke[J]. Annals of neurology, 2010, 67 (3): 365 – 375.

[5] DARCOURT J, WITHAYASUK P, VUKASINOVIC I, et al. Predictive value of susceptibility vessel sign for arterial recanalization and clinical improvement in ischemic stroke[J]. Stroke, 2019, 50 (2): 512 – 515.

[6] DE HAVENON A, HAYNOR D R, TIRSCHWELL D L, et al. Association of collateral blood vessels detected by arterial spin labeling magnetic resonance imaging with neurological outcome after ischemic stroke[J]. JAMA neurology, 2017, 74 (4): 453 – 458.

[7] DERRAZ I, AHMED R, BENALI A, et al. FLAIR vascular hyperintensities and functional outcome in nonagenarians with anterior circulation large-vessel ischemic stroke treated with endovascular thrombectomy[J]. European radiology, 2021, 31 (10): 7406 – 7416.

[8] HORN U, GROTHE M, LOTZEM. MRI biomarkers for hand-motor outcome prediction and therapy monitoring following stroke[J]. Neural plasticity, 2016, 2016: 9265621.

[9] JENSEN-KONDERING U, BARON J C. Oxygen imaging by MRI: can blood oxygen level-dependent imaging depict the ischemic penumbra? [J]. Stroke, 2012, 43 (8): 2264 – 2269.

[10] JIANG L, CHEN Y C, ZHANG H, et al. FLAIR vascular hyperintensity in acutestroke is associated with collateralization and functional outcome[J]. European radiology, 2019, 29 (9): 4879 – 4888.

[11] KAO H W, TSAI F Y, HASSO A N. Predicting stroke evolution: comparison of susceptibility-weighted MR imaging with MR perfusion[J]. European radiology, 2012, 22 (7): 1397 – 1403.

[12] KESAVADAS C, SANTHOSH K, THOMAS B. Susceptibility weighted imaging in cerebral hypoperfusion—can we predict increased oxygen extraction fraction? [J]. Neuroradiology, 2010, 52 (11): 1047 – 1054.

[13] KIM S K, YOON W, KIM T S, et al. Histologic analysis of retrieved clots in acute ischemic stroke: correlation with stroke etiology and gradient-echo MRI [J]. American journal of neuroradiology, 2015, 36 (9): 1756 – 1762.

[14] LOU X, MA X, LIEBESKIND D S, et al. Collateral perfusion using arterial

spin labeling in symptomatic versus asymptomatic middle cerebral artery stenosis [J]. Journal of cerebral blood flow and metabolism, 2019, 39 (1): 108 - 117.

[15] LUO S, YANG L, WANG L. Comparison of susceptibility-weighted and perfusion-weighted magnetic resonance imaging in the detection of penumbra in acute ischemic stroke[J]. Journal of neuroradiology, 2015, 42 (5): 255 - 260.

[16] LYU J, MA N, LIEBESKIND D S, et al. Arterial spin labeling magnetic resonance imaging estimation of antegrade and collateral flow in unilateral middle cerebral artery stenosis[J]. Stroke, 2016, 47 (2): 428 - 433.

[17] PARK M G, YANG T I, OH S J, et al. Multiple hypointense vessels on susceptibility-weighted imaging in acute ischemic stroke: surrogate marker of oxygen extraction fraction in penumbra[J]. Cerebrovascular diseases, 2014, 38 (4): 254 - 261.

[18] PLANTIN J, VERNEAU M, GODBOLT A K, et al. Recovery and prediction of bimanual hand use after stroke[J]. Neurology, 2021, 97 (7): e706 - e719.

[19] POLAN R M, PORETTI A, HUISMAN T A, et al. Susceptibility-weighted imaging in pediatric arterial ischemic stroke: a valuable alternative for the noninvasive evaluation of altered cerebral hemodynamics[J]. American journal of neuroradiology, 2015, 36 (4): 783 - 788.

[20] SUN W, LIU W, ZHANG Z, et al. Asymmetrical cortical vessel sign onsusceptibility-weighted imaging: a novel imaging marker for early neurological deterioration and unfavorable prognosis[J]. European journal of neurology, 2014, 21 (11): 1411 - 1418.

[21] WANG W, JIANG B, SUN H, et al. Prevalence, incidence, and mortality of stroke in china: results from a nationwide population-based survey of 480687 Adults[J]. Circulation, 2017, 135 (8): 759 - 771.

[22] YOSHIMOTO T, INOUE M, YAMAGAMI H, et al. Use of diffusion-weighted imaging-alberta stroke program early computed tomography score (DWI-ASPECTS) and ischemic core volume to determine the malignant profile in acute stroke[J]. Journal of the American Heart Association, 2019, 8 (22): e012558.

[23] YUAN T, REN G, QUAN G, et al. Fewer peripheral asymmetrical cortical veins is a predictor of favorable outcome in MCA infarctions with SWI-DWI mismatch[J]. Journal of magnetic resonance imaging, 2018, 48 (4): 964 - 970.

[24] ZHANG M, LIN Q, LU J, et al. Pontine infarction: diffusion-tensor imaging of motor pathways—a longitudinal study[J]. Radiology, 2015, 274 (3): 841 - 850.

[25] ZHANG R, ZHOU Y, LIU C, et al. Overestimation of susceptibility vessel sign: a predictive marker of stroke cause[J]. Stroke, 2017, 48 (7): 1993 - 1996.

［26］ LU X，MENG L，ZHOU Y，et al. Quantitative susceptibility – weighted imaging may be an accurate method for determining stroke hypoperfusion and hypoxia of penumbra［J］. European radiology，2021，31（8）：6323 – 6333.

［27］ HONG W，LIN Q，CUI Z，et al. Diverse functional connectivity patterns of resting-state brain networks associated with good and poor hand outcomes following stroke［J］. Neuroimage clinical，2019，24：102065.

第五章　脑小血管病

脑小血管病(cerebral small vessel disease，CSVD)是指由于各种病因影响脑内穿支小动脉、毛细血管和小静脉所导致的一系列临床、影像、病理综合征，是脑卒中的一类重要亚型。在我国，CSVD引起的腔隙性脑梗死占缺血性脑卒中的 $25\%\sim50\%$，而引起的出血性脑卒中占所有脑卒中类型的 25%，显著高于西方国家报道的比例。根据累及小血管的病因及病理改变，CSVD可分为六大类(图5-1)。大多数CSVD是散发的，多与高血压或其他血管危险因素有关，少部分是由于罕见的遗传变异所致。高血压、糖尿病、血脂紊乱等血管危险因素以及遗传因素，可导致脑血管内皮细胞功能和血脑屏障(blood-brain barrier，BBB)破坏，造成慢性、弥漫性脑实质缺血和/或血管破裂，最终产生脑白质损害、小梗死、微出血等。

CSVD除少部分可呈急性发作，表现为卒中样症状外，大多起病隐匿、进展缓慢，临床上也多无症状。然而，研究显示CSVD不同病变类型之间的组合与认知功能下降、痴呆、抑郁、行动问题、步态损害、情绪障碍、卒中风险增加及卒中预后不良结局有关。而导致CSVD相关的临床表现和病程变化很大的因素，主要包括脑损伤的部位、损伤类型和范围。另外，年龄、环境和遗传因素也有决定性作用。

随着全球人口老龄化加剧，CSVD的发病率呈逐年上升的趋势，但是目前针对CSVD及其并发症，如认知障碍等，尚无特异性的诊疗方法。因此，CSVD已成为近十年来备受关注的血管疾病领域。CSVD的临床表现缺乏特异性，目前诊断主要依赖影像学检查。MRI检查是评估CSVD病灶最重要的方法。CSVD在MRI上呈现多种病变表现形式，包括新发小的皮质下梗死、可能血管源性的腔隙、可能血管源性的脑白质高信号(white matter hyperintensity，WMH)、扩大的血管周围间隙(enlarged perivascular space，EPVS)、脑微出血(cerebral microbleed，CMB)、脑萎缩和皮质微梗死等。根据2013年国际神经影像学血管变化的报告标准(STRIVE)以及2015年中国脑小血管病诊治共识，基于MRI的CSVD诊断标准如表5-1所示。

另外，在不同原因导致的CSVD急性期病变的晚期，MRI上会呈现相似的影像学特征，如新发小的皮质下梗死可转归为WMH或腔隙。可见，CSVD具有一定程度的影像表现、病理和临床的复杂性。除以上5种征象外，脑萎缩、皮质微梗死也是CSVD的主要征象。其中，CSVD引起的脑萎缩是指脑体积减小，但与特定的、大体局灶性损伤(如外伤和脑梗死)无关，不包括脑梗死所致的局部体积减小；包括全脑和局部脑萎缩(如特定的脑叶萎缩、局灶性皮质变薄、胼胝体萎缩或海马萎缩等)，可对称也可

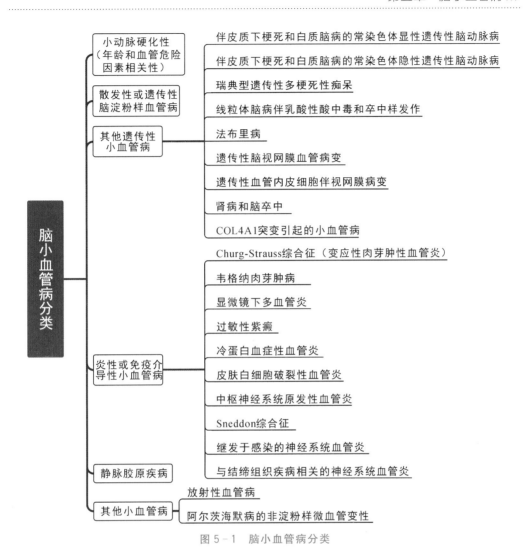

图 5－1 脑小血管病分类

不对称。目前脑萎缩的诊断标准包括全脑皮质萎缩分级、内侧颞叶萎缩分级、Koedam分级、Kipps-Davies 分级等。皮质微梗死是指局灶缺血性病变，直径从 $50\mu m$ 至几毫米不等，在高分辨率 MRI 上可检出，DWI 观察最佳，呈现为灶状高信号。2019 年《脑血管病影像规范化应用中国指南》推荐，对疑似 CSVD 的患者，防治卒中中心首选 MRI常规平扫，包括 T1WI、T2WI 和 T2FLAIR；高级卒中中心除 MRI 常规平扫外，还需行 SWI 或 $T2^*$ GRE 检测微出血；建议行 MRA 检查，排查有无颅内大血管病变；建议行多模态 MRI 检查评估血流动力学改变以及 BBB 受损情况。

不同病因导致的 CSVD 病变可同时出现在同一个体中，也可发生在不同的时间段。早期研究指出，CSVD 的不同脑部 MRI 特征代表了不同的神经病理学变化，因此，既往研究多集中于对单一病变的探索。但近年的研究表明，CSVD 应被视为一种动态的、全脑性疾病。因此，利用影像学手段进行 CSVD 总负荷评估可能更有助于明确整体脑结构与功能损伤。另外，一些新兴的影像学技术（如 ASL、DTI 等）在 CSVD 脑血流动力学及白质结构与功能完整性评估等方面也发挥了重要作用。未来，影像新技术也有望为 CSVD 患者认知功能损伤定量评价提供帮助。

表 5-1 脑小血管病诊断标准

病变类型	新发小的皮质下梗死	可能血管源性的腔隙	可能血管源性的 WMH	EPVS	CMB
直径	≤20mm	3～15mm	大小不等	<3mm	2～10mm
形态	圆形或卵圆形	圆形或卵圆形	斑点状、斑块状或斑片状	成像平面垂直于血管走行，呈圆形/卵圆形；平行于血管走行呈线型	点状小圆形或卵圆形
T1WI	低信号	低信号	等/低信号	低信号	等信号
T2WI	高信号	高信号	高信号	高信号	等信号
T2FLAIR	高信号	低信号，周围常伴高信号环	高信号	低信号	等信号
DWI	高信号	等/低信号	等信号	等信号	等信号
T2* GRE，SWI	等信号	等信号/低信号（出血）	高信号	等信号	低信号
评定方法	计算个数及分布	计算个数及分布	Fazekas 量表、Scheltens 量表、年龄相关脑白质改变（ARWMC）量表	4 级评定量表（包括基底神经节和半卵圆中心）	微出血解剖评分（MARS）量表、观察者脑微出血评分（BOMS）量表
注意	DWI 观察最佳	需与 EPVS 鉴别	T2FLAIR 观察最佳，多位于脑室周围和深部脑白质	信号与脑脊液相同，无高信号环	SWI 观察最佳

第一节　脑小血管病总负荷

　　CSVD 在颅脑 MRI 上可表现为新发小的皮质下梗死、WMH、腔隙、CMB、EPVS、脑萎缩等一种或两种及以上病变的影像学特征。既往多项研究表明单一病变与卒中、死亡风险增加、步态异常和认知障碍有关，然而，这些影像学标志物通常同时存在或相继出现。那么，这些特征之间有何种关系呢？其综合特征对脑功能会有何种影响呢？

病例 1

　　患者，男，58 岁，右手持物困难 1 天。

　　现病史：1 天前无明显诱因出现右手持物困难，无法握筷，握拳不紧，无头晕、头痛，无恶心、呕吐，无发作性四肢抽搐，无四肢麻木，无双眼视力下降。既往高血压病史 5 年，血压最高为 180/110mmHg，用药不规律，未规律监测血压。否认糖尿病、心脏病等其他病史。吸烟 10 余年，20 支/日；偶饮酒，200～300g/d。

　　查体：神清语利，右利手。颈软，无抵抗，伸舌居中，无舌肌纤颤及萎缩。右上肢肌力 4 级，余肢体肌力正常。四肢肌张力、深浅感觉及共济运动对称正常。双侧巴氏征阴性。

　　颅脑 MRI 检查：平扫示左侧基底节区一圆形长 T1、长 T2 信号，在 T2FLAIR 上为中央低信号，周围高信号环。DWI 示左侧岛叶一卵圆形高信号，在 ADC 图上呈低信号。T2FLAIR 示双侧半卵圆中心、双侧脑室周围斑片状高信号。SWI 幅值图示左侧丘脑一小圆形低信号，相位图上亦为低信号。

　　诊断：左侧岛叶新发小的皮质下梗死；左侧基底节区腔隙；脑室周围和深部脑白质高信号；左侧丘脑微出血（图 5 - 2）。

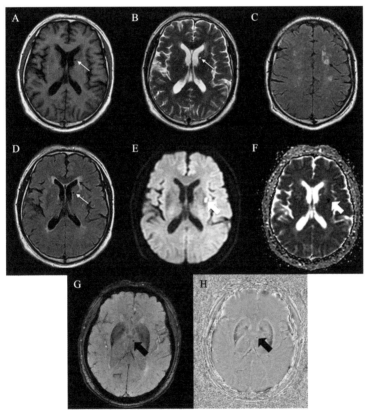

图 5 - 2　患者脑内多发脑小血管病病灶

　　患者，男，58 岁，轴位 T1WI、轴位 T2WI 和轴位 T2FLAIR 示左侧基底节区腔隙（图 A、B、D，白色细箭头）。轴位 T2FLAIR 示脑室周围和深部脑白质高信号（图 C、D，黑色细箭头）。轴位 DWI 和 ADC 示左侧岛叶皮质下小梗死灶（图 E、F，白色粗箭头）。轴位 SWI 幅值图和相位图示左侧丘脑微出血灶（图 G、H，黑色粗箭头）。

临床诊断：①急性脑梗死（左侧岛叶）；②脑微出血（左侧丘脑）；③高血压3级（很高危）。

分析该病例，定位：左侧大脑半球；依据：右手持物困难，右上肢肌力稍减低。定性：脑血管病；依据：中年男性患者，既往有长期高血压、吸烟等血管危险因素，血压控制欠佳，突然起病，迅速出现局灶性神经功能缺损症状。结合颅脑MRI检查，左侧岛叶新发小的皮质下梗死，考虑为本次发病的责任病灶。那么，颅脑MRI检查发现的其他病灶（左侧基底节区腔隙、WMH和左侧丘脑微出血）有何临床价值呢？

与新发小的皮质下梗死导致的急性卒中症状不同，其他CSVD病变在临床上更隐匿，因此被称为"无症状"病变，如WMH、腔隙、CMB、EPVS。长期以来，CSVD的不同特征被认为代表了不同的病理改变。然而，MRI技术的进步为了解CSVD的发病机制带来了新的途径。现在的观点认为这些影像学特征之间是相关的，可能具有共同的内在弥漫性小血管病理机制，并且可能也比之前认为的更"动态"。为了避免过度依赖一个特征，需要寻找评估影像上CSVD总负荷的方法。2014年Neurology制定的CSVD MRI总负荷评分系统，将WMH、腔隙、CMB和EPVS纳入并利用MRI进行定量评价（表5-2）。

表5-2 脑小血管病MRI总负荷评分

MRI特征	评估标准	定义	评分
腔隙	国际共识	数量≥1个	1分
WMH	Fazekas量表	脑室周围脑白质高信号（PWMH）：Fazekas 3级（扩大至深部白质）和/或深部脑白质高信号（DWMH）：Fazekas 2～3级（融合或早期融合）	1分
EPVS	半定量量表	基底节中度至重度EPVS	1分
CMB	国际共识	数量≥1个	1分

那么，在本病例中，这些无症状的影像学标记物与本次责任病灶之间是否存在关系呢？

通过颅脑MRI，包括T1WI、T2WI、T2FLAIR、DWI和SWI序列，评估腔隙、WMH、EPVS、小的皮质下梗死和CMB这五种CSVD影像特征，并计算CSVD MRI总负荷，通过MRA评估颅内动脉。一项研究纳入160例急性单发小的皮质下梗死的患者，根据美国国立卫生研究院卒中量表（National Institute of Health stroke scale，NIHSS）评估神经功能恶化程度，将所有纳入患者分为进展组和无进展组，结果发现CSVD总负荷与单个小的皮质下梗死后的进展独立相关。

另外，对一些没有临床症状却存在这些病变的人群，这些无症状的影像学标记物是否会对其产生远期影响（如引起认知功能的下降）呢？有研究者采用1.5T MRI，包括T1WI、T2WI、T2FLAIR、T2*序列来评估680例老年受试者脑腔隙、WMH、EPVS和CMB这四种CSVD影像学特征并计算CSVD MRI总负荷评分，采用智力、记忆、语言和执行功能等方面的神经心理学量表进行认知功能评估，结果显示较高的 CSVD MRI 总负荷评分与较差的一般认知能力显著相关。这一结果提示 CSVD 的这些"无症状"的影像学标记物存在增加认知障碍的风险，应该引起临床的重视。

　　脑 MRI 上这四种特征之间是相关的，形成了统一的结构，能更好地反映全脑损伤，且与血管危险因素和卒中亚型相关，因此该评分系统可能有助于对患者进行疾病风险分层或早期疗效评估。针对无症状的 CSVD 脑影像学标志物，仍有很大的临床价值。借助颅脑 MRI，早期发现、早期诊断 CSVD 脑影像学特征，有助于尽早采取干预措施，改善临床预后及结局。

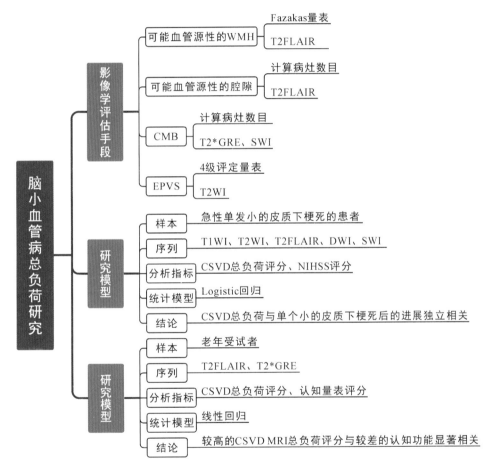

拓展

　　影像新技术在 CSVD 患者 MRI 总负荷评估中发挥了重要作用，不仅有助于了解全脑损伤，且易于在临床上开展。但该评分系统仍存在一定局限性，比如对可能血管源性的 WMH 和 EPVS 的 MRI 评估方法为基于视觉的半定量评估，腔隙和 CMB 随着个数增加，其卒中风险也会增加，因此需要更加详细的划分；脑萎缩作为 CSVD 的影像学标记物之一，也与 CSVD 患者认知障碍存在相关性，但未被纳入总负荷评分系统。

因此，亟须更加全面系统且简便的评估方案，而影像新技术和后处理技术的进步，如针对 WMH 的 MRI 全自动白质分割技术和针对 CMB 的 QSM 技术等，可增加 MRI 对这些特征的敏感性，不仅更有助于精准反映 CSVD 全脑损伤，而且更有助于开展对单个病变的定量研究。

第二节　脑小血管病单一病变

CSVD 的 MRI 总负荷代表了其全脑损伤的特点，但不同的病变类型代表的病理机制存在差异。例如，新发小的皮质下梗死与小动脉闭塞有关，可演变为腔隙、WMH 或消失；WMH 与脱髓鞘、轴突缺失和胶质细胞增生等有关；腔隙与陈旧梗死和出血相关；CMB 与管壁破坏、微动脉瘤形成、淀粉样物质沉积有关；EPVS 与血管内皮或 BBB 功能障碍有关；脑萎缩与神经元缺失、皮质变薄、皮质下血管病变伴白质稀疏和收缩、小动脉硬化和静脉胶原变性以及继发性神经退行性变等有关。常规 MRI 技术仅能观察病变表现，如病变大小、范围及分布等，而影像学新技术和后处理技术的进步，为精确定量 CSVD 病变（如 WMH 和 CMB）提供了新方法。

一、WMH 定量分析

可能血管源性的 WMH 是 CSVD 的特征性病变，在 MRI 上表现为 T2 或 T2FLAIR 上双侧高信号，T1 呈等信号或低信号，大小不等，常分布于脑室周围和深部白质，需除外非血管源性的 WMH，如多发性硬化和脑白质营养不良。WMH 在一定程度上存在于每个 60 岁以上的个体中，且患病率和严重程度随年龄增长而增加。WMH 最明确的危险因素包括高龄、高血压和糖尿病。临床上常见到老年人 CT 或 MRI 上 WMH 的表现，但是该影像学特征常常因"无症状"而被临床医生忽视。既往常用 Fazekas 视觉评定量表评估 WMH，但该方法为人工半定量方法，存在一定局限性。那么，影像新技术能否协助定量评估 WMH 呢？能否协助明确 WMH 的病理机制呢？

病例 1

患者，男，84 岁，头晕 1 年，双下肢无力伴记忆力下降 2 个月。

现病史：1 年前无明显诱因出现头晕，每次持续约 2 小时，休息后可自行缓解，无头痛，无视物旋转及自身失平衡感，无行走不稳及偏斜，无恶心、呕吐。上述症状于坐位、卧位或站立时均可出现，头位变化对其无明显影响，未予重视。2 个月前出现双下肢无力，表现为行走时双下肢抬举困难，行动迟缓，伴记忆力减退，无四肢感觉障碍。既往冠心病史 6 年，用药不详。否认高血压、糖尿病、脑血管疾病史。

神经系统查体：未见明显异常。

颅脑 CT 平扫：右侧丘脑见一小圆形高密度影；双侧侧脑室旁及基底节区多发斑点

状低密度影；双侧侧脑室前后角变钝，周围白质密度减低，脑沟脑裂增宽。诊断为：①右侧丘脑小灶性脑出血可能；②多发腔梗，脑白质脱髓鞘，脑萎缩(图5-3)。

颅脑 MRI 检查：双侧半卵圆中心、双侧基底节区及双侧侧脑室旁可见多发斑点状长 T1、长 T2 信号，T2FLAIR 上呈高信号。T2FLAIR 上见右侧丘脑一小圆形病灶，中央低信号，周围高信号环。脑室系统普遍扩大，脑沟脑裂增宽。MRA 未见异常。诊断为多发血管周围间隙、右侧丘脑腔隙、脑白质高信号、脑萎缩(图5-3)。

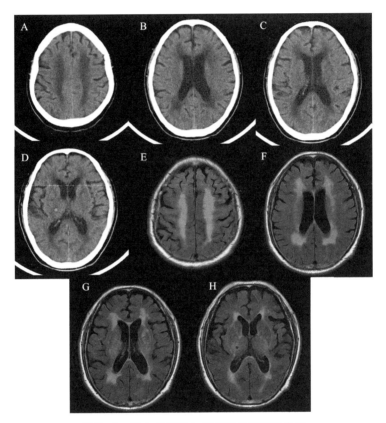

图5-3　颅内多发脑白质高信号及脑微出血

患者，男，84岁，轴位CT平扫示双侧半卵圆中心、双侧基底节区及双侧侧脑室旁斑片状低密度影(图 A、B、C)，右侧丘脑一小圆形高密度影(图 D)。轴位 T2FLAIR 示双侧半卵圆中心、双侧基底节区及双侧侧脑室旁斑片状高信号(图 E、F、G)，右侧丘脑一小圆形病灶，中央低信号，周围可见高信号环(图 H)。

临床诊断：①皮质下动脉硬化性脑病；②脑微出血(右侧丘脑)；③冠状动脉粥样硬化性心脏病。

本病例分析：患者老年男性，主要症状为认知减退、头晕及行走不稳，与右侧丘脑微出血灶不符，结合 T2FLAIR 示广泛的脑白质异常信号，考虑为皮质下动脉硬化性脑病(subcortical arteriosclerotic encephalopathy，SAE)可能。SAE 是一种常见的 CSVD。

利用前文所述的 Fazekas 评定量表对该患者 T2FLAIR 上 WMH 进行评估可得，脑室周围 WMH（periventricular WMH，PWMH）Fazekas 3 级，深部 WMH（deep WMH，DWMH）Fazekas 3 级，脑白质病变严重。那么，WMH 与认知障碍之间是否有相关性呢？

有研究人员采用 MRI 计算机全自动白质定量技术，对 82 例高血压病患者的 WMH 进行自动分区，并定量计算 WMH 总体积、PWMH 体积和 DWMH 体积；采用神经心理学评估量表评估整体认知水平以及语言、记忆、执行功能等各认知领域。结果发现，在校正了年龄、性别、受教育年限、腔隙性脑梗死及脑萎缩分级后，反映执行功能的测试得分与 WMH 总体积、PWMH 体积及 DWMH 体积呈显著线性关系，反映处理速度的测验得分与 PWMH 体积有显著相关性。因此，该结论表明高血压病患者 WMH 总体积、PWMH 体积和 DWMH 体积均与执行功能有关，PWMH 体积还可影响处理速度。

认知障碍的程度随着 WMH 负荷的加重而加重，而女性脑白质病变程度往往较男性重，这可能是女性痴呆发病率高于男性的原因之一，特别是在老年人群中。基线时 WMH 使认知障碍和全因痴呆的风险升高了 14%；WMH 还使阿尔茨海默病的风险升高了 25%，血管性痴呆的风险升高了 73%。由于 PWMH 与 DWMH 的解剖学部位和病理学特点的差异，因此对认知功能的影响也不完全相同，如 DWMH 体积主要与注意-执行功能和视空间功能显著相关，而 PWMH 体积与各认知功能域均显著相关。在探究 WMH 负荷与认知功能的关系中，往往需要计算 WMH 的体积，以达到定量、精确。以往白质分割多依靠手工分割，缺点是需要熟练的具有专业知识背景的操作者，非常耗时且具有主观性。而全自动白质分割技术的进步改善了这一现状，提高了分割的精度，能更好地对 WMH 进行定量分析。

另外，在本病例中，WMH 的病理机制是什么？表现正常的脑白质是否也存在病理改变呢？影像新技术能否帮助解决这些问题呢？常规影像技术不能展现微观结构，而影像新技术（如 MRS 和 DTI 技术）可从脑组织的生化代谢和细微结构协助探索 WMH 的发病机制。WMH 的病灶区 N-乙酰天门冬氨酸（NAA）峰、胆碱（Cho）峰显著降低，乳酸（Lac）峰出现，提示该处深部白质神经元的损伤、细胞膜大量破坏及缺血缺氧改变，而表现正常的白质区亦受累。DTI 技术为 WMH 的轴突损伤和白质完整性受损提供了间接证据，其 FA 值反映了髓鞘的完整性及纤维的致密性，ADC 值反映了水分子自由运动的范围和能力。WMH 的病灶区及表现正常的白质区中出现 FA 值下降、ADC 值升高，提示髓鞘脱失也是 WMH 的病理机制（图 5-4）。此外，采用动态对比增强（dynamic contrast enhanced，DCE）MRI 扫描技术可评估 BBB 完整性和其他微血管的特性，测量微小 BBB 渗漏。BBB 渗漏与 WMH 严重程度和整体认知功能下降有关，也可能是导致老年 WMH 患者认知功能障碍的机制之一。

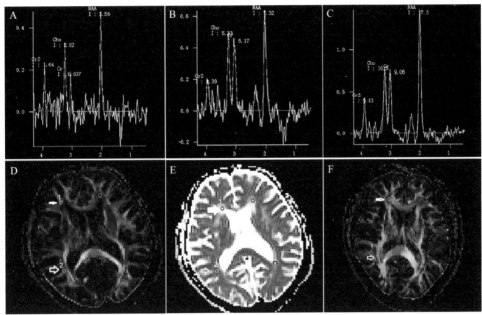

图 5-4 大脑白质高信号 ¹H-MRS 分析

SAE 组 WMH 病灶区 ¹H-MRS 分析图：N-乙酰天门氨酸(NAA)峰、胆碱(Cho)峰降低，出现明显乳酸(Lac)倒置双峰(图 A)。SAE 组表现正常的脑白质区 ¹H-MRS 分析图：NAA 峰、Cho 峰降低，出现 Lac 倒置双峰(图 B)。健康对照组 ¹H-MRS 分析图：NAA 峰、Cho 峰、Cr 峰均未降低，未出现 Lac 峰(图 C)。SAE 组 FA 图(图 D)和 ADC 图(图 E)：白箭头表示 WMH 病灶区 ROI，黄箭头表示表现正常脑白质区 ROI。健康对照组 FA 图(图 F)：白箭头示额角 ROI，黄箭头示枕角 ROI。

CSVD 相关的脑损伤并不局限于可见病变，病理改变同样发生在"正常外观"的白质和灰质。在 CSVD 患者"外观正常"的白质中，BBB 渗漏明显，与长期预后呈正相关，并随着接近 WMH 而加重，是未来 WMH 扩大和偶发腔隙的好发部位。另外，WMH 至少部分或在其早期阶段代表该部位间质液的增加，而不仅仅是脱髓鞘，与 BBB 功能障碍一致，WMH 和"正常外观白质"的间质液含量随着 WMH 负荷的增加而增加。通过可见的白质纤维病变导致远隔皮质或脑干的继发性变性，从而导致全脑效应。

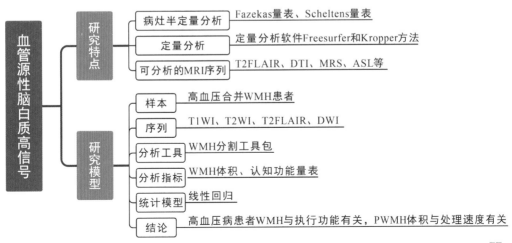

二、CMB 定量分析

CMB 在 T2* GRE 上表现为点状低信号的均匀灶，直径一般为 2～5mm，最大可达 10mm。在 T2* GRE 的基础上发展而来的 SWI、T2* 加权血管成像（T2 star weighted angiography，SWAN）和增强 T2* 加权血管成像（enhanced T2 star weighted angiography，ESWAN）序列增加了检测 CMB 的灵敏度和可靠性，均是利用不同组织间磁敏感性的差异产生信号对比的原理。CMB 在老年人群中相对常见，患病率为 5%～35%。由于不同部位的 CMB 之间潜在的微血管病变的差异，老年人群 CMB 的危险因素有所不同。脑叶 CMB 常与脑淀粉样血管病相关，深部 CMB 常与小动脉硬化相关。在日常临床实践中，由于 CMB 存在引发脑出血的风险，其数量和分布通常会给临床治疗带来不确定性，尤其是在考虑抗血栓治疗时。CMB 最常使用依靠 MRI 的视觉评估进行鉴别和定量，微出血解剖评分量表（microbleed anatomical rating scale，MARS）为评估 CMB 提供了结构化方法。

病例 2

患者，男，74 岁，突发右下肢活动不灵活伴言语不清 1 天。

现病史：1 天前突感右下肢活动不灵活伴言语不清，无意识障碍，无头晕、头痛，无恶心、呕吐等，未予重视，后上述症状有所缓解。既往高血压病史 20 年，最高 170/100mmHg，用药不详。否认心脏病、糖尿病、脑血管病史。无吸烟、饮酒史。

查体：入院测血压 119/54mmHg，神经系统查体未见明显异常。

颅脑 MRI 平扫示多发性腔隙性脑梗死，脑室周围白质高信号，脑萎缩。SWI 序列示双侧半卵圆中心、丘脑及基底节区、双侧小脑半球多发低信号结节灶。诊断：①多发性腔隙性脑梗死，脑室周围白质高信号，脑萎缩；②双侧半卵圆中心、丘脑及基底节区、双侧小脑半球异常密度影，考虑微出血灶（图 5-5）。

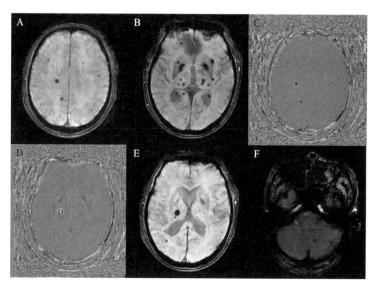

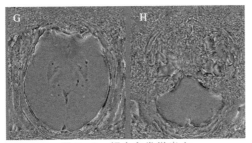

图 5-5 颅内多发微出血

患者，男，74 岁，轴位 SWAN 序列上示双侧半卵圆中心、双侧基底节区、双侧小脑半球微出血灶（图 A～H），在幅值图（图 A、B、E、F）和相位图（图 C、D、G、H）上均为低信号。

临床诊断：①多发脑微出血；②高血压 2 级（很高危）。

本病例分析：该患者以突发右下肢活动不灵活伴言语不清的局灶性神经系统缺损症状起病，后症状自行缓解，入院时查体未查及明显的神经系统体征，SWI 示多发的深部、幕下和脑叶微出血。作为脑血管危险因素之一，CMB 除了会增加脑出血和脑梗死的风险引起卒中样症状之外，还会对患者产生什么影响呢？

采用 3T MRI，包括 T2FLAIR、SWI 序列，对 959 例社区中老年受试者的 CMB、腔隙和 WMH 进行评估。对存在 CMB 的 136 人使用 MARS 评估 CMB 的数量和分布，并根据 CMB 部位分为深部或幕下组和脑叶组。对所有被试行认知量表测验，包括整体认知功能评估和 4 个不同的认知领域评估（言语记忆、语言能力、视空间执行功能和言语执行功能）。结果发现，CMB 组在所有认知领域得分均较低；在多变量线性回归分析中校正了年龄、性别、受教育年限和心血管危险因素后，CMB 的存在仅与较差的整体认知功能和言语记忆显著相关。由于存在 CMB 者腔隙的数量更高，WMH 更严重，因此进一步矫正了腔隙的数量和 WMH 的严重程度，发现 CMB 仅与整体认知功能显著相关。最后，分析了不同 CMB 部位与认知功能之间的关系，结果显示，深部或幕下 CMB 与认知功能无相关性，而脑叶 CMB 与整体认知功能和视空间执行功能的下降显著相关。

视觉评级往往费时费力，无法对 CMB 行定量分析，且不同的评定者之间存在变异性。那么，影像新技术能为解决 CMB 自动定量提供新方法吗？

研究人员对 48 例活动期库欣病（Cushing's disease，CD）患者、39 例缓解期 CD 患者和 52 例健康对照者行 3T MRI 检查，包括高分辨率 T1WI 和 GRE 序列，由后者获得 QSM；通过解剖计算工具箱 CAT12，获得脑灰质、脑白质和脑脊液体积，相加后得到颅内总体积；在 QSM 最大强度投影图像上，使用 MARS 明确 CMB 的存在和数量，并计算 CMB 体积。分析比较三组 CMB 数量和体积与临床特征和脑组织体积之间的相关性。结果发现，CD 组 CMB 的患病率高于健康对照组的患病率；活动期 CD 患者 CMB 的体积和体重与病程呈正相关；缓解期 CD 患者 CMB 的数量与皮质醇增多症消退后缓解时间和脑脊液体积呈正相关，CMB 的体积与低密度脂蛋白的水平呈正相关。该结果提示长期暴露于皮质醇增多症可能与 CMB 相关，并与 CD 患者脑容量改变显著相关。

影像新技术和全自动处理方法更有助于量化CMB。QSM是一种MRI后处理技术，用于定量估计生物组织中的局部磁敏感，显示出比SWI更好的灵敏度和特异性，可以减少CMB的假阳性率，更准确地定量CMB体积或负荷。但是它需要相对较长的采集时间，因此限制了其在临床上的应用。影像新技术的发展有望解决这一问题，让影像技术更好地服务于临床，解决临床问题。

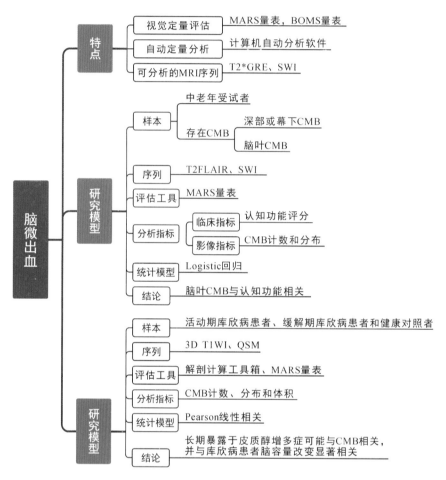

拓 展

一些新兴影像学技术及后处理方法的发展为CSVD单一病变的诊断和病理机制的研究提供了更精确和可靠的方法。MRS和DTI等技术可协助探索WMH的发病机制，全自动白质分割技术和QSM技术能更加准确定量WMH和CMB的体积，提高了相关研究的精确度。但由于技术的普及性及时间花费等局限性，限制了其在临床上的应用。期待随着影像技术的进步，影像学工具有望更好地协助解决临床问题。

CSVD的临床治疗目标包括减少首次或复发性卒中，预防认知功能下降、功能残疾、平衡或步态受损和抑郁等情绪异常。影像治疗目标包括预防新的小梗死、CMB和脑萎缩的发生，并延缓WMH的进展与恶化。由于目前针对CSVD临床和常规影像学特征尚无特异性，且无有效的治疗方法，因此，影像新技术的发展为该病的干预和治疗提供了新的探索模式。

本章小结

　　本章内容主要讲解了 CSVD 的临床危害以及如何借助 MRI 评估与探索 CSVD 患者脑结构及功能损伤。本章从 CSVD 总负荷和单一病变两个层面挑选临床病例进行阐述。首先基于脑 MRI 的 T1WI、T2WI、T2FLAIR 和 T2* 序列探索 CSVD MRI 总负荷与认知障碍风险的相关性，研究结果发现 CSVD 的这些"无症状"的影像学标记物可增加认知障碍的风险。随后，利用 MRI 计算机全自动白质定量技术对 WMH 进行自动分区并定量计算 WMH 体积，发现高血压病患者的 WMH 总体积、PWMH 体积和 DWMH 体积均与执行功能相关，PWMH 体积还与处理速度相关。借助 T2FLAIR、SWI 序列，发现在矫正了腔隙的数量和 WMH 的严重程度后，CMB 仅与整体认知功能显著相关；深部或幕下 CMB 与认知功能无相关性，而脑叶 CMB 与整体认知功能和视空间执行功能的下降显著相关。通过以上病例我们发现 MRI 技术对 CSVD 患者的脑损伤评估具有很高的价值，同时可以为探索 CSVD 患者认知损伤机制提供新的思路。随着影像新技术的发展，CSVD 的定量评估与精准诊断将迎来更加广阔的前景。

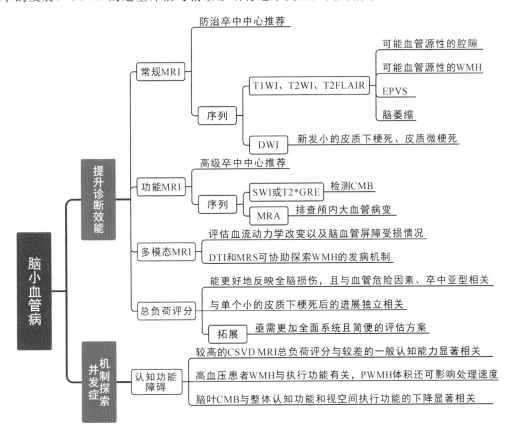

参考文献：

[1] PANTONI L. Cerebral small vessel disease：from pathogenesis and clinical characteristics to therapeutic challenges[J]. Lancet Neurol，2010，9（7）：689 – 701.

[2] TER TELGTE A，VAN LEIJSEN E M C，WIEGERTJES K，et al. Cerebral small vessel disease：from a focal to a global perspective[J]. Nat Rev Neurol，2018，14（7）：387 – 398.

[3] TSAI C F，THOMAS B，SUDLOW C L. Epidemiology of stroke and its subtypes in Chinese vs white populations：a systematic review[J]. Neurology，2013，81（3）：264 – 272.

[4] 中华医学会神经病学分会，中华医学会神经病学分会脑血管病学组. 中国脑小血管病诊治共识[J]. 中华神经科杂志，2015，48（10）：838 – 844.

[5] WARDLAW J M，SMITH C，DICHGANS M. Small vessel disease：mechanisms and clinical implications[J]. Lancet Neurol，2019，18（7）：684 – 696.

[6] DEBETTE S，SCHILLING S，DUPERRON M G，et al. Clinical significance of magnetic resonance imaging markers of vascular brain injury：A systematic review and meta-analysis[J]. JAMA neurology，2019，76（1）：81 – 94.

[7] GEORGAKIS M K，DUERING M，WARDLAW J M，et al. WMH and long-term outcomes in ischemic stroke：a systematic review and meta-analysis[J]. Neurology，2019，92（12）：1298 – 1308.

[8] WARDLAW J M，SMITH E E，BIESSELS G J，et al. Neuroimaging standards for research into small vessel disease and its contribution to ageing andneurodegeneration[J]. Lancet Neurol，2013，12（8）：822 – 838.

[9] 倪俊，徐运. 脑小血管病转化医学研究中国专家共识[J]. 中国卒中杂志，2018，13（8）：853 – 870.

[10] 国家卫生健康委员会脑卒中防治工程委员会神经影像专业委员会，中华医学会放射学分会神经学组. 脑血管病影像规范化应用中国指南[J]. 中华放射学杂志，2019，53（11）：916 – 940.

[11] SHI Y，WARDLAW J M. Update on cerebral small vessel disease：a dynamic whole-brain disease[J]. Stroke and vascular neurology，2016，1（3）：83 – 92.

[12] 唐若楠，邢晓娜，陈晓虹. 脑小血管病影像学标志物总负荷评估及其应用[J]. 中华神经科杂志，2019，52（2）：136 – 142.

[13] ROMÁN G C，ERKINJUNTTI T，WALLIN A，et al. Subcortical ischaemic vascular dementia[J]. Lancet Neurol，2002，1（7）：426 – 436.

[14] 邵鹏飞，徐运. 影像技术在脑小血管病诊断中的应用现状与前景[J]. 临床内科

杂志，2020，37（6）：409 – 413.

[15] JIANG J W，HUANG X J，ZHANG Y，et al. Total MRI burden of cerebral vessel disease correlates with the progression in patients with acute single small subcortical strokes[J]. Brain and behavior，2019，9（1）：e01173.

[16] HUIJTS M，DUITS A，VAN OOSTENBRUGGE R J，et al. Accumulation of MRI markers of cerebral small vessel disease is associated with decreased cognitive function. a study in first-ever lacunar stroke and hypertensive patients [J]. Frontiers in aging neuroscience，2013，5：72.

[17] FAZEKAS F，CHAWLUK J B，ALAVI A，et al. MR signal abnormalities at 1.5 T in Alzheimer's dementia and normal aging[J]. American journal of roentgenology，1987，149（2）：351 – 356.

[18] DOUBAL F N，MACLULLICH A M，FERGUSON K J，et al. Enlarged perivascular spaces on MRI are a feature of cerebral small vessel disease[J]. Stroke，2010，41（3）：450 – 454.

[19] KLARENBEEK P，VAN OOSTENBRUGGE R J，ROUHL R P，et al. Ambulatory blood pressure in patients with lacunar stroke：association with total MRI burden of cerebral small vessel disease[J]. Stroke，2013，44（11）：2995 – 2999.

[20] STAALS J，BOOTH T，MORRIS Z，et al. Total MRI load of cerebral small vessel disease and cognitive ability in older people[J]. Neurobiology of aging，2015，36（10）：2806 – 2811.

[21] STAALS J，MAKIN S D，DOUBAL F N，et al. Stroke subtype，vascular risk factors，and total MRI brain small-vessel disease burden[J]. Neurology，2014，83（14）：1228 – 1234.

[22] WARDLAW J M，BENVENISTE H，NEDERGAARD M，et al. Perivascular spaces in the brain：anatomy，physiology and pathology[J]. Nat Rev Neurol，2020，16（3）：137 – 153.

[23] DE LEEUW F E，DE GROOT J C，ACHTEN E，et al. Prevalence of cerebral white matter lesions in elderly people：a population based magnetic resonance imaging study. The Rotterdam Scan Study[J]. Journal of neurology，neurosurgery，and psychiatry，2001，70（1）：9 – 14.

[24] PASI M，CORDONNIER C. Clinical relevance of cerebral small vessel diseases [J]. Stroke，2020，51（1）：47 – 53.

[25] 张明，李敏，周俊林，等. 中枢神经系统磁共振波谱诊断学[M]. 西安：西安交通大学出版社，2015.

[26] 郑欣，李秀红，张晔. ^{1}H-MRS 和扩散张量成像对皮质下动脉硬化性脑病的诊断价值和相关性研究[J]. 实用放射学杂志，2020，36（1）：13 – 16.

［27］ LITAK J，MAZUREK M，KULESZA B，et al. Cerebral small vessel disease ［J］. International journal of molecular sciences，2020，21（24）：9729.

［28］ 邹君惠，高圆圆，秦若梦，等. 高血压病患者脑白质高信号体积与认知功能的相关性分析[J]. 中华神经科杂志，2019，52（3）：190－196.

［29］ HU H Y，OU Y N，SHEN X N，et al. White matterhyperintensities and risks of cognitive impairment and dementia：a systematic review and meta-analysis of 36 prospective studies[J]. Neuroscience and biobehavioral reviews，2020，120：16－27.

［30］ 杜静，卢东，赵薇，等. 白质高信号与脑小血管病卒中后早期认知损害的关联 ［J］. 神经病学与神经康复学杂志，2018，14（4）：205－211.

［31］ 蔡文捷，郁金泰. 脑白质高信号与认知功能关系的研究进展[J]. 中国医学前沿杂志（电子版），2020，12（10）：18－22.

［32］ HEYE A K，THRIPPLETON M J，ARMITAGE P A，et al. Tracer kineticmodelling for DCE-MRI quantification of subtle blood-brain barrier permeability［J］. Neuroimage，2016，125：446－455.

［33］ PUY L，PASI M，RODRIGUES M，et al. Cerebral microbleeds：from depiction to interpretation[J]. Journal of neurology，neurosurgery，and psychiatry，2021，92（6）：598－607.

［34］ CHUNG C P，CHOU K H，CHEN W T，et al. Strictly lobar cerebralmicrobleeds are associated with cognitive impairment[J]. Stroke，2016，47（10）：2497－2502.

［35］ JIANG H，YANG W，SUN Y，et al. Imaging cerebral microbleeds in Cushing's disease evaluated by quantitative susceptibility mapping：an observational cross-sectional study［J］. European journal of endocrinology，2021，184（4）：565－574.

［36］ HALLER S，VERNOOIJ M W，KUIJER J P A，et al. Cerebral microbleeds：imaging and clinical significance[J]. Radiology，2018，287（1）：11－28.

第六章　轻度认知障碍

轻度认知障碍(mild cognitive impairment，MCI)是指记忆力、语言能力、执行能力、判断能力以及计算能力等认知功能出现相对于患者年龄及受教育水平而言不正常的进行性减退，但患者的日常生活能力不受影响，并且没有达到痴呆的诊断标准。MCI 在老年人中的患病率为 8%～15% 不等，是痴呆的高危因素，每年有 10%～15% 的 MCI 患者发展成为各种类型的痴呆，是正常老年人发展成为痴呆的 3～5 倍，随着我国老龄化人口的不断加剧，患者人数在急剧增加，给家庭和社会带来沉重负担。

MCI 的诊断标准最早是 1991 年由 Petersen 等提出的，但该标准主要是针对遗忘型 MCI(amnestic mild cognitive impairment，aMCI)进行诊断，有一定局限性。2003 年，国际工作组对 MCI 诊断标准进行修订，首先确定患者有超过正常年龄的认知衰退，且不满足痴呆诊断标准后，根据是否有记忆障碍以及是否有其他认知功能损伤，将 MCI 标准分为四个亚型，即单认知域 MCI、多认知域 MCI、单认知域非遗忘型 MCI 和多认知域非遗忘型 MCI。其中，aMCI 存在记忆损害，而非遗忘型 MCI 主要以其他认知损害为主，比如执行功能障碍、视空间结构能力障碍等，而患者的记忆则相对保留。

额颞叶变性等缓慢起病的痴呆类型，在临床症状达到痴呆诊断标准之前均可引起 MCI 症状，此外脑外伤、脑炎等可导致持久的 MCI，因此，MCI 是诸多因素引起的非痴呆性认知损害。不同病因造成的 MCI，其发展方向、认知损害特征以及伴随的体征各不相同。由神经系统变性病导致的皮下性 MCI，比如帕金森病、路易体痴呆等，早期出现运动减少、肌张力增高等锥体外系症状体征；由脑血管等疾病造成的 MCI，比如脑外伤、脑肿瘤等，多伴有神经系统的局灶性体征，早期患者出现肢体瘫痪以及其他病理反射。上述两类 MCI 患者早期有较为明显的临床体征表现，易于发觉，而由神经系统退行性病变导致的皮质性 MCI 多起病隐匿，病程较长，比如阿尔茨海默病、额颞叶痴呆等，早期不出现异样的身体症状，难以发觉。据统计，随着病程的发展，MCI 患者中，转化为 AD 的患者占 60%～65%，平均每年转化率高达 8.1%。然而，目前对 AD 等痴呆的治疗尚无有效药物。因此，研究 MCI 患者大脑结构和功能特征，有助于 MCI 的早期诊断，揭示其致病机制，帮助医生为患者设计有效的干预和治疗方法，从而预防 MCI 进一步恶化发展成为 AD，这也是一直以来的研究热点。

对于 MCI 的检查一般包括体格检查、神经心理学评估、体液检测和影像学检查，各项检查所包含的内容如表 6-1 所示。

表 6 - 1　MCI 常用检查内容

检查项	检查内容	详细
体格检查	一般体格检查	身高、体重、血压等
	神经系统检查	意识、高级皮质功能检查（理解力、定向力、计算力等）、脑神经、运动系统（肌张力、步态等）、感觉系统（浅感觉、深感觉、复合感觉）、反射（浅反射、深反射、病理反射）和脑膜刺激征等
神经心理学评估	总体认知功能筛查	简易精神状态检查量表（MMSE，Ⅰ级证据），蒙特利尔认知评估量表（MoCA，Ⅱ级证据）
	认知功能评估	①执行能力评估：词语学习测验（Ⅱ级证据），如 Wechsler 成人记忆量表、中国医学科学院心理所成人记忆量表、Rey 听觉词语学习测验、California 词语学习测验等；另外，延迟自由线索会议（B 级推荐） ②语言能力评估：威斯康星卡片分类测验、伦敦塔测验、数字-符号转换测验、连线测验、Stroop 测验、语音流畅性测验、词语流畅性测验等 ③视空间结构能力评估：Boston 命名测验、语言流畅性测验、Wechsler 成人智力量表词汇亚测验、国内常用汉语失语成套测验、图形临摹、画钟测试、韦氏成人智力量表积木测试（Ⅲ级证据） ④计算机认知功能评估：CogState MCI/AD 成套量表包含了工作记忆、视觉记忆等多个领域测试
	日常能力和社会能力评估	基本日常能力（穿衣、吃饭、洗澡等）和工具性日常能力（理财、购物等）
	精神行为症状评估	常见症状：淡漠、抑郁、焦虑和夜间行为紊乱
体液检查	血液检查	可借鉴欧洲《AD 和其他痴呆疾病指南》进行相关检测
	脑脊液检查	Tau 蛋白、Aβ43 水平
影像学检查	CT、MRI、SPECT、PET	aMCI：海马体积缩小、内嗅皮质萎缩

　　影像学检查作为 MCI 诊断和鉴别的常用辅助手段，以无创、便捷和高效受到临床青睐。对于无法鉴别的情况，临床常用 CT 和 MRI，专家共识采用 PET 和 SPECT 进行进一步的诊断。基于磁共振的影像学技术，包括 fMRI、DTI、结构磁共振成像（structure magnetic resonance imaging，sMRI）等，在对 MCI 患者的检查和诊断以及对患者大脑结构和功能的评估和研究中发挥了重要作用。

第一节　转归型 MCI 的识别与诊断

　　以记忆障碍为主要临床表现的 MCI 被认为是认知正常衰退和 AD 之间的过渡阶段。

调查研究显示，有 80% 的 MCI 患者在 6 年之内会进一步发展成为 AD，因此，早期识别与 MCI 相关的大脑变化，阐释这些变化的病理机制，有助于临床设计更有效的治疗方法对患者进行干预，防止疾病进一步恶化。临床上，根据能否转化为 AD，将 MCI 患者分为转归型 MCI 和非转归型 MCI。对转归型 MCI 的识别具有重要的临床价值。那么，转归型 MCI 和非转归型 MCI 患者大脑的结构和功能有哪些独特的影像特征呢？哪些特征可以用来预测其发展方向呢？

病例

　　患者，女，80 岁。主诉：记忆力下降 3 年，加重 1 年。

　　现病史：3 年前无明显诱因出现记忆力下降，表现为近事遗忘，外院诊断为"老年痴呆症"，口服药物治疗（具体不详）。1 年前患者老伴去世后上述症状加重，伴夜间休息时易醒，逐渐出现方向感减退，表现为独自出门离家后无法准确返回，间断出现说话重复。

　　MRI 检查：头颅平扫表现为海马萎缩；MRA 示颅内动脉硬化表现。

　　神经心理学检查：MMSE 评分为 12 分，MoCA 评分为 10 分，日常生活能力量表（activities of daily living，ADL）评分为 29 分。

　　临床诊断：阿尔茨海默病（AD）。

　　分析该病例，患者开始表现为近记忆力下降，后症状逐渐加重，出现方向感减退，借助 MRI 头颅平扫观察到脑海马萎缩征象。那么，海马萎缩与该患者临床表现的进展有无相关性呢？

　　从已有研究得知，内嗅皮质-海马环路是认知的重要神经环路，并且该环路的损伤是 AD 的第一个受损位点。有研究针对大脑的内嗅皮质-海马环路，从结构和功能两个角度展开探索，分析转归型 MCI（c-MCI）和非转归型 MCI（nc-MCI）的大脑相关脑区的萎缩以及功能连接的变化。研究中所采用的患者数据来自于 ADNI 数据库，共纳入 67 例 MCI 确诊患者、28 例 AD 患者以及 40 例健康受试者，年龄在 57 岁到 88 岁。检查项目包括：MRI 检查，包括 3T-sMRI 和 3T-fMRI；神经心理学评估，包括用简易精神状态检查量表（MMSE）、蒙特利尔认知评估量表（MoCA）评估整体认知情况；用功能活动问卷（FAQ）评估日常生活能力；用 AD 认知评估量表（ADAS-11、ADAS-13）评估记忆、学习、语言、视空间定位等功能的损伤严重性；用动物流畅性测试（animal fluency，AF）和波士顿命名测试（boston naming test，BNT）评估患者语义记忆和语言能力；用连线测试（trail making test，TMT）评估、执行功能；用雷伊听觉语言学习测验（rey auditory verbal learning test）等测评受试者的回忆和认知功能；此外还包括对大部分受试者进行体液检查，包括脑脊液（包括 $A\beta_{1-42}$，T-tau 蛋白总量和 P-tau$_{181}$）以及风险基因 E（APOE）ε4。根据转归结局将 MCI 受试者分为 54 例转归型 MCI（c-MCI）和 13 例非转归型 MCI（nc-MCI）。

对于皮质形态学的分析结果显示，相比于健康受试者或者 nc-MCI 受试者，AD 患者双侧海马和内嗅皮质显著萎缩（图 6 - 1），而 AD 组与 c-MCI 组相比、健康受试组与

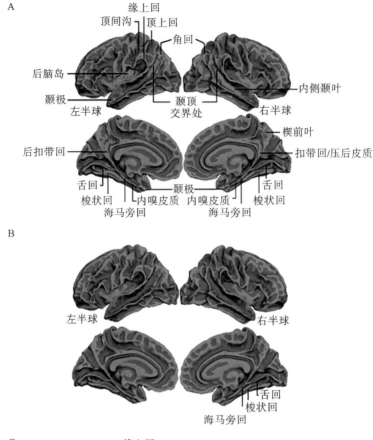

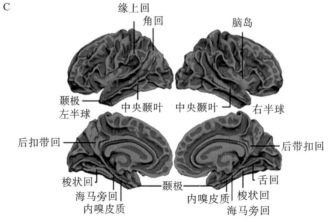

图 6 - 1 AD 与 c-MCI、nc-MCI 皮质形态学分析结果

本图主要描述了 AD 与 c-MCI、nc-MCI 皮质厚度的统计差异结果。nc-MCI 与 AD 的皮质厚度有差异的脑区（图 A）。c-MCI 与 AD 的皮质厚度有差异的脑区（图 B）。正常对照组与 AD 组的皮质厚度有差异的脑区（图 C）。

nc-MCI 组相比，双侧海马和内嗅皮质的体积和厚度没有发生显著变化。此外，研究发现，相比于 nc-MCI 组，c-MCI 组的右侧内嗅皮质发生明显的萎缩。进一步分析发现，相比于 nc-MCI 组，AD 组在默认模式网络（default mode network，DMN）和后记忆网络（posterior memory network，PMN）相关脑区的萎缩更为严重。相比于 c-MCI 个体，AD 组患者的颞叶内侧萎缩更为严重。

除了大脑形态学发生显著改变，MCI 的不同转归型以及 AD 的大脑功能连接也发生显著的变化（图 6-2～图 6-5）。

图 6-2 和图 6-3 是以海马为种子点，对 nc-MCI、c-MCI、AD 三组与正常健康受

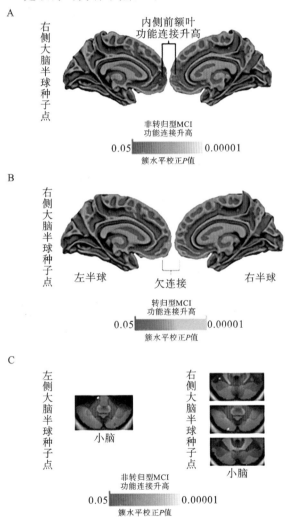

图 6-2　不同转归型 MCI 患者组和正常健康对照组大脑与海马的功能连接差异图

nc-MCI 组患者与正常对照者相比，nc-MCI 组患者的 mPFC 与右侧海马的功能连接显著升高（图 A）。c-MCI 组患者与正常对照者相比，c-MCI 组患者的 mPFC 与右侧海马的功能连接显著降低（图 B）。nc-MCI 组患者与 c-MCI 组患者相比，小脑与左、右侧海马的功能连接强度显著升高（图 C）。

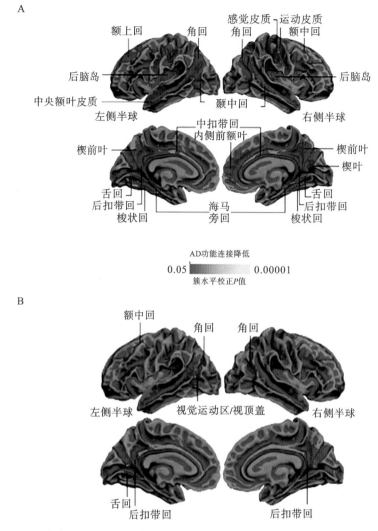

图 6-3 AD 患者组、nc-MCI 患者组和正常健康对照组大脑与海马的功能连接差异图

AD 组患者与 nc-MCI 组患者相比，大脑脑区与海马的功能连接显著降低的脑区（图 A）。AD 组患者与正常对照者大脑对比，大脑脑区与海马的功能连接显著降低的脑区（图 B）。

试者大脑功能连接的研究结果。相比于健康组，nc-MCI 组主要表现出，海马与 DMN 网络中的小脑区域、内侧前额叶（medial prefrontal cortex，mPFC）、丘脑等脑区的功能连接增强；而 c-MCI 组的丘脑、背侧注意网络（dorsal attentional network，DAN）等与海马的功能连接显著降低。与 nc-MCI 组相比，AD 组表现出海马和小脑区域之间的弥漫性低连接模式，这些区域主要涉及 DMN/PMN、丘脑或脑干。而 AD 组与 c-MCI 组则没有发现显著性差异。

图 6-4、图 6-5 是以内嗅皮质为种子点，大脑功能连接发生显著变化的脑区示意图，类似的，nc-MCI 组受试者大脑中，凸显网络（salience network，SN）、DMN 网络中的小脑区域等脑区与内嗅皮质的功能连接显著增强，而 c-MCI 患者组的大脑区域与

内嗅皮质功能连接则普遍降低，这点和 AD 有着相同的趋势。

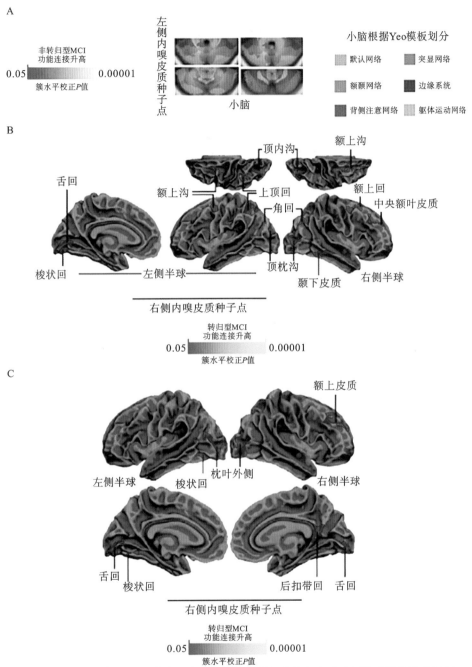

图 6-4 不同转归型 MCI 患者组和正常健康对照组大脑与内嗅皮质的功能连接差异图

nc-MCI 组患者与正常对照者相比，nc-MCI 组患者的 mPFC 与左侧内嗅皮质的功能连接显著升高（图 A）。c-MCI 组患者与正常对照者相比，c-MCI 组患者大脑与右侧内嗅皮质的功能连接显著降低的脑区（图 B）。c-MCI 组患者与 nc-MCI 组患者相比，c-MCI 组患者大脑与右侧内嗅皮质的功能连接显著降低的脑区（图 C）。

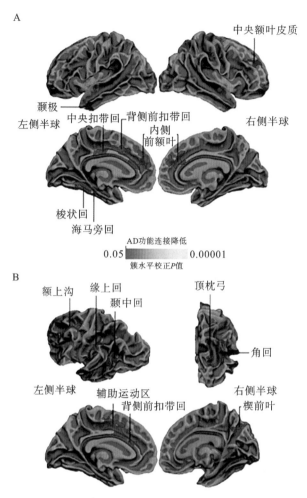

图 6-5　AD 患者组、nc-MCI 患者组和正常健康对照组大脑与海马的功能连接差异图

AD组患者与 nc-MCI 组患者相比，大脑脑区与左侧内嗅皮质的功能连接显著降低的脑区（图 A）。AD组患者与正常对照者大脑对比，大脑脑区与左侧内嗅皮质的功能连接显著降低的脑区（图 B）。

综合上述结果可以发现，nc-MCI 患者大脑与记忆功能相关的脑区与海马和内嗅皮质的功能连接有显著增强，这个现象可能与大脑的补偿机制有关，用增加与其他脑区的连通性来对抗已经发生的认知障碍。而 n-MCI 组与 AD 组患者大脑的 mPFC、丘脑、纹状体等脑区均表现出与内嗅皮质/海马皮质的功能连接减低，并且伴随有相关皮质的萎缩，这说明 c-MCI 和 AD 大脑具有相同的损伤模式，AD 的损伤更为严重。因此，根据 MCI 患者的内嗅皮质-海马环路的皮质萎缩、功能连接的特征，在一定程度上可以作为预测 MCI 是否会转化为 AD 的影像学标记之一，具有潜在的临床应用价值。

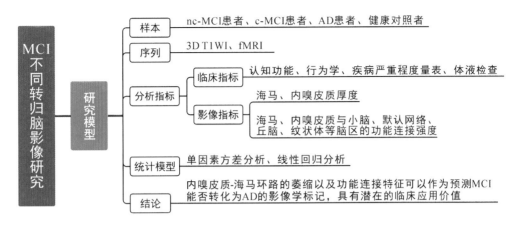

拓展

结合临床对于 AD 的影像诊断标准和上述基于结构、功能的研究结果，海马和内嗅皮质的萎缩及功能连接异常可以作为临床判断 MCI 是否会发展成为 AD 的辅助手段。但是，结构影像对于微小的变化敏感性不高，加之大脑神经强大的代偿机制可能会影响基于结构影像的判断结果，而静息态功能成像的分析结果很大程度上依赖于扫描时患者的稳定性，且无法保证患者在扫描的整个过程中保持绝对静息状态，加上 aMCI 根据认知功能的损伤，分为单认知域和多认知域 MCI，因此该研究成果能否应用于临床，还需要大量的相关的临床研究支持。DTI 是一种无创、非侵入式的 MRI 技术，通过测量水分子在大脑中不同方向上的扩散情况，反映大脑组织结构的完整性和连通性，对大脑中白质纤维束的微结构的变化非常敏感，能更好地反映大脑结构损伤，因此更适合用于疾病早期特征的研究。

第二节　单认知域和多认知域 aMCI 的白质损伤

研究发现，AD 患者和 aMCI 患者的白质微结构有不同程度的损坏。根据不同认知功能的损坏将 aMCI 分为以记忆损伤为主的单认知域 aMCI 和记忆相对保留、其他认知功能损伤的多认知域 aMCI 两种类型。对于 aMCI 的这两种分型的基于客观影像的研究可以帮助我们从更深层次理解 aMCI 的退行性神经病变特征，辅助临床对于两种类型的aMCI 进行判断。这两种不同类型的 aMCI，其大脑的白质微结构有何不同？这些不同是否与临床表现有相关性？能否辅助临床对于两种不同亚型的 aMCI 进行诊断呢？

病例

患者，女，68 岁。主诉：记忆力下降 1 年。

现病史：1 年前无明显诱因出现近记忆力下降，日常生活完全自理。

既往史：高血压病史 12 年，最高 160/80mmHg，平日服用"拜新同"，血压控制尚可。

头颅 MRI 检查：FLAIR 示双侧半卵圆中心、双侧基底节区及侧脑室体旁见多发斑点状及斑片状稍高信号影。DWI 未见弥散受限。

　　神经心理学评估：MMSE 评分为 24 分，MoCA 评分为 17 分（其中延迟回忆 0 分）。

　　临床诊断：轻度认知障碍（MCI）；高血压 2 级（高危）。

　　该患者的记忆损害以近记忆力受损为主要表现，头颅 MRI 检查示 FLAIR 上脑白质高信号，表明脑白质受损。那么，该影像学征象与 MCI 有什么内在联系呢？DTI 技术对于神经轴突的损伤以及鞘磷脂的破裂非常敏感，可以用于评估认知障碍的严重程度，检测疾病的发展。G. Douaud 及其团队研究发现，在大脑白质宏观结构发生变化之前，DTI 技术已经敏感地检测到转归型 MCI 患者的白质微结构退行性改变。那么，不同类型的 MCI 是否有不同的损伤特征呢？DTI 能否反映出这种不同呢？

　　一项研究利用 DTI 技术量化 aMCI 两种类型患者白质微结构的完整性，探索两种类型患者的大脑结构变化特征。该研究共纳入 32 例单认知域 aMCI 患者，23 例多认知域 aMCI 以及 23 例正常对照者，评估患者的记忆、认知和独立生活等能力，并与结构的变化进行关联分析。基于纤维束的空间统计（tract-based spatial statistics，TBSS）的分析结构显示（图 6-6）：相比于正常对照组，aMCI 患者的右侧上纵束的 FA 值显著降

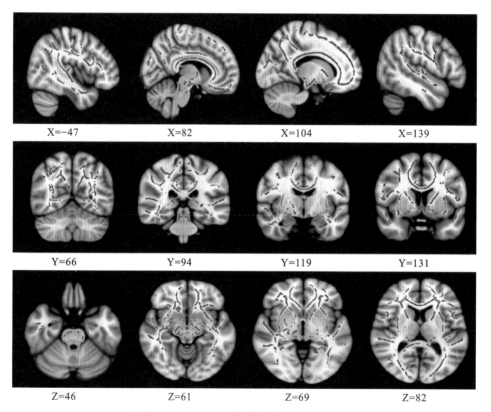

图 6-6　aMCI 不同类型白质纤维束变化特点

多认知域 aMCI 患者、单认知域 aMCI 患者以及正常对照者三组受试者大脑 DTI 的
FA 值显著变化的区域

低；而相比于多认知域 aMCI，单认知域 aMCI 主要是左侧上纵束、左侧钩束以及左侧下纵束的 FA 值显著降低，而左前丘脑放射的 FA 值显著升高。这些结构的损伤与患者的不同认知功能有显著相关性，说明这些微结构的损伤参与了 aMCI 不同认知功能损伤的病理过程。但目前，基于 DTI 的研究成果缺乏稳定性，这可能与个体差异有关，也可能与 DTI 技术本身的不足有关。因此，未来仍需要其他影像技术进行不同维度的研究。

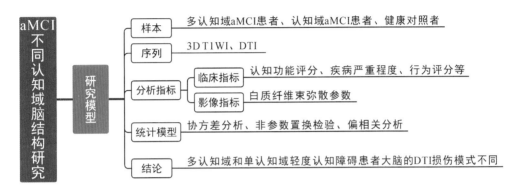

拓展

影像技术在各类 MCI 的诊断和研究中可起到重要的作用，fMRI、sMRI、PET、SPECT 等技术均为 MCI 常用的辅助诊断技术，都有自身独特的优势和相对的局限性。此外，还有扩散峰度成像（diffusion kurtosis imaging，DKI）、自由水扩散磁共振成像（free-water diffusion magnetic resonance imaging，FW diffusion MRI）、神经突方向离散度和密度成像（neurite orientation dispersion and density imaging，NODDI）等磁共振扩散成像技术被越来越多地用到 MCI 研究中，这为对不同成像技术进行比较，探索检测 MCI 微结构改变中更加敏感、稳定的参数以及参数组合提供了技术基础。在今后的研究中，也可结合卷积神经网络等深度学习方法，通过自动提取图像特征，建立鲁棒性高的影像学标记，建立疾病发展的预测模型，为探索病理机制、辅助疾病诊断、评估认知功能提供新的方法和视角。

本章小结

轻度认知障碍致病病因多且复杂，本章简要介绍了轻度认知障碍的临床检查方法，并着重从影像学角度探索不同类型 MCI 患者大脑结构和功能的变化，研究发现，不同转归型的 MCI 患者大脑的海马-内嗅皮质环路呈现不同程度的变化，不同 MCI 亚型患者的大脑白质微结构损伤情况不同。通过以上的研究结果可以发现，基于磁共振的影像学诊断，通过数理模型的计算，能够在一定程度上得到退行性神经疾病不同亚型在大脑结构和功能上的不同变异，这些显著改变的神经环路的特征以及白质微结构的不同变化特征可以作为临床辅助诊断 MCI 亚型的影像学指标。但是，目前此类研究的数据量普遍偏小，虽然可以通过机器学习的方法解决，但这对计算模型提出了更高的要求。此外，本章所分析的均为横向研究，而对于退行性神经疾病的大脑结构和功能随时间和病情变化的纵向研究，则更有利于临床掌握疾病的变化和进程，是未来研究的一个重要方向。

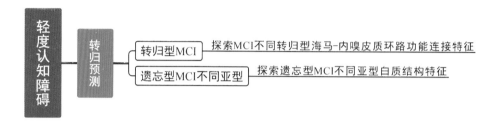

参考文献：

［1］ GAUTHIER S，REISBERG B，ZAUDIG M，et al. Mild cognitive impairment ［J］. Lancet，2006，367（9518）：1262 – 1270.

［2］ WANG Z Q，YAN C G，ZHAO C，et al. Spatial patterns of intrinsic brain activity in mild cognitive impairment and Alzheimer's disease：a resting-state functional MRI study［J］. Human brain mapping，2011，32（10）：1720 – 1740.

［3］ 中国痴呆与认知障碍诊治指南写作组，中国医师协会神经内科医师分会认知障碍疾病专业委员会.2018 中国痴呆与认知障碍诊治指南（五）：轻度认知障碍的诊断与治疗［J］. 中华医学杂志，2018，98(17)：1294 – 1301.

［4］ WINBLAD B，PALMER K，KIVIPELTO M，et al. Mild cognitive impairment-beyond controversies，towards a consensus：report of the International Working Group on Mild Cognitive Impairment［J］. Journal of internal medicine，2004，256（3）：240 – 246.

［5］ WHITEHOUSE P，BRODATY H. Mild cognitive impairment［J］. Lancet，2006，367（9527）：1979.

［6］ BUSSE，A，HENSEL，A，GÜHNE U，et al. Mild cognitive impairment：long-term course of four clinical subtypes［J］. Neurology，2006，67（12）：2176 – 2185.

［7］ MITCHELL A J，SHIRI-FESHKI M. Rate of progression of mild cognitive impairment to Dementia-meta-analysis of 41 robust inception cohort studies［J］. Acta psychiatrica scandinavica，2009，119（4）：252 – 265.

［8］ PIZZI S D，PUNZI M，SENSI S L，et al. Functional signature of conversion of patients with mild cognitive impairment［J］. Neurobiology of aging，2019，74：21 – 37.

［9］ HESS C P. Update on diffusion tensor imaging in Alzheimer's disease［J］. Magnetic resonance imaging clinics of North America，2009，17（2）：215 – 224.

［10］ DOUAUD G，JBABDI S，BEHRENS T E，et al. DTI measures in crossing-fibre areas：increased diffusion anisotropy reveals early white matter alteration in MCI and mild Alzheimer's disease［J］. Neuroimage，2011，55（3）：880 – 890.

［11］ LIU J H，LIANG P P，YIN L L，et al. White Matter Abnormalities in Two Different Subtypes of Amnestic Mild Cognitive Impairment［J］. PLoS One，2017，12（1）：e0170185.

［12］ 孙祥茹，王效春，张辉，等. 磁共振扩散成像技术在轻度认知障碍的研究进展［J］. 磁共振成像，2021，12(1)：70 – 72，84.

［13］ SONG G P，YAO T T，WANG D，et al. Differentiating between Alzheimer's disease，amnestic mild cognitive impairment，and normal aging via diffusion kurtosis imaging［J］. Neural regeneration research，2019，14（12）：2141 – 2146.

第七章　阿尔茨海默病

　　阿尔茨海默病（Alzheimer's disease，AD）是一种以情景记忆损害为主要特征的神经退行性疾病。其发病率随年龄增长逐渐增高，世界卫生组织估计全球 65 岁以上老年人群 AD 的患病率为 4%～7%，在 85 岁以上老年人群中，AD 的患病率高达 20%～30%，预计 2040 年将超过 8000 万。其也是导致我国城镇和农村人口罹患痴呆和轻度认知障碍的首位病因，已经对国家经济造成了巨大的负担。遗忘型轻度认知障碍（amnestic mild cognitive impairment，aMCI）是指不满足痴呆标准的老年个体中出现一定程度的记忆力下降和认知衰退，被认为是 AD 的前驱阶段。AD 的准确诊断对早期干预和治疗具有重要意义。

　　目前 AD 的发病机制尚不完全明确，普遍认为与 β 淀粉样蛋白（beta-amyloid peptide，Aβ）沉积及 tau 蛋白的过度磷酸化有关，其病理学典型改变包括神经元外老年斑沉积、神经元内神经纤维缠结及神经元变性坏死。AD 及 aMCI 的确诊需要临床症状、体征、心理测试、影像表现和生物标志物检测等多方面的综合判定。2010 年美国国立精神病、语言交流障碍和卒中研究所-老年性痴呆及相关疾病学会（National Institute of Neurological and Communicative Disorders and Stroke-Alzheimer's Disease and Related Disorders Association，NINCDS-ADRDA）修订的 AD 诊断标准已包括影像学检查指标。在 AD 早期常规影像学检查（如 CT、MRI）可表现正常，随着疾病进展出现脑萎缩，尤其是额叶、颞叶及海马的萎缩。2007 年有学者提出利用 MRI 和 PET 等技术建立新的 AD 临床诊断标准（表 7-1）。已用于临床诊断认知障碍的神经心理学评估量表包括简易精神状态检查量表（mini-mental state examination，MMSE）、蒙特利尔认知评估量表（Montreal cognitive assessment，MoCA）、Rey 听觉词语学习测验、画钟测试等。

　　综上所述，对 AD 发病机制的探索及 AD 临床准确诊断是学者们关注的热点问题。虽然常规影像学检查（如头颅 CT 及 MRI）对 AD 患者脑损伤机制给出了一些线索，然而还有很多问题没有解决，比如脑微观结构、功能网络、灌注、分子代谢等的变化以及 AD 的精确诊断。在本章中我们将讨论几种影像新技术在 AD 诊断中的应用，并结合具体临床病例展开探讨，重点分析结构磁共振成像、功能磁共振成像、DTI、PWI、PET、影像组学和深度学习的应用和发展现状。

表 7-1　NINCDS-ADRDA AD 诊断标准

标准	诊断为很可能 AD 的标准证据
核心诊断标准	早期出现严重的情景记忆障碍，包括以下特征： ①患者或其亲属在超过 6 个月的时间内报告了记忆功能的渐进变化 ②情景记忆在测试中显著受损的客观证据：这通常包括回忆缺陷，在线索或识别测试中没有显著改善或未正常化，且之前控制了有效的信息编码 ③情景记忆损伤可能是孤立的，也可能与 AD 发病时或 AD 进展时的其他认知变化有关
支持标准	①内侧颞叶萎缩：海马体、内嗅皮质、杏仁核的体积损失在 MRI 上得到证明，使用视觉评分进行定性评分或采用感兴趣区域的定量体积测量（与同年龄人群比较） ②异常的脑脊液标志物：低 β_{1-42} 淀粉样蛋白浓度，总 tau 蛋白浓度增加，或磷酸化 tau 蛋白浓度增加，或三者的组合。其他良好验证的标志物将在未来被发现 ③功能神经影像 PET 上的特殊模式：双侧颞顶叶区葡萄糖代谢降低，其他验证良好的配体，包括那些可预见将出现的配体，如匹兹堡化合物 B 或 FDDNP ④在直系亲属中证实有 AD 常染色体显性突变
排除标准	1）突然发作；早期出现以下症状：步态障碍、癫痫发作、行为改变 2）局灶性神经功能障碍包括偏瘫、感觉丧失、视野缺损；早期锥体外系症状 3）其他足以引起记忆和相关症状的疾病：非 AD 痴呆、抑郁症、脑血管疾病、中毒和代谢异常、T2FLAIR 或 T2WI 图像上所显示的由感染性或血管性因素引起的内侧颞叶信号异常

第一节　海马结构及功能与 AD 早期诊断

已有研究证实，AD 首发病理学改变多位于内嗅皮质，随后累及海马。那么，海马的结构及功能变化是如何协助实现 AD 和 aMCI 诊断的呢？

病例

患者，女，70 岁，记忆力下降 3 年余，近期加重。

现病史：3 年前无明显诱因出现记忆力减退，呈进行性发展，以近期记忆遗忘为主，表现为"刚刚发生的事就忘记了且无法回忆"。无肢体力弱，无意识障碍发作，未重视，未诊治，3 年来患者记忆力无好转，略有加重，无头痛头晕，无性格改变，无四肢抖动。现患者要求进一步治疗，门诊以"痴呆"诊断收入院。

既往史：既往无高血压、脑梗死、脑出血及糖尿病。

查体：神经科专科查体显示近记忆力下降，余无特殊。

头颅 MRI 检查：两侧半卵圆中心多发腔隙灶，脑白质脱髓鞘病变。两侧海马轻度萎缩（图 7-1）。

临床诊断：可能的 AD；MMSE 评分为 24 分。

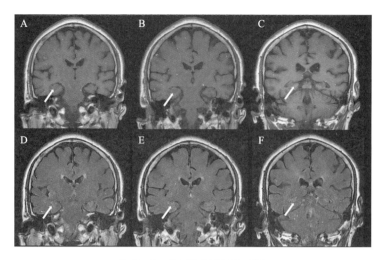

图 7 - 1 AD 患者冠状位 MRI

AD 患者，女，70 岁，图 A～C 为冠状位高分辨率 3D T1WI 序列，图 D～F 为斜冠状位 T2FLAIR 序列，海马（白箭头）。斜冠状位 T2FLAIR 用于观察内侧颞叶海马的萎缩，采用与海马长轴垂直的平行线。

海马是中枢神经系统中参与学习和记忆贮存的重要脑区。长期的研究已经证实，AD 患者海马的病理表现及结构改变尤为突出。Aβ 和 tau 蛋白选择性地沉积在 AD 患者的海马皮质中。海马萎缩被认为是 AD 患者早期特异性的标志。神经影像学研究发现，在 AD 和 AD 早期患者大脑中海马和海马亚区受到不同程度的影响。海马可分为海马角 1、3（CA1、3）、齿状回、下托等多个亚区（图 7 - 2）。

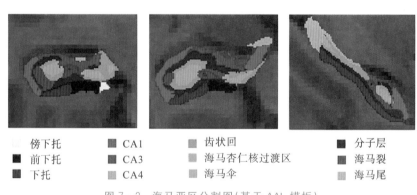

傍下托	CA1	齿状回	分子层
前下托	CA3	海马杏仁核过渡区	海马裂
下托	CA4	海马伞	海马尾

图 7 - 2 海马亚区分割图（基于 AAL 模板）

随着影像技术的发展，结构磁共振成像已经作为 AD 的生物学标志物之一被引入新的诊断标准，并被广泛应用于临床。结构磁共振成像可清晰地显示颞叶内侧及海马的结构。大多数结构磁共振成像研究显示海马在 MCI 阶段发生萎缩，在 AD 阶段萎缩更为普遍。一项利用基于 VBM 和 MRI 数据形状分析的纵向研究发现，AD 临床前期组与健康对照组相比大脑部分区域体积减低，包括海马、杏仁核、海马旁回、颞中回、眶额皮质、扣带回等，其中右侧颞叶萎缩最为明显（图 7 - 3）。在 AD 海马亚区的一项研究中发现，随着疾病进展，海马及其亚区（CA1区、下托、前下托、分子层、海马伞）的体积逐渐减小，左侧海马更为明显。对AD患者海马亚区研究方法多样，包括立体脑成像、径向萎缩、VBM法等，CA1区萎缩是较为一致的研究结果。

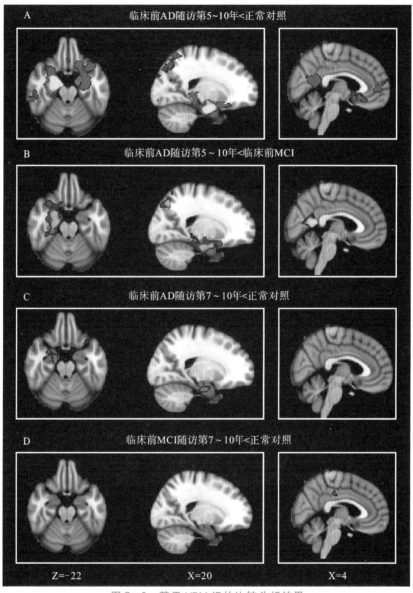

图7-3 基于VBM组的比较分析结果

与健康对照组相比，在随访的第5年至第10年之间任何时间可能发展为AD组的体积损失区域（图A）。与临床前期MCI组相比，在随访的第5年至第10年期间可能发展为AD的受试者体积损失区域（图B）。与健康对照组相比，在随访的第7年至第10年间任何时候可能发生AD的受试者体积损失区域（图C）。与健康对照组相比，在随访的第7年至第10年间任何时候，MCI患者体积损失的区域（图D）。

红色是没有附加协变量的组比较结果，黄色是添加年龄、载脂蛋白E（ApoE）状态和性别作为协变量的组比较结果。选择图像来突出内侧颞叶和内侧后皮质的变化。

　　海马功能网络是 AD rs-fMRI 网络研究中的另一大热点。多数研究强调，在 AD 甚至是 MCI 阶段，海马与其他脑区（如大脑后扣带回、内侧前额叶、顶下小叶和外侧颞叶）之间的功能连接被破坏。有 fMRI 研究发现，在 AD 或 aMCI 患者中海马表现出局部功能连接和内在活动增加。也有一项基于 ICA 的 fMRI 研究显示，AD 患者海马功能活动减弱。因而目前对于海马功能网络的研究结果尚不一致。有研究对 aMCI 及 AD 患者的 re-fMRI 数据进行了基于种子点的分析，发现 AD 及 aMCI 患者海马功能网络出现异常（图 7 - 4）。

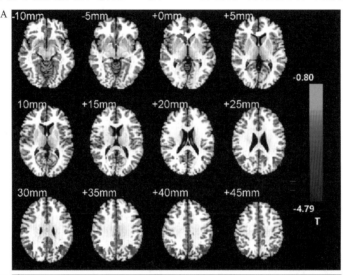

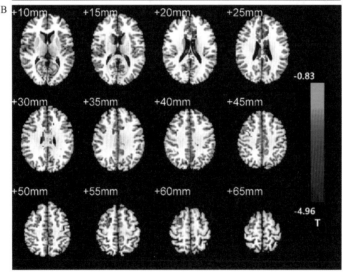

图 7 - 4　AD 组与健康对照组间分别基于双侧海马为种子点的功能连接图比较

　　图 A 为 AD 组与健康对照组组间基于左侧海马为种子点的功能连接图比较，显示左侧海马功能网络中功能连接减少的脑区包括右侧直回、右侧前扣带回和旁扣带回、额中回右眶部、右尾状核、左楔前叶和右楔前叶、左侧中扣带回和旁扣带回、左右角回、左右枕中回和顶下缘角回。

　　图 B 为 AD 组与健康对照组组间基于右侧海马为种子点的功能连接图比较，显示右侧海马功能网络中功能连接减少的脑区包括左侧和右侧前扣带回和旁扣带回、右侧中扣带回和旁扣带回、右背外侧额上回、右侧中央前回和右侧额中回。

　　DTI可以根据脑白质纤维内水分子扩散运动的各向异性，测定脑白质神经纤维的完整性及损伤情况。病理学研究发现aMCI患者已经出现轴突缺失及髓鞘变性等白质损害，显示为FA值下降、MD值上升。有研究发现AD和MCI患者会出现下纵束、上纵束和扣带束等纤维的损伤(图7-5)。AD患者双侧海马MD值均可出现异常，并主要表现为MD值升高。A. Fellgiebel等人认为对于预测MCI向痴呆的转化，海马MD值较海马体积测定更具有优势。但是，也有学者认为，aMCI在向轻度AD进展过程中，脑白质各向异性的改变并不显著，因此脑白质FA值和MD值反映患者认知功能障碍的严重程度一说尚存在争议，需要更多的研究去验证。

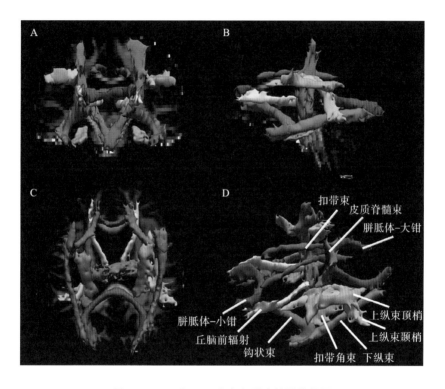

图7-5　AD和MCI患者白质束的影像视图

受试者冠状面(图A)、矢状面(图B)、轴向面(图C)和三维解剖面(图D)，在FA图上叠加了18个重建白质束的影像视图。

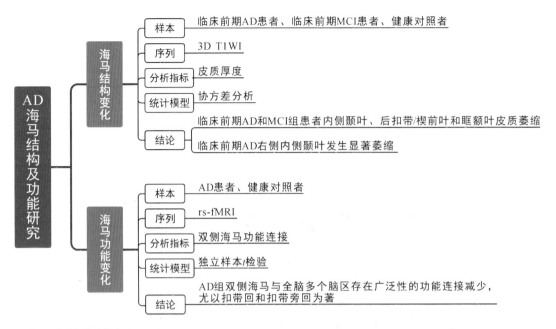

AD海马结构及功能研究
- 海马结构变化
  - 样本：临床前期AD患者、临床前期MCI患者、健康对照者
  - 序列：3D T1WI
  - 分析指标：皮质厚度
  - 统计模型：协方差分析
  - 结论：临床前期AD和MCI组患者内侧颞叶、后扣带/楔前叶和眶额叶皮质萎缩 临床前期AD右侧内侧颞叶发生显著萎缩
- 海马功能变化
  - 样本：AD患者、健康对照者
  - 序列：rs-fMRI
  - 分析指标：双侧海马功能连接
  - 统计模型：独立样本*t*检验
  - 结论：AD组双侧海马与全脑多个脑区存在广泛性的功能连接减少，尤以扣带回和扣带旁回为著

拓 展

常规影像学检查如头颅 CT 及 MRI 在 AD 及 aMCI 早期可表现正常，随着疾病进展，可出现脑萎缩，尤其是额叶、颞叶及海马的萎缩。PET 成像以及检测脑脊液中 Aβ42、总 tau(T-tau) 和磷酸化 tau(P-tau) 浓度是 AD 临床实践和研究中广泛使用的诊断生物学标志物。与这几项检测方法相比，多参数 MRI 不仅无创，且可重复性高，在 AD 及 aMCI 患者海马的损伤机制研究中具有重要作用。然而，这些影像新技术是否能应用于临床，还需要大量后续研究的验证。

第二节　AD患者大尺度脑网络变化特点

AD 在痴呆症发病前有一个漫长的神经病理积累阶段。神经元之间的这种 AD 神经病理沉积会损害突触通信，导致网络混乱。AD 神经病理学的网络断开假说认为，AD 的发生通常以特定大脑网络的渐变性和选择性崩溃为特征。随着针对 AD 的有效性、特异性和个体化治疗的出现，需要一种客观、无创、基于生物学的网络神经成像分析来预测风险、早期诊断、监测 AD 的病程和治疗。与传统的 MRI 方法不同，基于 rs-fMRI 的功能连接方法可以在全脑绘制大脑网络图，并检测 AD 中特定的网络功能异常。

病例 2

患者，女，65 岁。记忆力减退 5 年余，近期加重。

神经系统查体：未见明显异常。

心理学量表评定：临床痴呆评定量表评分为 2.0 分、简易精神状态检查量表评分为 21 分、蒙特利尔认知评估量表评分为 24 分；汉密尔顿抑郁量表、汉密尔顿焦虑量表、疲劳严重程度量表未见明显异常。

既往史：无高血压、脑梗死、脑外伤、脑出血、脑瘤、癫痫及糖尿病。

头颅 MRI 检查：常规 T1WI 和 T2WI 图像未见明显异常。

诊断：可能的 AD。

该患者常规 MRI 虽无大脑信号异常，但是否存在脑网络的异常呢？

目前基于 rs-fMRI 数据构建和分析脑功能网络主要方法有基于感兴趣区种子点的功能连接（图 7 - 6）、ICA、图论分析方法和动态功能连接的脑网络等。

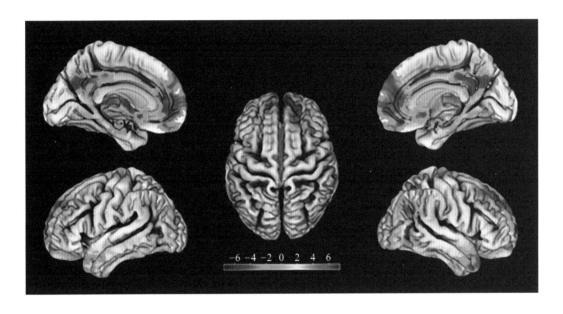

图 7 - 6　以后扣带回为种子点进行功能连接分析图

比较 AD 组与对照组之间的差异，发现 AD 患者的默认模式网络的广大区域功能连通性降低。

脑功能网络的研究表明，AD 可能会导致 DMN 功能连通性降低，此发现已被许多研究重复和验证。一项研究分别使用了基于种子点方法和 ICA 的方法探索了 DMN 在 AD 的临界和早期阶段显示出的差异连接模式，发现在 AD 的整个病程中，DMN 的连通性逐渐受损。此外，在结构协变网络的研究中也得到了类似的结果。一项采用基于 rs-fMRI 的研究发现，AD 患者异常的脑功能网络连接特征，能够以 85.7％ 的正确率区别出 MCI 患者和健康对照者，这表明脑连接网络属性可以作为潜在的 AD 早期诊断的影像学标志物。此外，我们最近的一项研究表明，DMN 中广大脑区的 ALFF 值也有成为 AD 病程监测的影像学标志物的潜力。

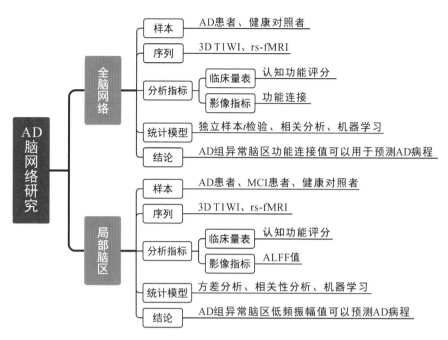

拓展

　　既往的研究表明，在 AD 的整个病程中，DMN 等网络的连通性逐渐受损，脑连接网络的属性可以作为潜在的 AD 早期诊断的影像学标志物。然而，不同的 AD 亚型可能具有差异性的网络变化。相当数量的 AD 患者表现出非记忆缺陷，包括语言、执行功能和更高的视觉功能障碍等。其中，三种主要的 AD 亚型包括语素减少型原发性失语症（logopenic variant of primary progressive aphasia，lvPPA）、后部皮质萎缩症（posterior cortical atrophy，PCA）和早发性阿尔茨海默病（early-onset Alzheimer's disease，EOAD）。除了 DMN 后部常见的萎缩，非典型 AD 在与执行功能、语言或视觉功能相关的不同脑区也出现萎缩和低代谢特征。lvPPA 特有的萎缩存在于语言网络中，而 PCA 特有的萎缩区域可能与更高级的视觉网络有关。与健康对照组相比，EOAD 表现出广泛的功能连接网络改变，包括更长的功能路径长度、更低的平均节点强度、局部效率和聚类系数。与典型的晚发性 AD 相比，EOAD 在 DMN 中没有表现出更多的功能连接的中断，而在 DMN 之外有更多的损伤。然而，对于不同的 AD 亚型而言，脑连接网络属性是否可以作为其影像学标志物尚有待进一步研究。

第三节　磁共振灌注成像对 AD 患者的评估

　　随着检测体内 AD 病理生理能力的研究及发展，可以通过神经影像学、脑脊液（CSF）分析及其他生物学标志物获得有利的诊断证据。同时越来越多的临床数据提示，MCI 患者的异常 Aβ 蓄积以及脑功能和结构改变的异常模式与 AD 患者的一致。临床研究表明，可能在达到 MCI 标准之前的几年就可以通过检测脑脊液中 Aβ 的浓度变化预测其发展为 AD 的程度，但是其检验的敏感性较低，难以用于临床诊断。而 Aβ 的升高可以导致脑血流量（cerebral blood flow，CBF）发生改变，因此，在 CBF 与认知功能相关性的研究中发现，AD 患者发生认知功能下降、脑萎缩及 Aβ 蓄积前已发生 CBF 的下降。那么我们是否能够提前通过影像测得 CBF 的改变而对 AD 患者进行预测呢？

　　CBF 是指动脉血液弥散进入组织毛细血管的速率，以每 100g 脑组织每分钟血液的毫升数进行定量。CBF 与局部神经元活动和代谢之间的相关性（称为神经血管耦合）是脑功能的替代标志物。AD 的发病机制复杂，部分学者认为是血管损伤导致血管床减少以及血脑屏障破坏引起对应区域血流灌注减少在 AD 发病中起重要作用。PWI 技术包括 DSC（图 7-7）及 ASL，其采集时间短，已被应用于检测 AD 或 MCI 患者局部 CBF 的变化，为探索 AD 的前期诊断和神经机制及提供了新的手段。

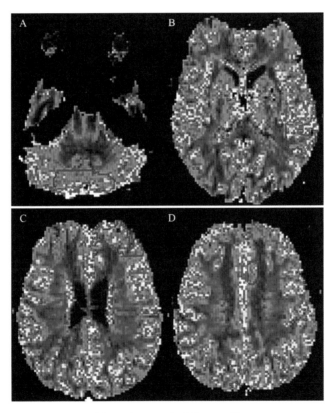

图 7-7　MCI 患者的 CBF 图

采用勾画感兴趣区在 DSC 序列获得的 CBF 图像中定量评估 MCI 患者区域 CBF，小脑（图 A）、左侧颞顶皮质（图 B）、左侧额叶皮质（图 C）和左侧前扣带回皮质（图 D）。

　　有研究表明，与健康对照者对比，AD 患者双侧额叶和颞顶皮质、豆状核、左后扣带回和小脑的 CBF 明显减少；MCI 患者多处脑区 CBF 水平有降低的趋势，但统计学提示没有显著差异，海马和后扣带回这些在 AD 中下降的脑区，在 MCI 患者反而出现略有增加，根据代偿反应的复杂机制推测，部分区域的 CBF 轻微增加可能是早期代偿机制的结果或者是由神经元活动、炎症或血管扩张剂而导致的。

ASL 临床检查便捷，是一种具有前景的早期诊断和监测 AD 疾病进展的功能标志物。众多研究中最一致的发现是后扣带回皮质（posterior cingulate cortex，PCC）灌注不足，在 AD 的所有阶段都可以检测到。因此，PCC 血流灌注减低被认为是预测 AD 患者脑功能改变最具潜能的生物标志物。

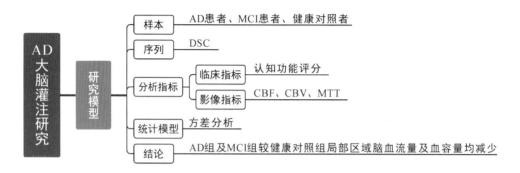

拓 展

由于 MRI 的普及、检查技术的快速发展，快速无创地获取大脑灌注图像大大提升了对 AD 的前期辅助诊断能力。尽管对 MCI 与正常对照组的研究结果发现 CBF 存在降低趋势，但尚未发现特异性改变，尚不能仅基于大脑灌注结果对 MCI 进行明确诊断。研究设备的多种采集参数及不同的数据处理方法导致了过多的选项，导致结果在缺乏统一性的前提下被转换，可能会产生结果的偏差。目前在分析中会发现存在灌注数据的相对较高的个体差异，这些灌注数据的差异是否与个体间认知功能减退的严重性存在关联，还需要进一步评估。AD 早期 CBF 的各种变化可以与其他研究（如 PET 研究）的结果进行联合分析，以期发现新见解。

第四节 PET 显像与 AD 患者脑内病理变化

AD 病理改变的核心是 Aβ 沉积对神经细胞的毒性作用，该毒性作用可以导致 AD 患者大脑渐进性萎缩；另外，tau 蛋白沉积以及小胶质细胞和星形胶质细胞活化为主的神经炎症也在 AD 的发生及发展中发挥着重要作用。大脑葡萄糖代谢的降低也是神经退行性变的生物标志物。如果我们能早期检测到 AD 患者大脑内病理变化，就可以早期诊断 AD 并监控 AD 的进展，并及早进行临床干预。近些年，PET 已成为研究 AD 患者大脑病理改变的新方法。那么 PET 是如何显示 AD 患者脑内病理改变的？其是否可以用于 AD 的早期诊断呢？

病例 3

患者，女，53 岁。进行性记忆力减退 2 年余。

现病史：患者在过去的 2 年内出现进行性记忆力下降伴视力减退，无肢体力弱，无意识障碍发作，无头痛、头晕，无性格改变，无四肢抖动。

神经系统查体：未见明显异常。

既往史：无高血压、脑梗死、脑外伤、脑出血、脑瘤、癫痫及糖尿病。

头颅 MRI 检查：脑回稍萎缩，脑沟、裂、池稍增宽。

临床诊断：可能的 AD；MMSE 评分为 25 分。

AD 患者[18]F-FDG 显像的典型表现为从后扣带回、海马和内侧颞叶逐渐蔓延到整个皮质的葡萄糖代谢对称性减低（图 7-8）。葡萄糖的消耗不仅可以反映突触的活性，同

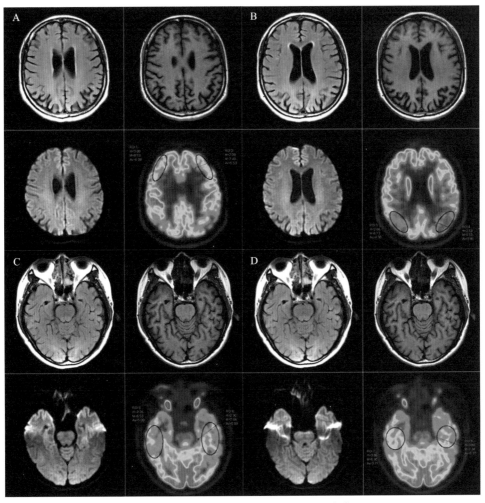

图 7-8 AD 患者[18]F-FDG PET/MRI 的影像表现

患者，女，53 岁，[18]F-FDG PET/MRI 示双侧额叶（图 A）、顶枕交界区（图 B）、两侧颞叶（图 C、D）[18]F-FDG 代谢不均匀减低。

时也可以显示胶质细胞与神经元之间兴奋性谷氨酸的释放和循环。通过测量不同脑区的标准摄取值(standardized uptake value，SUV)可以了解大脑内[18]F-FDG的分布情况，从而了解大脑局部的代谢状态。V. Garibotto等人在2013年首次使用[18]F-FDG PET/MRI对4例神经退行性疾病患者进行分析，结果发现AD患者双侧颞顶叶血管病变与代谢减退相匹配。有研究认为认知功能障碍的严重程度与楔前叶和后扣带回等区域的葡萄糖代谢减低程度密切相关。K. K. Moodley等人分析了24例AD患者的[18]F-FDG PET/MRI检查数据，证实AD的萎缩与低代谢的一致性在不同患者之间差异显著，并提出定量方法比定性视觉分级更具诊断效能(图7-9)。在未来的临床实践中，应用PET/MRI定量分析AD患者葡萄糖代谢的变化，在诊断及提高AD诊断准确性方面拥有巨大的潜力。

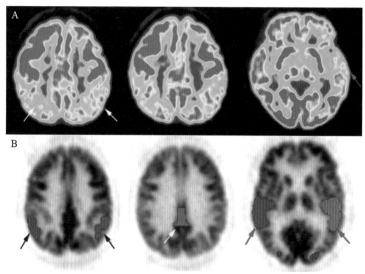

图7-9　通过视觉分析和定量分析方法显示AD患者脑代谢情况的PET影像表现

　　患者，男，72岁，记忆力下降8个月。PET图像示双侧顶叶[18]F-FDG代谢呈对称性减低（白箭头），左侧颞叶[18]F-FDG代谢减低（红箭头）（图A）；Neuro Q定量分析，双侧顶叶代谢呈对称性减低（黑箭头），后扣带回代谢减低（白箭头），双侧颞叶代谢减低（红箭头），左侧为著（图B）。

　　Aβ沉积在AD出现临床症状之前就可以被观察到。尽管临床确诊AD需要病理诊断，但在新标准中指出当PET蛋白显像明确发现异常时，就可以提示AD前驱症状期。淀粉样蛋白PET成像示踪剂可以与Aβ特异性结合，是观察AD的潜在生物学标志物。匹兹堡化合物B(Pittsburgh compound B, PIB)是第一个应用于人体的Aβ示踪剂，PIB PET显像可以显示Aβ在不同脑区的沉积情况(图7-10)，这为观察AD的病理改变提供了直接证据。典型AD患者的淀粉样蛋白PET显像可表现为特定脑区（如额叶、顶叶、颞叶皮质外侧和后扣带回等区域）的示踪剂异常浓聚，灰、白质边界模糊不清，对比度消失等改变。有学者比较了视觉定性评估法和半定量分析法在[18]F-氟比他班（FBB）

Aβ PET 显像诊断 AD 方面的准确性，结果显示两种方法均具有较高准确性，但视觉定性评估法更加简洁清晰容易掌握。还有研究者制作了一种用于研究靶向脑内 Aβ 斑块的 PET 显像剂[18F]FB-2，研究结果显示脑放射自显影图中的黑点与硫黄素 S 染色的 Aβ 斑块位置一致，新型 PET 显像剂[18F]FB-2 有望应用于临床 AD 的早期诊断。

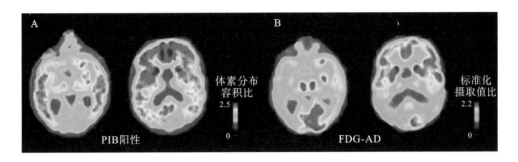

图 7-10　AD 患者大脑 PIB PET 成像和 FDG PET 成像表现

　　AD 患者，PIB PET 成像表现为弥漫性皮质和纹状体 PIB 结合增加（图 A），FDG PET 成像表现以颞顶叶为主的代谢减低（图 B）。

　　tau 蛋白沉积也是导致 AD 的一个病理改变，然而，目前有关 tau 病理与其他疾病指标之间关系的知识主要来自动物试验、神经病理学和脑脊液研究。近期有研究者发现，新型 PET 示踪剂18F-AV1451 在体外对 tau 蛋白显示出高亲和力和选择性（图 7-11），其他的示踪剂包括18F-Flortaucipir、18F-THK5351、18F-THK5317、11C-PBB3 也均已应用于研究中，但尚未在临床中应用。部分研究者认为 tau 蛋白 PET 成像在 AD 分期和预测 AD 疾病进展方面要优于淀粉样蛋白 PET 成像。

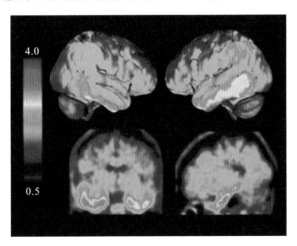

图 7-11　AD 患者18F-AV1451 PET 标准化摄取值比图像

　　AD 患者，女，71 岁，18F-AV1451 PET 图像示颞叶底部皮质和内侧颞叶18F-AV1451 结合增加。

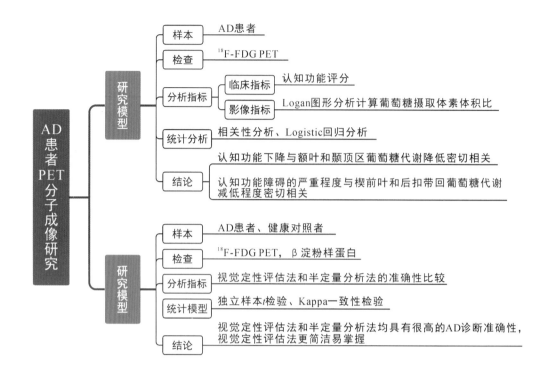

Aβ、tau 蛋白显像为早期识别 AD 及病理机制研究提供了重要启示，相关的生物标志物在超早期诊断 AD 方面越来越受学者们重视。然而 Aβ 成像的限制性缺点是在正常老年人中淀粉样蛋白的检出阳性率也很高，tau 蛋白成像易受 Aβ 影响，两种 PET 成像方法共同的缺点是缺乏清晰、准确的 MRI 图像来辅助脑组织的分区，结构图像与 PET 图像匹配不佳会影响淀粉样蛋白 PET 成像和 tau 蛋白 PET 成像的准确评判。PET/MRI 生物学标志物成像既能获得分子层面信息，同时又可获得解剖信息，可以解决配准不佳的问题。与此同时，人工智能也正逐步发展，可用来识别和分析脑组织的细微结构变化，未来可以依据 AD 患者生物学标志物并结合大脑结构改变信息来训练人工智能，以实现 AD 的超早期诊断，指导临床为不同 AD 患者制定个性化治疗管理方案，以及早期预防 AD 的发生，这些将成为今后的研究热点。

第五节　影像组学与深度学习用于 AD 精准诊断

影像组学（radiomics）目前已在多种疾病中展开了初步探索。当脑组织发生病理变化时，MR 图像的纹理也会发生相应的变化，MR 影像检查具有无创、临床使用便利等特点。其分析流程一般包括图像数据的获取与预处理、感兴趣区的分割、特征提取、特征选择和模型建立。

针对本章前面的病例，除了在大脑结构和功能、网络、灌注以及脑内病理蛋白沉积等组水平层面进行分析外，是否还存在患者个性化的诊断模型及临床管理形式呢？

影像组学的前期研究发现，AD 和 aMCI 患者与健康对照者相比，脑内特定结构如海马、胼胝体、杏仁核等区域的影像组学特征存在差异，这种差异可能反映了这些脑区中微观结构的异质性，基于差异特征建立的 AD 和 aMCI 分类模型具有较高的诊断效能。一项采用前瞻性对照的研究，使用人工智能平台，分别以双侧海马作为感兴趣区分析 3D T1WI 数据，进行 AD 患者的影像组学特征识别及分类模型构建，旨在为 AD 的精准诊断提供影像依据。该研究纳入 42 例 aMCI 患者和 44 例健康对照者，影像组学分析步骤如下。①感兴趣区分割：应用"高效的基于学习的可变形模型"分割出双侧的海马结构。②特征提取：包括直方图、形状参数、Haralick、灰度共生矩阵和游程长矩阵。经过计算，从左、右两侧海马数据分别提取了 385 个特征。③特征选择：首先选取"t 检验＋秩和检验"作为降维方法，对选出的特征取并集；再选择相关性分析进一步降低维度，将阈值设置为 0.9，选取 Spearman 秩相关系数；最后，采用最小绝对值收敛和选择算子、套索算法（LASSO）回归模型来进一步降维。④机器学习建模：训练集和测试集数据的比例分别为 0.7 和 0.3。选取 Logistic 回归模型，根据所选取的特征，构建了左侧海马和右侧海马两个分类模型。右侧海马分类模型的 AUC、特异性、敏感性和准确性分别为 0.76、0.71、0.69、0.69；左侧海马分类模型的相应指标分别为 0.79、0.71、0.54、0.64。结果表明双侧海马的影像组学模型具有中等诊断价值。基于 MRI 的影像组学分析经过进一步改进和验证，可用于 aMCI 患者的诊断和指导个体化治疗。

深度学习起源于人工神经网络，是机器学习的一种，因其能从原始数据中自动提取特征，通过非线性模型将原始特征转变为低层特征，并从低到高逐层抽象为具有分类代表性的高层特征，从而建立更加复杂、分类特性更高的模型，在 AD 脑图像处理、分类、分析等方面具有较好的优越性和发展潜力。深度学习模型中的卷积神经网络（convolutional neural network，CNN）因其权值共享和局部感知的特性，使其在图像处理方面有很好的效果。M. Liu 等人提出构建级联 CNN 学习 MRI 和 PET 脑图像的多层次和多模态特征用于 AD 分类。首先，在不同的局部图像块上构建多个深度 3D CNN，将局部脑图像转化为更紧凑的高级特征。然后，将从多模态中学习到的高层特征进行级联，再由一个高层 2D CNN 层和 Softmax 层进行级联，生成对应图像块的潜在多模态相关特征。最后，这些学习到的特征被一个完全连接层和 Softmax 层组合起来用于 AD 分类。实验结果表明，该方法对 AD 和进展 MCI 分类的准确率分别达到 93.26％和 82.95％，表明该方法具有良好的分类性能。

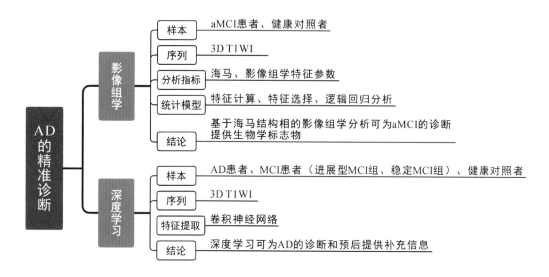

最近的研究揭示了遗传因素对 AD 病理脑改变的影响，如 APOE－ε4 和 CLU 基因，未来的研究可以向影像基因组学方向突破。多种机器学习方法在预测诊断 AD 中具有重要价值，可对更薄的皮质厚度及更小的海马亚区进行鉴别诊断。随着人工智能技术的发展，以 CNN 为代表的深度学习技术已经被应用到 AD 的诊断和分类中，将成为 AD 临床诊断和治疗的有力辅助工具。今后，是否能通过复杂网络分析获取高维度影像特征，并结合机器学习或深度学习进行 AD 分类与预测，仍需要研究者进一步探索。

本章小结

本章讨论了几种影像学新技术在 AD 诊断中的应用，并结合具体临床病例展开了探讨。重点分析了结构磁共振成像、功能磁共振成像、DTI 在探索 AD 患者的海马结构、功能变化以及 AD 患者的脑网络变化中的作用，阐述了脑血流灌注技术对早期 AD 患者的评估和分子水平成像在探索 AD 脑内病理变化中的应用。本章还分析了影像组学和深度学习技术在 AD 精准诊断中的应用和发展现状。综上所述，多模态神经影像技术为 AD 的早期诊断和明确其病理机制提供了全新的思路。近年来，随着人工智能技术的兴起，各种数据挖掘技术被广泛地应用于 AD 早期诊断和发病机制的研究中，再结合临床分子生物学信息，将会提高 AD 诊断的特异度和灵敏度。未来还需深入研究 AD 患者神经影像学改变与认知功能变化之间的关系，进一步解释 AD 的病理机制。

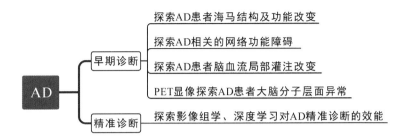

参考文献：

[1] FERRI C P，PRINCE M，BRAYNE C，et al. Global prevalence of dementia：a Delphi consensus study[J]. Lancet，2006，366（9503）：2112－2117.

[2] DUBOIS B，FELDMAN H H，JACOVA C，et al. Research criteria for the diagnosis of Alzheimer's disease：revising the NINCDS-ADRDA criteria[J]. Lancet Neurol，2007，6（8）：734－746.

[3] ZHAO W N，WANG X T，YIN C H，et al. Trajectories of the hippocampal subfields atrophy in the Alzheimer's disease：a structural imaging study[J]. Frontiers in neuroinformatics，2019，13：13.

[4] TONDELLI M，WILCOCK G K，NICHELLI P，et al. Structural MRI changes detectable up to ten years before clinical Alzheimer's disease[J]. Neurobiology of aging，2012，33（4）：825. e25－36.

[5] DE FLORES R，MUTLU J，BEJANIN A，et al. Intrinsic connectivity of hippocampal subfields in normal elderly and mild cognitive impairment patients [J]. Human brain mapping，2017，38（10）：4922－4932.

[6] WU X，LI R，FLEISHER A S，et al. Altered default mode network connectivity in Alzheimer's disease—a resting functional MRI and Bayesian network study[J]. Human brain mapping，2011，32（11）：1868－1881.

[7] FENG Q，WANG M，SONG Q W，et al. Correlation between hippocampus MRI radiomic features and resting-state intrahippocampal functional connectivity in Alzheimer's disease[J]. Frontiers in neuroscience，2019，13：435.

[8] LEE S H，COUTU J P，WILKENS P，et al. Tract-based analysis of white matter degeneration in Alzheimer's disease[J]. Neuroscience，2015，301：79－89.

[9] FELLGIEBEL A，DELLANI P R，GREVERUS D，et al. Predicting conversion to dementia in mild cognitive impairment by volumetric and diffusivity measurements of the hippocampus[J]. Psychiatry research，2006，146（3）：283－287.

[10] TEIPEL S，GROTHE MJ，ZHOU J，et al. Measuring cortical connectivity in

Alzheimer's disease as a brain neural network pathology：toward clinical applications[J]. Journal of the International Neuropsychological Society，2016，22（2）：138－163.

[11] GREICIUS M D, KRASNOW B, REISS A L，et al. Functional connectivity in the resting brain：a network analysis of the default mode hypothesis［J］. Proceedings of the national academy of sciences of the United States of America，2003，100（1）：253－258.

[12] GREICIUS M D, SRIVASTAVA G, REISS A L，et al. Default-mode network activity distinguishes Alzheimer's disease from healthy aging：evidence from functional MRI［J］. Proceedings of the national academy of sciences of the United States of America，2004，101（13）：4637－4642.

[13] TOUSSAINT P J, MAIZ S, COYNEL D，et al. Characteristics of the default mode functional connectivity in normal ageing and Alzheimer's disease using resting state fMRI with a combined approach of entropy-based and graph theoretical measurements[J]. Neuroimage，2014，101：778－786.

[14] YILDIRIM E, SONCU BÜYÜKIŞCAN E. Default mode network connectivity in Alzheimer's disease. Alzheimer Hastalığında Olağan Durum Ağı Bağlantısallığı［J］. Turk psikiyatri dergisi，2019，30（4）：279－286.

[15] LI K C, LUO X, ZENG Q Z，et al. Gray matter structural covariance networks changes along the Alzheimer's disease continuum[J]. Neuroimage Clin，2019，23：101828.

[16] WANG J H, ZUO X N, DAI Z J，et al. Disrupted functional brain connectome in individuals at risk for Alzheimer's disease[J]. Biological psychiatry，2013，73（5）：472－481.

[17] WANG L Y, FENG Q, WANG M，et al. An effective brain imaging biomarker for AD and aMCI：ALFF in slow-5 frequency band［J］. Current Alzheimer research，2021，18（1）：45－55.

[18] LEHMANN M, ROHRER J D, CLARKSON M J，et al. Reduced cortical thickness in the posterior cingulate gyrus is characteristic of both typical and atypical Alzheimer's disease[J]. Journal of Alzheimer's disease，2010，20（2）：587－598.

[19] LEHMANN M, MADISON C M, GHOSH P M，et al. Intrinsic connectivity networks in healthy subjects explain clinical variability in Alzheimer's disease［J］. Proceedings of the national academy of sciences of the United States of America，2013，110（28）：11606－11611.

[20] WHITWELL J L, JONES D T, DUFFY J R，et al. Working memory and

language network dysfunctions in logopenic aphasia: a task-free fMRI comparison with Alzheimer's dementia[J]. Neurobiology of aging, 2015, 36 (3): 1245 - 1252.

[21] MIGLIACCIO R, GALLEA C, KAS A, et al. Functional connectivity of ventral and dorsal visual streams in posterior cortical atrophy[J]. Journal of Alzheimers disease, 2016, 51 (4): 1119 - 1130.

[22] FILIPPI M, BASAIA S, CANU E, et al. Brain network connectivity differs in early-onset neurodegenerative dementia[J]. Neurology, 2017, 89 (17): 1764 - 1772.

[23] GOUR N, FELICIAN O, DIDIC M, et al. Functional connectivity changes differ in early and late-onset Alzheimer's disease[J]. Human brain mapping, 2014, 35 (7): 2978 - 2994.

[24] ZLOKOVIC B V. Neurovascular pathways to neurodegeneration in Alzheimer's disease and other disorders[J]. Nat Rev Neurosci, 2011, 12 (12): 723 - 738.

[25] HAUSER T, SCHÖNKNECHT P, Thomann P A, et al. Regional cerebral perfusion alterations in patients with mild cognitive impairment and Alzheimer disease using dynamic susceptibility contrast MRI[J]. Academic radiology, 2013, 20 (6): 705 - 711.

[26] DAI W, LOPEZ O L, CARMICHAEL O T, et al. Mild cognitive impairment and alzheimer disease: patterns of altered cerebral blood flow at MR imaging[J]. Radiology, 2009, 250 (3): 856 - 866.

[27] ALSOP D C, DETRE J A, GOLAY X, et al. Recommended implementation of arterial spin-labeled perfusion MRI for clinical applications: A consensus of the ISMRM perfusion study group and the European consortium for ASL in dementia[J]. Magnetic resonance in medicine, 2015, 73 (1): 102 - 116.

[28] SIERRA-MARCOS A. Regional cerebral blood flow in mild cognitive impairment and Alzheimer's disease measured with arterial spin labeling Magnetic Resonance Imaging[J]. International journal of Alzheimer's disease, 2017, 2017: 5479597.

[29] DE VIS J B, PENG S L, CHEN X, et al. Arterial-spin-labeling (ASL) perfusion MRI predicts cognitivefunction in elderly individuals: A 4-year longitudinal study[J]. Journal of magnetic resonance imaging, 2018, 48 (2): 449 - 458.

[30] RABINOVICI G D, ROSEN H J, ALKALAY A, et al. Amyloid vs FDG - PET in the differential diagnosis of AD and FTLD[J]. Neurology, 2011, 77 (23): 2034 - 2042.

[31] OSSENKOPPELE R, SCHONHAUTET D R, SCHÖLL M, et al. Tau PET patterns mirror clinical and neuroanatomical variability in Alzheimer's disease

　　　　　［J］. Brain，2016，39（5）：1551－1567.

［32］　GARIBOTTO V，HEINZER S，VULLIEMOZ S，et al. Clinical applications of hybrid PET/MRI in neuroimaging［J］. Clinical nuclear medicine，2013，38（1）：e13－e18.

［33］　FURST A J，RABINOVICI G D，ROSTOMIAN A H，et al. Cognition，glucose metabolism and amyloid burden in Alzheimer's disease［J］. Neurobiology of aging，2012，33（2）：215－225.

［34］　MOODLEY K K，PERANI D，MINATI L，et al. Simultaneous PET-MRI studies of the concordance of atrophy and hypometabolism in syndromic variants of Alzheimer's disease and frontotemporal dementia：an extended case series［J］. Journal of Alzheimer's disease，2015，46（3）：639－653.

［35］　SPERLING R A，AISEN P S，BECKETT L A，et al. Toward defining the preclinical stages of Alzheimer's disease：recommendations from the National Institute on Aging-Alzheimer's Association workgroups on diagnostic guidelines for Alzheimer's disease［J］. Alzheimer's & Dementia，2011，7（3）：280－292.

［36］　MINOSHIMA S，DRZEZGA A E，BARTHEL H，et al. SNMMI procedure standard/EANM practice guideline for amyloid PET imaging of the brain 1. 0［J］. Journal of nuclear medicine，2016，57（8）：1316－1322.

［37］　常燕，杨晖，姚树林，等. 视觉定性评估法与半定量分析法在[18]F-florbetaben β-淀粉样蛋白显像中的准确性比较［J］. 中华核医学与分子影像杂志，2021，41（1）：23－27.

［38］　尚琨，卢洁，李则，等. 18氟脱氧葡萄糖正电子发射断层显像鉴别阿尔茨海默病和额颞叶痴呆的价值［J］. 中华老年心脑血管病杂志，2019，21（12）：1297－1300.

［39］　JOHNSON K A，SCHULTZ A，BETENSKY R A，et al. Tau positron emission tomographic imaging in aging and early Alzheimer's disease［J］. Annals of neurology，2016，79（1）：110－119.

［40］　FENG Q，SONG Q W，WANG M，et al. Hippocampus radiomic biomarkers for the diagnosis of amnestic mild cognitive impairment：a machine learning method［J］. Frontiers in aging neuroscience，2019，11：323.

［41］　LIU M H，CHENG D N，WANG K D，et al. Multi-modality cascaded convolutional neural networks for Alzheimer's disease diagnosis［J］. Neuroinformatics，2018，16（3－4）：295－308.

［42］　ZHANG J，YU C S，JIANG G L，et al. 3D texture analysis on MRI images of Alzheimer's disease［J］. Brain imaging and behavior，2012，6（1）：61－69.

［43］　BEHESHTI I，MAIKUSA N，MATSUDA H，et al. Histogram-based feature extraction from individual gray matter similarity-matrix for Alzheimer's disease classification[J]. Journal of Alzheimer's disease，2017，55（4）：1571－1582.

[44] ALSOP D C，CASEMENT M，DE BAZELAIRE C，et al. Hippocampal hyperperfusion in Alzheimer's disease[J]. Neuroimage，2008，42（4）：1267－1274.

第八章　肌萎缩侧索硬化症

肌萎缩侧索硬化症（amyotrophic lateral sclerosis，ALS），又称"渐冻人症"，是一类以选择性累及大脑和脊髓的上运动神经元（upper motor neuron，UMN），以及下运动神经元（lower motor neuron，LMN）所致的致死性神经元退行性疾病，临床表现包括肌肉萎缩、肌肉无力、肌束震颤、腱反射亢进、饮水呛咳等。1896 年由法国神经科医师简·马丁·夏科首次提出，因此也叫夏科氏病（Charcot disease）。由于首发症状为单个肢体的无力或言语不清，缺乏特异性，且易与其他疾病混淆，因此早期诊断困难。患者发病后的生存周期为 3～5 年，最后多因呼吸肌受累导致呼吸困难和衰竭而死亡。ALS 在全球范围内发病率极低，约为 4/10 万，在中国的发病率约为 0.9/10 万。根据是否有遗传史，ALS 可被分为家族型和散发型。5%～10% 的 ALS 患者由于存在基因突变及家族遗传史，属于家族型 ALS；而剩余的 90%～95% 则由于缺乏遗传背景，被称为散发型 ALS。随着基因检测技术的发展，越来越多的与 ALS 发病有关的突变基因被发现，其中，9 号染色体阅读开放框 72 基因（the chromosome 9 open reading frame 72 gene，C9orf72）、铜-锌超氧化物歧化酶 1（copper-zinc superoxide dismutase 1，SOD1）、反式激活应答 DNA 结合蛋白-43（transactive response DNA-binding protein 43，TDP-43）、肉瘤融合基因（fused in sarcoma，FUS）等占到家族型 ALS 的 50% 左右。

TDP-43 是一种 43K 道尔顿反式激活蛋白质，正常情况下，主要存在于细胞核中。97% 的 ALS 患者可出现磷酸化 TDP-43 蛋白在细胞质的异常沉积，因此，TDP-43 的异常沉积是 ALS 具有里程碑式的病理标志。

由于缺乏特征性的生物学标志物，ALS 的诊断主要依赖临床医师对上运动神经元损伤体征的判断，以及基于肌电图的下运动神经元损伤评价。常规大脑、脊椎磁共振及脑脊液检查主要用于排除其他疾病，并不能对 ALS 进行确定性诊断。迄今为止，国际公认的 ALS 诊断标准共有四版（表 8-1），按时间顺序依次是 1994 年由世界神经病学联盟发布的 EI Escorial 诊断标准、1998 年修订的 Airlie House 诊断标准（又称修订版 EI Escorial 诊断标准）、2006 年日本制定的 Awaji-shima 诊断标准，以及 2014 年再次修订的 EI Escorial 诊断标准。研究显示，Awaji-shima 诊断标准与修订版 EI 标准具有类似的特异性，但敏感性更高。目前应用最广泛的是 1998 年修订的 EI Escorial 诊断标准，即 revised-EI Escorial 诊断标准。ALS 作为一种进展迅速的疾病，发病或诊断后仅有 3～5 年的短暂生存期，如何能够缩短世界范围内平均 1～2 年的诊断延误，对疾病的早期诊断和管理而言显得尤为重要。纵观不断修订的标准，可见积极寻找可客观表征上运动神经元损伤的生物学标志物，对于 ALS 患者而言，有着不可言喻的重要性。

表 8-1　国际通用的四种 ALS 诊断标准

项目		EI Escorial 标准（1994 年）	修订版 EI Escorial 标准（1998 年）	Awaji-shima 标准（2006 年）	再次修订版 EI-Escorial 标准（2014 年）
诊断必要条件		（1）确定存在以下特征： ①临床、电生理或神经病理检查证实存在下运动神经元退变； ②临床检查证实存在上运动神经元退变； ③病史或检查证实症状或体征进展加重，局限于一个部位，或从一个部位扩展至其他部位。 （2）除外以下情况： ①电生理或病理检查证实存在其他疾病； ②神经影像检查发现存在可以解释临床和电生理特征的其他疾病			
诊断分级	确定的	确定的 ALS：三个体区存在 UMN 和 LMN 损伤证据	临床确定的 ALS：三个体区存在 UMN 和 LMN 损伤的证据	临床确定的 ALS：临床或电生理证实 UMN 和 LMN 损伤位于延髓和至少两个脊髓体区，或三个脊髓体区	与以往标准一样，排除可引起临床症状的其他疾病，ALS 的诊断至少需要满足以下标准：至少一个肢体或体区存在进行性 UMN 和 LMN 损伤证据，如满足修订版 EI Escorial 标准中的可能的 ALS；临床检查证实一个体区存在 LMN 损伤证据，和/或电生理证实存在两个体区（延髓、颈段、胸段、腰骶段）LMN 损伤，电生理征象（包括神经源性损害和纤颤电位和/或尖波）
	很可能的	很可能的 ALS：至少两个体区存在 UMN 和 LMN 损伤证据，UMN 损伤位于 LMN 损伤之上	临床很可能的 ALS：两个体区存在 UMN 和 LMN 损伤证据，且 UMN 损伤在 LMN 损伤之上	临床很可能的 ALS：临床或电生理证实 UMN 和 LMN 损伤位于至少两个体区，且部分 UMN 损伤在 LMN 损伤之上	
	可能的	可能的 ALS：一个体区存在 UMN 和 LMN 损伤证据，两到三个体区存在 UMN 损伤，或 LMN 损伤在 UMN 损伤之上	临床可能的-实验室支持的 ALS①：一个体区存在 UMN 和 LMN 损伤证据，或一个体区存在 UMN 损伤证据和电生理确定至少两个肢体的 LMN 损伤证据，且神经影像和临床实验室检查排除其他疾病	临床可能的 ALS：临床或电生理证实 UMN 和 LMN 损伤位于一个体区；或 UMN 损伤证据位于两个或多个体区；或 LMN 损伤位于 UMN 损伤之上，神经影像和临床检查排除其他疾病	
	可疑的	可疑的 ALS②：至少两个体区存在 LMN 损伤	临床可疑的 ALS：一个体区存在 UMN 和 LMN 损伤的证据；或 LMN 损伤位于 UMN 损伤之上，但无法获得临床实验室支持的 ALS 诊断		

续表

项目	EI Escorial 标准 (1994 年)	修订版 EI Escorial 标准 (1998 年)	Awaji-shima 标准 (2006 年)	再次修订版 EI-Escorial 标准 (2014 年)
说明	①临床可能的-实验室支持的 ALS：Awaji-shima 诊断标准去除了 1998 年修订版 EI Escorial 标准中的此项诊断分级。 ②可疑的 ALS：后期三种标准均取消了此诊断分级。 相对于 EI Escorial 标准，Awaji-shima 标准认为肌电图证据等同于临床体征。			

除了诊断困难，ALS 患者存在多维度、多种形式的临床表征异质性，这也是疾病治疗的一个难点。ALS 的异质性存在于三个维度，既存在于运动功能损伤方面，也存在于患者的合并状态和临床预后中（表 8-2）。

表 8-2 ALS 异质性分类标准及主要特征

项目	分类		定义及主要特征	
传统分类：根据上、下运动神经元受累的程度	LMN 主导	原发性肌肉萎缩	以进行性、对称性、近端为主的弛缓性瘫痪和肌肉萎缩为特征	
			预后较典型 ALS 好	
		连枷臂	进行性近端为主的双上肢无力和萎缩，病程不超过 12 个月，无其他肢体受累	平均 20 个月后，受累肢体更广泛，晚期出现 UMN 损伤体征，与 LMN 损伤不在同一个部位
			属于 ALS 变异型，生存期较典型 ALS 长	
		连枷腿	非对称性的下肢下运动神经元受累体征，持续 12 个月	随病程进展，出现上运动神经元受累体征，平均 16 个月后，出现上肢和延髓受累
			属于 ALS 变异型，生存期较典型 ALS 患者的长	
	UMN 主导	原发性侧索硬化	慢性进展性，以上运动神经元损伤为主的	23% 患者平均约 4 年后，可出现 LMN 损伤体征
			预后较典型 ALS 好	
	UMN+LMN	ALS	经典的 ALS	
是否遗传	家族型		5%～10%，有遗传史，80% 以上的病例与 SOD1、TARDBP、C9orf72、FUS 突变有关	
	散发型		90%～95%，未发现遗传史，5% 左右的病例可见 C9orf72 突变	
起病部位	肢体起病		75%～80%，首发症状为非对称性的肢体无力、萎缩，男性较多	
	延髓起病		20% 左右，首发症状为构音障碍、吞咽困难、舌肌震颤，女性多见；生存期较肢体起病型的短，大部分约 2 年	
	呼吸起病		3%～5%，端坐呼吸或呼吸困难，部分可缺乏肢体或延髓症状，男性多见，生存期约 1.4 年	

因此，根据分类标准的不同，ALS可被细化为多种亚型。为了方便临床管理，近几年，有研究提出了伦敦分期和米兰-多伦多分期系统，拟通过分期评价患者疾病严重程度，减少由于疾病异质性导致的临床管理困难。其中，伦敦分期根据患者受累肢体的数目进行分期，而米兰-多伦多分期根据修订版ALS功能评分中不同躯体节段功能受损情况进行分期(图8-1)。

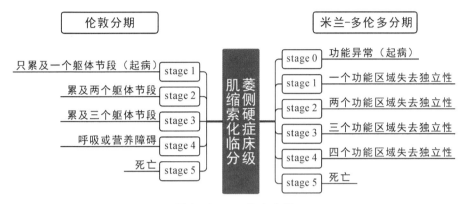

图 8-1　ALS临床分期

然而，与这些多样性有关的疾病基础是什么呢？比如为什么有些患者是肢体起病，而有些患者则是延髓起病呢？

由前述可见，ALS是一个异质性极大的疾病，患病个体间存在多维度的差异。然而，ALS患者所合并的不同认知和行为状态，则进一步加大了疾病的异质性和临床管理难度。现有研究证明，ALS与额颞叶痴呆(frontotemporal dementia，FTD)在病理、基因和临床表现上有较多重叠，属于同一类疾病的两极。其中ALS合并额颞叶痴呆(ALS-FTD)指ALS患者同时满足额颞叶痴呆的诊断；而FTD合并运动神经元病则指FTD患者后期出现运动神经元病的神经病理学证据。另外，高达75%的ALS患者可合并不同程度的认知障碍，约50%的ALS患者可出现行为异常。同时，约14%的FTD患者也符合确定性ALS的诊断，36%的FTD患者满足可能性的ALS。表8-3展示了ALS患者合并不同认知及行为问题的诊断标准。其中，在ALS患者认知障碍中，以词汇流畅性，以及其所反映的执行功能受损最为常见；合并语言障碍者可达30%。ALS患者的行为异常以情感淡漠、易怒、去抑制、顽固等较为常见。最新的研究认为，ALS患者的认知功能会随着运动系统的退变同步恶化，也就是说，如果对晚期ALS患者进行多维度认知及行为评价，存在认知及行为问题的ALS患者比例会更高。同时，认知、行为表现不仅独立于运动系统退变，严重影响ALS患者的预后，而且会极大加重患者照料者的负担，降低患者的生活质量。因此，将认知和行为等非运动系统退变特征作为ALS临床特征评级及疾病分期的另一个方面，实现其在ALS患者诊疗中同步评价极为重要。

表 8-3　ALS 合并不同认知、行为问题及 FTD 的临床诊断标准

临床表现	诊断标准
(1)ALS 合并 FTD、认知和行为问题的诊断标准	
ALS 合并 FTD	符合行为变异型 FTD 或非流畅性、语义性，或 Logopenic 变异型原发性进行性失语
ALS 合并行为障碍	符合行为变异型 FTD 6 个诊断标准中的 2 个
ALS 合并执行功能障碍	执行功能的两项测试出现受损
ALS 合并非执行功能障碍	两项非执行功能测试受损(比如记忆和视空间)
FTD 合并运动神经元病	原始诊断为 FTD，后期出现运动神经元疾病的神经病理证据
(2)FTD 的诊断标准		

原发性进行性失语	非流畅性变异型	必须满足以下其中一个标准： ①语言中缺乏语法 ②用力地、犹豫不决地说话，合并不一致的说话声调错误和扭曲(语言失用)
	语义变异型	必须同时满足以下两个标准： ①对抗命名受损 ②单个词汇综合理解受损
	Logopeinic 变异型	必须同时满足以下两个标准： ①在自发性的说话和命名中，单个词汇提取障碍 ②句子和短语的重复受损
行为变异型 FTD		至少满足以下其中三个诊断标准： ①早期的行为失去抑制 ②早期出现情感淡漠或迟钝 ③早期即出现同情心和移情的缺失 ④出现早期出现偏执、顽固、冲动性或固定仪式的行为 ⑤出现异食症或饮食行为的改变 ⑥执行功能障碍

迄今为止，FDA 批准的治疗 ALS 药物仅有两种，且均以缓解疾病进展为主，一种是可缓解兴奋性中毒的利鲁唑，一种是以降低氧化应激损伤为主的依达拉奉。虽然以往的研究认为利鲁唑主要对早期的患者有延缓疾病进展的作用，但是近几年大型的回顾性分析研究发现，ALS 患者在疾病晚期采用利鲁唑治疗，获益最大。相比之下，依达拉奉的治疗适应证纳入标准更严格，需要满足病程短于 2 年，修订版 ALS 功能评分每项评分均大于 2 分，用力肺活量大于 80% 等多个特征。有学者指出，如此严格的纳入标准，可能仅有 7% 的患者受益，且其所能延长的生存期对于患者整个生存期而言意义

如何均未可知。综上可见，对于 ALS 的治疗不仅存在治疗药物匮乏，而且已批准药物的真实效果以及患者获益的不确定性均存在诸多不明且有争议之处。

神经影像技术的发展，为实现在体评价大脑和脊髓的结构及功能变化提供了可能。其在 ALS 中的诸多研究，为评估和了解 ALS 患者的疾病特征、预测疾病进展等提供了新的视角。本章将通过实际的临床案例分析，展示如何采用神经影像技术开展 ALS 相关的研究，以期推进神经影像技术在 ALS 诊疗中的实际应用，指导临床管理，优化疾病诊疗。

第一节　ALS 患者上运动神经元损伤的特征

运动神经元疾病神经科学研究世界联盟发布的最新修订标准提出，对于临床可疑、可能的 ALS 患者，需要进行常规磁共振检查进行排他性诊断，而对于延髓起病或假延髓起病的临床确定诊断病例，不需要进行常规磁共振检查。由此可见，常规影像检查对于 ALS 患者而言，尚无特异性影像表现。目前，国内外广泛采用的 ALS 诊断模型，包括 EI Escorial 修订版及 Awaji 诊断条例，均以临床症状、查体及肌电图结果作为主要参考。其中，UMN 损伤主要依靠有经验的临床医师通过查体确定。然而在实际的操作中，ALS 患者伴有显著的肌肉萎缩会掩盖上运动神经元损伤体征，从而影响临床医师对上运动神经元损伤的诊断。因此，寻找可客观反映 UMN 损伤征象的特异性标志物，是 ALS 一直以来的研究重点。以往有研究指出，运动皮质 T2WI 或 T2FLAIR 线样低信号影，在 ALS 患者中较为常见，可作为 ALS 患者 UMN 损伤相对特异的征象。然而后续研究指出，此类信号异常，并非 ALS 患者特异。那么，是否中央前回线样低信号影对 ALS 患者就无任何意义可言呢？

病例

患者，男，50 岁。右下肢无力 1 年，加重伴左下肢无力半个月。

现病史：1 年前无明显诱因出现右下肢乏力，逐渐加重，无肢体麻木。11 个月前出现小腿后肌肉稍有萎缩，右下肢肌肉萎缩和无力症状逐渐加重，6 个月前出现右下肢肌肉跳动，半个月前出现左下肢无力，伴小腿肌肉萎缩。双上肢活动灵活，无吞咽困难及饮水呛咳，无肢体麻木。双下肢及腰部可见肌束颤动。既往无高血压、脑梗死、脑出血及糖尿病。

查体：双上肢肌力 5 级，左下肢近端肌力 5 级，远端肌力 4 级，右下肢近端肌力 2 级，远端肌力 1 级。

电生理检查提示双下肢皮肤交感神经受损。肌电图提示脊髓前角细胞损害可能。

头颅 MRI 检查：脑实质内未见明确器质性病变。T2FLAIR(图 8-2)示，双侧中央前回后部可见线样低信号影。

临床诊断：可能的 ALS；修订版 ALS 功能评分为 30；疾病进展率为 1.5。随访 2 年后，因呼吸衰竭去世。

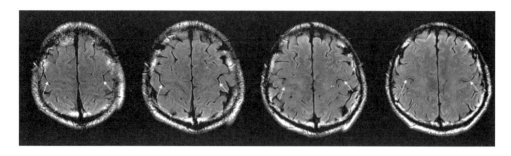

图 8-2 ALS 患者中央前回线样低信号

患者，男，50 岁。T2FLAIR 示双侧中央前回后部可见线样低信号影（白箭头）。

与上述 ALS 患者一样，部分患者 T2FLAIR 序列上的中央前回线样低信号，即使不能作为患者存在 UMN 损伤的特异性征象，其对 ALS 诊断有无其他意义呢？

中央前回线样低信号，多见于 T2WI、T2FLAIR、T2*，以及以梯度回波为基础的序列，比如 SWI。中央前回（即初级运动皮质）中层和深层活化的微胶质细胞吞噬由于铁过载形成的铁蛋白，导致局部磁场不均匀以及失相位，进而造成 T2 信号衰减，是呈现低信号的原因之一（图 8-3）。中央前回线样低信号影，也可见于老年人、阿尔茨海默病等患者。因此，对于中央前回线样低信号影的单纯定性评价并不能作为诊断 ALS 的特异性指标。

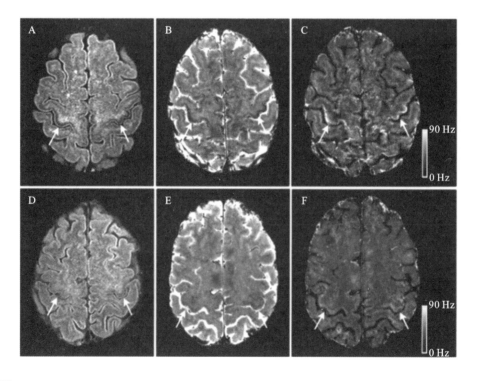

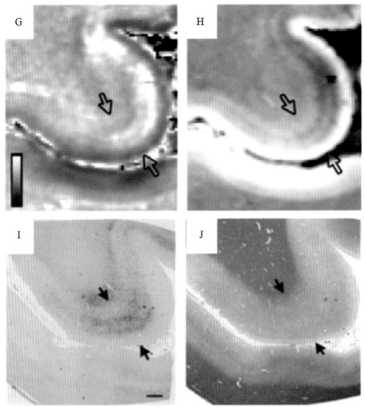

图 8-3　ALS 患者及正常人的 3T、7T 图像及体外标本染色

ALS 患者，52 岁（图 A、B、C）。正常人（图 D、E、F）。体外 7T GRE（图 G）及 R2* 图像（图 H）。Perls' DAB 染色（图 I）。神经髓鞘固蓝染色（图 J）。3T T2FLAIR 图像，可见中央前回线样低信号影（图 A，箭头）。7T GRE 图像，对应图 A 中的中央前回低信号线影（图 B）。7T R2* 图像，中央前回高信号线影，对应图 A、B 中的低信号影（图 C）。3T T2FLAIR，中央前回未见低信号线影（图 D，箭头）。7T GRE 图像，未见低信号线影（图 E）。7T R2* 图像，对应图 D、E 的图像（图 F）。

　　然而，通过 SWI 等序列的进一步分析，ALS 患者中央皮质线样低信号影具有更为丰富的特征。SWI 作为一个三维的梯度回波序列，由于具有完全流动补偿，可以通过组织磁化率的差异增强图像对比，提高图像分辨率。对于脑内铁沉积的识别能力，SWI 明显优于 T2WI 及 T2*。采用相位差别增强方法，对 ALS 患者中央前回信号特点进行分级评价，发现 ALS 患者中央前回存在三层或四层的高低相间特点，上述征象可称为"斑马征"（图 8-4），有研究显示，基于此征象，对于 ALS 的诊断准确率可达 94%。同时，以中央前回延髓、上肢、下肢代表区为关注点，采用半定量分析，发现延髓起病的患者，中央前回延髓代表区铁沉积相关的信号减低，最为常见；且中央前回不同亚区与起病部位之间具有较好的对应性（图 8-5）。通过上述分析，可见，虽然中央前回线样低信号影对于 ALS 的诊断并非特异，但是通过高级别影像技术对此征象的深层次分析及特征性征象评价，对实现 UMN 损伤特征，提升诊断 ALS，展示出极大的潜能。

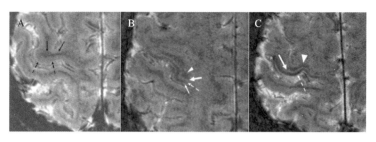

图 8-4 相位差别增强成像方法

60 岁，女，正常人（图 A）。45 岁，男，ALS 患者（图 B）。64 岁，男，ALS 患者（图 C）。图 B、C 中可见中央前回呈高-低-高-低或低-高-低间隔的信号影，即"斑马征"。

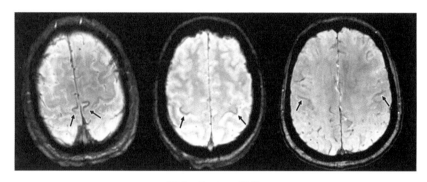

图 8-5 SWI 图像

图中低信号影分别对应中央前回下肢、上肢及延髓代表区，相应的患者表现为下肢、上肢及延髓起病。

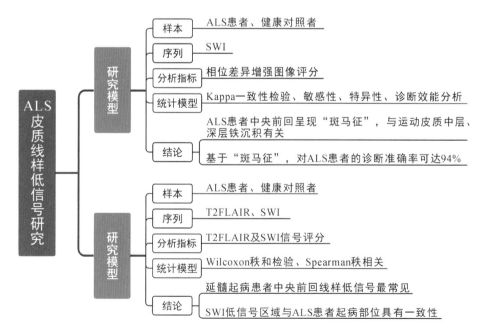

拓 展

常规影像检查在 ALS 中主要用于排他性诊断，尚无特异征象；但采用影像新技术对常规磁共振征象的深层次定量评价，可以加深我们对部分 ALS 患者中央前回线样低信号影临床意义的认识。目前的研究结果倾向于支持：虽然中央前回低信号线影并非诊断 ALS 的特异性指标，但对于低信号特点的半定量分析，在 ALS 诊断上显示出了极大的诊断效能和临床应用潜能。然而，此征象是否能应用于临床，还需要大量后续研究的验证。同时，考虑到磁共振场强对图像分辨率的影响，未来 7T 的应用，对于发现上述信号异常，肯定具有更大的优势。采用影像新技术对常规磁共振征象的进一步研究，只是目前探索 ALS 特征性诊断标志物的一个方向，ALS 患者是否存在更为细微的脑结构异常，比如灰质萎缩、白质纤维束退变等，也是目前研究的热点。

第二节　ALS 患者运动皮质损伤的特征

ALS 是成人最常见的运动神经元病，其核心特征是同时存在 UMM、LMN 损伤。然而，正如本章前文所述，缺乏针对 UMN 损伤特征的客观标志物，一直是影响 ALS 早期诊断和疾病管理的主要原因。具体来说，由于缺乏评估 UMN 损伤的客观标志物，全球范围内对 ALS 诊断平均延迟在 16 个月左右。因此，寻找在体且能客观反映 UMN 退变的生物学标志物，是一直以来的研究热点。而与此同时，根据表 8 - 2，可见 ALS 具有多个维度的异质性，仅针对临床起病部位的不同，ALS 可被分为肢体起病和延髓起病。而这种异质性也增加了诊断和评估 ALS 生物学标志物的难度。影像技术的发展，使得基于高分辨率图像，实现定量评价脑结构改变成为可能，ALS 患者是否存在运动皮质脑结构异常，且这种异常是否可反映临床患者起病的异质性呢？

病例 1

患者，男，58 岁。12 个月前无明显诱因出现左下肢无力，主要为左脚抬起困难，无肢体麻木及抽痛等不适，相继出现右下肢无力，无双上肢无力等不适。3 个月前感双上肢无力，拿筷子不灵活。既往无高血压、脑梗死、脑出血及糖尿病。

查体：双上肢肌力 5 级，左下肢近端肌力 4 级，远端肌力 3 级，右下肢近端肌力 5 级，远端肌力 4 级。缺乏上运动神经元损伤的体征。

肌电图提示脊髓前角细胞损害可能。

头颅 MRI 检查：在 T1WI 和 T2WI 上脑实质内未见明确器质性病变。

临床诊断：肯定的 ALS；修订版 ALS 功能评分为 37。

患者，女，57 岁。12 个月前无明显诱因出现言语不利，无饮水呛咳，声音嘶哑。6 个月前开始出现左手无力，切肉时按不住，同时伴有轻度细小震颤。3 个月前开始出现右手无力，精细运动差，不能包饺子，解皮带困难，不伴手足麻木。冬天症状明显较夏天重。渐出现强笑。

查体：舌肌萎缩，纤颤，咽反射灵敏，软腭活动好。双手握 2 指稍微松。余肢体肌力正常，左上肢反射亢进，右上肢及双下肢反射活跃，双侧跟腱反射阳性，双侧霍夫曼征阳性，双侧巴宾斯基征加强。

肌电图提示脊髓前角细胞损害可能。

头颅 MRI 检查：在 T1WI 和 T2WI 上脑实质内未见明确器质性病变。

临床诊断：肯定的 ALS；修订版 ALS 功能评分为 30。

上述两位患者，患者 1 系肢体起病，患者 2 系延髓起病。

高分辨率 MRI 技术的出现使得精细分析大脑灰质和白质局灶性萎缩和退变成为可能。采用基于体素的形态学分析，发现 ALS 患者较正常对照存在显著的初级运动皮质和运动前区的萎缩。通过应用基于皮质的形态学分析方法，进一步分析 ALS 患者运动皮质萎缩特点是否与起病异质性之间存在对应关系，发现肢体起病的 ALS 患者中央前回负责上肢运动的功能亚区皮质厚度变薄。而延髓起病的 ALS 患者皮质变薄的脑区主要在中央前回负责延髓功能的亚区（图 8-6、图 8-7）。

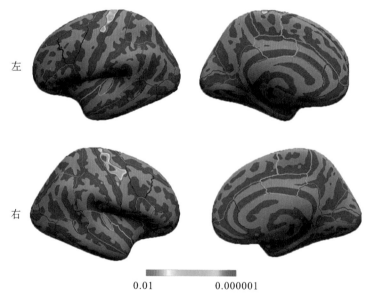

左

右

0.01　　　　0.000001

图 8-6　肢体起病的 ALS 患者与健康对照者比较双侧大脑半球皮质厚度

伪彩色代表肢体起病的 ALS 患者较健康对照者双侧大脑半球皮质厚度变薄的区域。

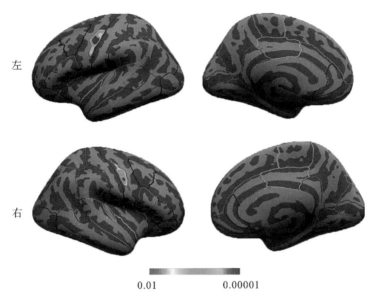

图 8-7　延髓起病的 ALS 患者与健康对照者比较双侧大脑半球皮质厚度

伪彩色代表延髓起病的 ALS 患者较健康对照者双侧大脑半球皮质厚度变薄的区域。

　　为了进一步分析 ALS 患者中央前回各功能亚区皮质损伤情况，纳入了脑网络组图谱进行基于 ROI 的分析。脑网络组图谱将人脑划分为 246 个精细脑区亚区，同时构建了脑区亚区间的多模态连接模式，脑图谱绘制的全新思想和方法是通过引入脑结构和功能连接信息对脑区进行精细划分，这一构建图谱的方式突破了过去一百多年来脑图谱制作的思想。该图谱的精细度比传统的 Brodmann 图谱高 4～5 倍。第一次建立了宏观尺度上的活体全脑连接图谱。脑网络组图谱将每一侧中央前回分为六个亚区，将每一侧中央后回分为两个亚区。在使用更加精确的脑网络组图谱的分析中，皮质厚度变薄的脑区与基于全脑的顶点分析得到的差异脑区一致。肢体起病的 ALS 患者双侧中央前回第三亚区皮质厚度变薄，该亚区主要负责上肢运动功能。相比之下，延髓起病的 ALS 患者表现为双侧中央前回第一亚区皮质厚度变薄，该亚区负责延髓及口面部运动功能。修订版 ALS 功能评分中的延髓功能和上肢功能亚评分与中央前回对应区域的皮质厚度成正相关，进一步反映了 ALS 患者的运动功能障碍与皮质损伤相关。

　　中央前回皮质厚度变薄提示 ALS 上运动神经元损伤主要是运动功能区的局灶性变性改变。皮质萎缩可能与上运动神经元丢失有关，而既往 ALS 患者的尸检病理检查发现运动皮质锥体细胞出现变性坏死。中央前回被认为是大脑负责运动功能最主要的脑区，因此这一研究表明神经影像学的分析结果与临床上观察到的 ALS 患者上运动神经元损伤症状是相关的。同时，肢体起病患者和延髓起病患者在运动皮质的局灶性皮质损伤差异进一步支持了 ALS 患者"局灶性"起病的观点。

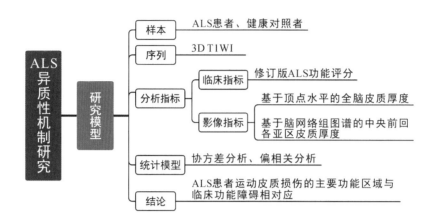

不同起病类型 ALS 患者运动皮质损伤模式与临床功能障碍相对应，提示结构神经影像学可作为评估 ALS 上运动神经元损伤的有力工具。在结构神经影像学数据与临床指标相关分析中，皮质损伤区域与对应功能临床评分相关，提示结构神经影像学数据分析有潜在的临床应用价值。然而，在部分 ALS 患者接受磁共振扫描时，延髓起病的患者同时伴有一定程度的肢体受累，肢体起病的患者同时伴有一定程度的延髓受累。准确地评估 ALS 患者的疾病进展程度，有助于 ALS 患者的个体化治疗。因而，探索 ALS 不同进展程度的脑结构损伤模式也是 ALS 研究的关注热点之一。

第三节　ALS 患者的临床分期

由于 ALS 的临床表型异质性，使得可靠地评估 ALS 的疾病进展程度成为临床医生和研究人员面临的主要挑战之一。而构建 ALS 的分期系统将会有助于提供一个常用且客观地衡量疾病进展的标准，同时有利于 ALS 患者的临床治疗、临床资源分配、临床研究试验设计。目前，伦敦分期是 ALS 主要分期系统之一。伦敦分期主要是依据 ALS 患者受累部位和预后结局判定的。运动神经元受累部位根据节段可分为球段（延髓段）、颈髓段、胸段和腰髓段，分别对应球部、上肢、呼吸功能和下肢症状。第一分期指的是 ALS 患者出现一个节段的功能受损，第二分期和第三分期分别是出现两个和三个节段的功能受损，第四分期出现营养不良和呼吸障碍，第五分期指的是 ALS 患者死亡。伦敦分期是根据临床表现作为分期依据，那么，不同伦敦分期的 ALS 患者的脑结构损伤是否有和其临床症状对应的特征呢？

病例 1

患者，女，56 岁。19 个月前无明显诱因跳舞时上举上肢感左上肢无力，双上肢抽搐，口服高钙片后好转，无肢体麻木感，症状逐渐加重；16个月前出现右上肢无力；5个月前出现双手无力，主要表现为手拿筷子费力；2个月前出现手扣胸以上衣扣费力，拧毛巾拧不干，无双下肢无力感，无饮水呛咳及吞咽困难等。

查体：左上肢近端肌力2级，远端肌力握两指松，右上肢近端肌力2级，远端肌力握四指松，双下肢肌力5级。缺乏上运动神经元损伤的体征。

肌电图提示脊髓前角细胞损害可能。

头颅MRI检查：在T1WI、T2WI上脑实质内未见明确器质性病变。

临床诊断：可能的ALS；修订版ALS功能评分为37分；伦敦分期为第一期。

病例2

患者，女，72岁。12个月前患者无明显诱因出现右手持筷困难，开锁困难，伴随左手无力，1个月前出现走路困难，以前平地可走500～1000m，现只能走几十米，随后出现抬头困难，无吞咽困难、饮水呛咳。双手背桡侧感觉麻木。

查体：左上肢近端肌力3级，远端肌力握两指松，右上肢近端肌力3级，远端肌力握两指松，左下肢近端肌力4级，远端肌力5级，右下肢近端肌力4级，远端肌力5级。缺乏上运动神经元损伤的体征。

肌电图提示脊髓前角细胞损害可能，

头颅MRI检查：在T1WI、T2WI上脑实质内未见明确器质性病变。

临床诊断：确定的ALS；修订版ALS功能评分为30分；伦敦分期为第二期。

病例3

患者，男，50岁。24个月前患者猛拉车门后出现右手无力，不伴麻木、疼痛，持筷不稳，逐渐出现手部肌肉萎缩；18个月前就诊于当地医院，考虑为"臂丛神经损害"，行"臂丛神经松解术"，手术后症状无明显缓解，上述症状逐渐加重，进展至上肢近端；6个月前出现左手无力，不伴疼痛、麻木，逐渐出现肌肉萎缩；2个月前出现言语不利，吞咽困难，饮水呛咳，同时出现双下肢无力，四肢僵硬。患者伴四肢肌肉跳动，随后出现呼吸困难，竖头费力。

查体：左上肢近端肌力2级，远端肌力握一指松，右上肢近端肌力1级，远端肌力握一指松，左下肢近端肌力4级，远端肌力5级，右下肢近端肌力4级，远端肌力5级。缺乏上运动神经元损伤的体征。

肌电图提示脊髓前角细胞损害可能。

头颅 MRI 检查：在 T1WI、T2WI 上脑实质内未见明确器质性病变。

临床诊断：确定的 ALS；修订版 ALS 功能评分为 25 分；伦敦分期为第三期。

通过应用基于皮质的分析方法，发现上肢起病的 ALS 患者不同伦敦分期（第一期至第三期）的中央前回皮质都出现了变薄，并且随着临床分期的增加，皮质变薄的面积也随之增大（图 8-8）。第一期的 ALS 患者大部分皮质变薄的区域位于中央前回负责上肢功能的功能区。第二期的 ALS 患者部分有上肢和下肢功能异常症状，另外一部分有上肢和延髓功能异常症状，与之对应的第二期 ALS 患者的皮质厚度变薄的区域也增大至中央前回负责下肢和延髓功能的区域。第三期的 ALS 患者的皮质厚度区域相较于第二期进一步扩大。这一研究的结果支持 ALS 局灶性起病和疾病连续性进展的假说。

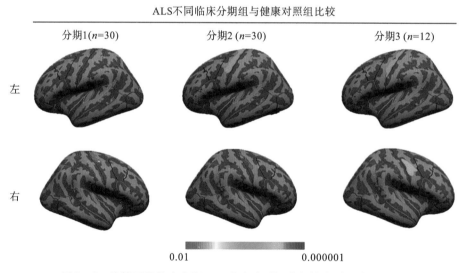

图 8-8　比较不同临床分期 ALS 患者皮质厚度与健康对照者的差异

有研究应用 TBSS 的分析方法定量分析不同伦敦分期的 ALS 患者的皮质脊髓束的损伤的特征。不同伦敦分期（第一期至第三期）的 ALS 患者的皮质脊髓束 FA 值出现降低，并且随着临床分期的增加，FA 值降低的皮质脊髓束范围也随之增大（图 8-9）。皮质脊髓束是人体最主要的运动传导通路。FA 值的大小与轴索和髓鞘的完整性、纤维致密性及平行性有关，是可以反映白质纤维的完整性的重要弥散参数。ALS 患者皮质脊髓束 FA 值降低提示皮质脊髓束的完整性受到损伤。既往 ALS 患者的尸检病理检查显示皮质脊髓束会出现轴突丢失、轴突脱髓鞘和少突胶质细胞死亡。可见，基于 T1WI 和 DTI 的高级定量分析对于评估 ALS 的疾病进展程度具有极大的潜能。

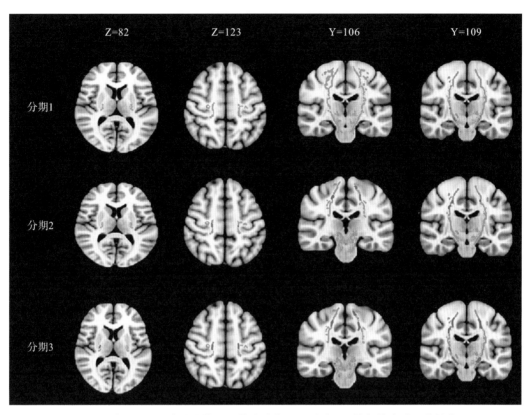

图 8-9 应用 TBSS 方法比较不同临床分期 ALS 患者 FA 值与健康对照者的差异

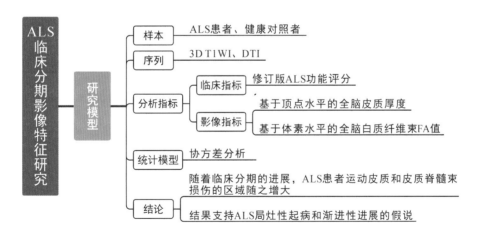

不同临床分期 ALS 患者运动皮质和皮质脊髓束损伤的特征支持 ALS 局灶性起病和渐进性进展的假说。采用高级神经影像定量分析方法，可以为 ALS 的早期治疗和疗效评估提供潜在的神经影像标志物。然而，由于 ALS 患者病情发展到晚期会出现吞咽困难、呼吸困难等症状导致无法接受 MRI 扫描，这就需要其他可替代的技术用于评估 ALS 患者上运动神经元损害情况。定量脑电图、功能性近红外光谱技术由于便携性好，

以及对评估时患者体位要求低也许可以作为评估 ALS 患者上运动神经元损害的工具，但是需要进一步的研究评估该技术的诊断效能。

第四节　ALS 患者的认知表现

ALS 自 1896 年首次被发现以来，直到 20 世纪初一直被认为是单纯的运动神经元退行性疾病。20 世纪 90 年代末，逐步有文献报道，ALS 患者存在运动系统外其他脑区的神经元异常。2005 年开始，逐步有神经影像学研究发现，ALS 患者较正常对照者，不仅表现为运动相关皮质的萎缩，还存在运动皮质外，尤其是额叶和颞叶脑区的萎缩。随着针对 ALS 大型人群的量表研究，2009 年，有学者首次发表了 ALS 患者认知和行为障碍的诊断标准，并于 2017 年进行了更新。对磷酸化 TDP-43 在脑内不同脑区的沉积，以及 TDP-43 与 FTD 的关系的研究，更进一步证实 ALS 是一个多系统退变疾病，运动系统损伤虽然是 ALS 患者的核心症状，但是随着疾病的进展，患者会呈现出认知和行为问题，并且与运动系统退变同步进展。也就是说，对于 ALS 患者而言，同时捕捉其运动系统和认知、行为相关退变证据，才可以全面评价疾病进展，并有效辅助临床患者监管。ALS 患者的认知和行为问题是临床多样性表现的一个方面，其独立于运动系统退变特征，极大程度影响患者预后。基于神经影像研究，与 ALS 患者临床认知障碍有关的影像学证据是什么呢？

病例

患者，男，46 岁。受教育程度：9 年。确诊为可能的 ALS，1 年后复诊，家属自述患者近来理解力下降，难以沟通。行认知相关量表测评后，评分如下：MMSE 评分为 26 分，语义流畅性测试为 30 分（1 分钟内动物数 14 分，1 分钟内蔬菜数 9 分，1 分钟内水果数 7 分），数字广度测试前向为 8 分，数字广度测试后项为 5 分，额叶功能评分为 14（满分 18 分），MoCA 评分为 24 分。

该患者多项认知评价下降，提示患者存在认知功能受损。

与上述患者类似，部分 ALS 患者在诊断初期或疾病进展中，会出现不同程度的认知下降，那么与此类患者认知下降有关的神经影像机制是什么呢？

为了明确 ALS 患者认知表现与结构损伤的关系。我们前瞻性地纳入符合修订版 EI Escorial 标准的 ALS 患者 46 名，并选择年龄、性别匹配的正常对照者 40 名；采用多个执行功能相关量表评价患者的认知表现，同时采用 DTI 作为脑内结构损伤的评价指标。结果显示，ALS 患者较正常对照者表现为明显的执行功能下降。ALS 患者表现为大范围脑内白质纤维完整性下降，即 FA 值下降，MD 值和 RD 值的上升。受累区域主要包括双侧皮质脊髓束（经由中央前回—辐射冠—内囊后肢—大脑脚水平）、胼胝体及其向额叶的投射纤维。其中，双侧中央前回皮质下白质及辐射冠、胼胝体体部及膝部，以及经由胼胝体体部、膝部向额叶辐射的投射纤维受累显著（主要辐射至额上回和额中回区域）。另外，双侧丘脑—皮质投射纤维（即内囊前肢）、外囊 MD 值及 RD 值在 ALS 患者是显著升高的。（图 8－10）皮质脊髓束及胼胝体体部 FA 值与 ALS 患者的疾病严重程度呈正相关，即上述区域 FA 值下降越明显，患者的运动功能评分越低。胼胝体体部及其至额叶的投射纤维、丘脑—皮质投射纤维与 ALS 患者的认知灵活性和整体认知功能评分相关。与此同时，一项将 ALS 患者根据认知、行为及是否满足 FTD 诊断进行分组的研究显示，单纯地不合并认知及行为问题的 ALS 患者主要表现为脑干萎缩，合并认知或行为障碍的 ALS 患者表现为较为广泛的运动和非运动区域灰质萎缩，比如额叶区域的萎缩；而 ALS-FTD 患者还可出现更为广泛的额叶、颞叶灰质萎缩。上述研究结果提示 ALS 患者是否存在更为广泛的脑区异常，与患者的认知及行为状态有关。

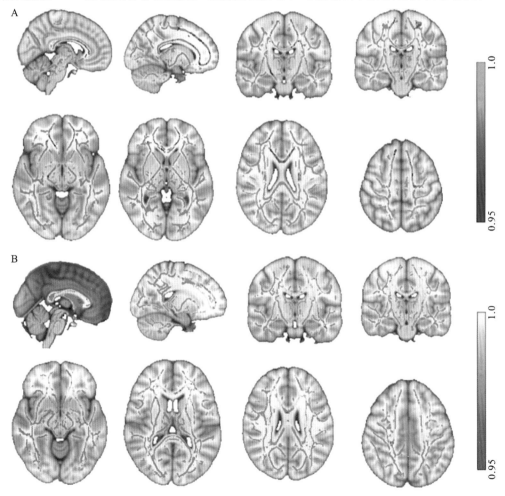

图 8－10　ALS 患者与正常对照者白质微结构差异

蓝色区域显示 ALS 患者较正常对照者 FA 值下降的区域（图 A）。黄色区域表示 ALS 患者较正常对照者 MD 值上升的区域（图 B）。FWE 校正 $P<0.05$。

考虑到 C9orf72 是家族型和散发型 ALS 患者中最常见的致病基因，且此类患者临床进展较 C9orf72 重复扩展阴性的患者快，且更容易合并认知损伤。针对 C9orf72 阳性、C9orf72 阴性及正常对照的分析显示，相比于 C9orf72 阴性的患者，仅累及皮质脊髓束和少部分运动皮质外区域的 C9orf72 阳性患者，具有更广泛的运动皮质外区域受累，包括梭状回、丘脑、眶额回和 Broca 区等，且与患者的认知表现具有较好的相关性。

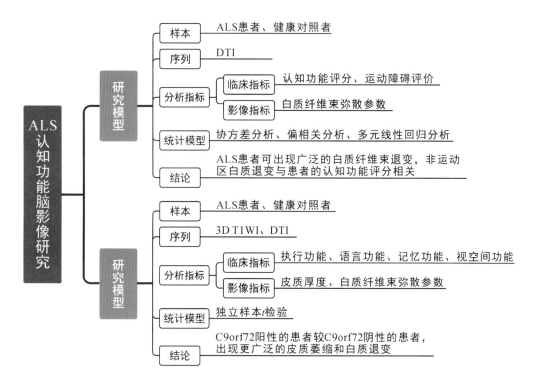

拓展

认知障碍作为 ALS 多维度临床症状的一方面，其发生率高达 75%，且随着患者运动系统的退变持续进展，对患者预后和临床管理造成极大影响。通过分析与 ALS 患者认知障碍有关的影像学标志物，可以为实现客观标记 ALS 患者临床多维度表现提供支持，从而有助于指导临床患者管理、家属照料，以及提前干预等。近二十年来，针对 ALS 的研究显示以额、颞叶为主的灰质萎缩、白质退变均与患者的认知异常有关，尤其是执行功能和语言损伤。存在基因变异的 ALS 患者，比如 C9orf72、FUS 突变的人群，其损伤的区域较无基因变异患者的更广泛，更进一步证实运动系统外脑区结构及功能的异常与 ALS 患者认知功能下降有关。然而，目前的大部分研究均为横断面设计，且部分纵向研究的随访时间较短，这些不能准确反映 ALS 患者随着疾病进展所合并的认知及行为功能变化特征。同时，结合 TDP-43 蛋白的播散顺序可知，额、颞叶受累是一个逐步的过程，比起出现广泛的额、颞叶受累脑区，哪些脑区早期受累可以更好地预测 ALS 患者的认知功能很关键。另外，50％的 ALS 患者可合并不同程度的行为异常，主要表现为情感淡漠、刻板行为等，行为问题可作为 ALS 患者临床表现的另一个重要方面。那么，与行为异常有关的神经影像证据有哪些呢？

第五节　ALS 患者的行为异常

行为异常是 ALS 患者另一类常见的运动系统外损伤，其发生率高达 50％。不仅影响 ALS 患者的心理状态，增加照料者的负担，也严重影响患者的生活质量以及预后。情感淡漠、去抑制、易激惹等都是 ALS 患者常见的行为障碍。研究显示，合并中度到重度情感淡漠的 ALS 患者其生存期较无情感淡漠者的生存期可缩短约 30 个月。那么，与 ALS 患者行为异常的神经机制可能是什么呢？

病例

患者，女，33 岁。左手无力 10 个月，左下肢无力 9 个月，加重伴右上肢无力 3 个月。结合影像学、肌电图及临床各项检查后，9 个月前诊断为肯定的 ALS，当时修订版 ALS 功能评分为 45 分。

此次复诊主诉 3 个月前出现吐字不清，坐位时说话费劲。此次修订版 ALS 功能评分为 41 分。

患者丈夫提及患者近几个月来情绪不稳定，有时大笑不止。行修订版剑桥行为评定量表及神经精神科问卷评价，修订版剑桥行为评定量表提示：患者出现异常行为，大笑、情绪失落、主动性降低的评分均为 3 分，即基本每天都出现；神经精神科问卷评分是：妄想（频率 1 分，严重程度 1 分，引起照料者的苦恼程度 0），激惹及攻击行为（频率 3 分，严重程度 1 分，引起照料者的苦恼程度 1 分），抑郁/心境不悦（频率 2 分，严重程度 1 分，引起照料者的苦恼程度 1 分），行为失控（频率 4 分，严重程度 3 分，引起照料者的苦恼程度 3 分），易怒/情绪不稳（频率 1 分，严重程度 1 分，引起照料者的苦恼程度 2 分），结论：该患者具有较明显的行为异常。

与本病例中的患者一样，行为异常可见于 30％的 ALS 患者。导致 ALS 患者出现行为异常的神经机制可能是什么呢？

一项采用 24 项额叶行为量表评价 ALS 患者行为异常的研究显示，ALS 患者行为异常主要包括去抑制（disinhibition）、情感淡漠（apathetic），且情感淡漠与双侧眶额回灰质变薄有关，而去抑制与右侧额、颞叶和扣带回灰质变薄有关（图 8-11）。提示 ALS 患者行为异常与行为变异型额颞叶痴呆患者类似，且与额、颞叶及扣带回灰质萎缩有关。另一项采用皮质厚度及 DTI 分析的研究发现，相比于单纯的 ALS 患者，合并认知和行为异常的 ALS 患者可出现额、颞叶区域灰质萎缩和白质退变，其中白质完整性下降的区域包括胼胝体、弓状束、扣带束以及上纵束等位于额、颞叶的白质纤维束。广泛的额、颞叶灰白质受累与患者的认识和行为异常有关。

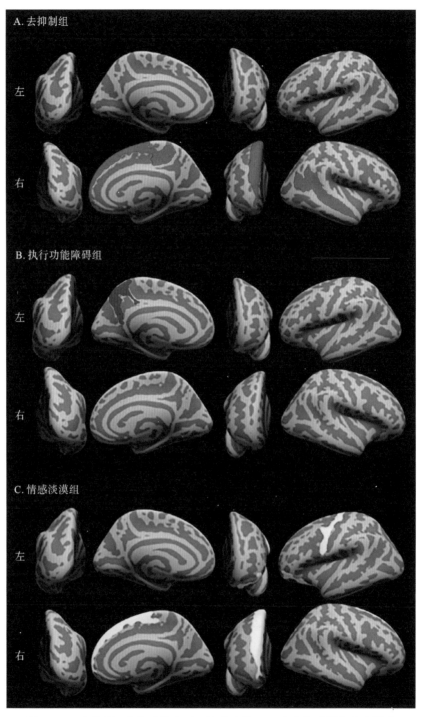

图 8-11　去抑制、执行功能障碍、情感淡漠 ALS 患者灰质异常分布模式

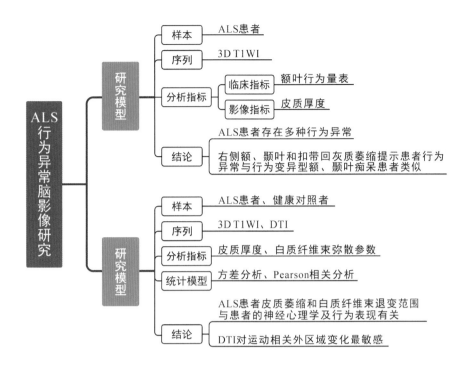

拓展

行为异常在 ALS 患者中并不少见。行为问题的存在对患者的照料带来极大负担。针对 ALS 患者行为异常的研究提示额、颞叶及边缘叶脑区（比如扣带回、眶额回）受累等可能是 ALS 患者出现行为问题的主要原因。然而，额、颞叶及边缘叶相关脑区结构异常是否可作为 ALS 患者存在行为问题的可靠生物学指标，其与 ALS 患者预后之间的关系如何，尚待进一步研究。

第六节　对 ALS 的治疗评价

近二十多年来，与 ALS 在基因突变、致病机理等方面取得的进展相比，ALS 的治疗药物的研究进展缓慢。这种进展缓慢，并非因为无药物实验，而是针对不同致病机理，于全球范围内开展的超过 50 项的随机对照实验，基本均以失败告终。究其原因，除了药物本身和临床前结果的不同，不可忽略的一点就是由于缺乏敏感、客观反映药物治疗后中枢响应的指标而导致的实验设计出现问题。因为缺乏此类标志物，ALS 的临床研究均以临床效果作为评测指标，而由于疾病较大的异质性，在以往开展的随机对照实验中，基本很难得到 40％甚至 50％以上的治疗差异。因此，对于进展快、生存期短，且治疗药物相当匮乏的 ALS 而言，寻找可准确敏感反映药物治疗后，与治疗机制相关的中枢响应指标，无疑可以为 ALS 药物实验提供新的设计思路。不仅如此，针对已经批准的药物，临床使用中也存在诸多难点。比如以往的研究均认为利鲁唑早期使用才具有缓解疾病进展的效果，然而近期一项针对英国 ALS 患者的大型回顾性分析发现，服用利鲁唑受益人群系 ALS 晚期患者。同时，依达拉奉使用纳入排除标准来自针对随机对照实验的 post-hoc 分析，符合和不符合依达拉奉治疗的人群是否存在脑内氧化应激水平的不同，均未知。既往研究表明，功能神经影像学可以实现在体捕捉 ALS 多维度中枢机制异常。因此，功能神经影像学是否可以为 ALS 药物治疗疗效评估及相应机制提供参考依据呢？比如利鲁唑的主要特点是缓解兴奋性中毒，依达拉奉以降低氧化应激水平为主，是否可通过评价 ALS 患者药物治疗前后大脑内兴奋性氨基酸及氧化应激的水平实现更准确的药物治疗评价呢？

病例 1

患者，男，70 岁。19 个月前无明显诱因出现双上肢近端抬起乏力，打羽毛球时感无力，右上肢无力较左上肢重，伴肌肉跳动，感颈部困乏，抬头困难，半年前感偶有饮水呛咳，无声音嘶哑及双下肢无力等。患者怕热、爱出汗、血压偏低，18 个月体重减轻 5kg。

查体：舌肌纤颤（＋），咽反射减低，转颈力弱，MRC 评价双上肢肌力均减低，下肢肌力尚可。双上肢腱反射减低，双下肢腱反射活跃。

肌电图结果提示脊髓前角细胞损害可能。

临床诊断：确定的 ALS，修订版 ALS 功能评分为 43 分（亚项评分：言语 4 分，流涎 4 分，吞咽 4 分，书写 3 分，使用餐具 3 分，穿衣和洗漱 2 分，床上翻身和调整被褥 4 分，行走 4 分，爬楼梯 4 分，呼吸困难 3 分，端坐呼吸 4 分，呼吸衰竭 4 分）。用力肺活量为 90％。

推荐患者使用利鲁唑及依达拉奉治疗。

病例 2

患者，男，58 岁，病程 26 个月。半年前出现双上肢近端困乏无力，右侧重于左侧，无力逐渐加重，出现抬起困难，3 个月前出现双手无力，右手拿筷子困难，现用勺子替代，无肌肉跳动，无肢体麻木等不适，无双下肢无力、饮水呛咳等。无皮肤瘙痒及出汗异常。患者自从发病后出现言语重复、赘述等症状。

查体：双上肢近端及远端肌肉萎缩，MRC 评价双上肢近端肌力减低，下肢肌力正常。双上肢腱反射减低，下肢腱反射活跃。Ellis 反射评分为 14 分。

肌电图显示：右侧腓肠肌和 T10 脊旁肌针电极肌电图电静息时均少量失神经电位，右侧舌肌针电极肌电图电静息时患者无法放松，双侧胫前肌和右侧腓肠肌轻收缩时可见个别点运动单位电位时程增宽，余所检诸肌针电极肌电图未见明显异常。

诊断：确定的 ALS，病程 6 个月，修订版 ALS 功能评分为 42 分（亚项评分：言语 4 分，流涎 4 分，吞咽 4 分，书写 3 分，使用餐具 1 分，穿衣和洗漱 2 分，床上翻身和调整被褥 4 分，行走 4 分，爬楼梯 4 分，呼吸困难 4 分，端坐呼吸 4 分，呼吸衰竭 4 分）。用力肺活量为 90%。

由于患者不符合依达拉奉治疗入组标准，推荐患者使用利鲁唑治疗。

针对上述两个病例，服用利鲁唑后，患者脑内兴奋性水平是否会发生变化？使用依达拉奉后，患者的中枢神经系统是否存在变化呢？

针对利鲁唑治疗前后大脑兴奋性水平是否会发生变化这一问题，有研究尝试采用病例对照研究来回答这一问题。通过 MRS 扫描，获得左侧运动皮质、左侧皮质下白质区及脑桥的 γ-氨基丁酸（GABA）及谷氨酰胺及谷氨酸（Glx）水平，发现 ALS 患者较正常对照者的运动皮质抑制性氨基酸 GABA 水平降低，提示兴奋性较高；同时，未服用利鲁唑治疗的患者其运动皮质兴奋性氨基酸-Glx 水平高于利鲁唑治疗后患者的。说明 ALS 患者的确存在皮质兴奋性-抑制性失衡的特点，且利鲁唑可能具有降低颅内兴奋性氨基酸水平的能力。

为了明确依达拉奉治疗是否会延缓疾病进展，另外一项小样本研究，针对使用依达拉奉及利鲁唑和正常人以及单独使用利鲁唑治疗的患者，采用 MRI 评价其治疗前后皮质厚度及白质变化特征。研究显示：在基线状态下，符合依达拉奉治疗的患者相比于正常人表现为中央前回皮质厚度变薄及皮质脊髓束白质完整性下降（图 8-12）；在治疗 6 个月后，依达拉奉及利鲁唑治疗组患者相比于治疗前，可见中央前回皮质厚度的持续性变薄及广泛的白质完整性下降（图 8-13）；相比于单纯的利鲁唑治疗组，治疗 6 个月后的依达拉奉及利鲁唑治疗组较利鲁唑单独治疗组大脑结构特征无差异。提示：对于接受依达拉奉治疗的患者，其依然存在进行性的大脑损伤，且依达拉奉加利鲁唑治疗组与单纯利鲁唑治疗组在大脑结构上无明显差异。可见，针对依达拉奉治疗有效性的评价，需要更加深入的研究去探讨。

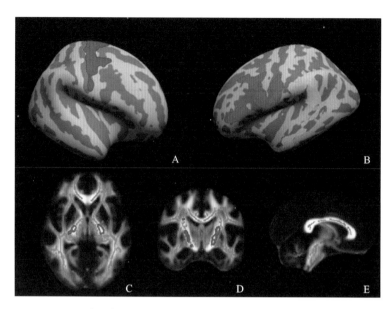

图 8 - 12　依达拉奉加利鲁唑治疗组治疗前与正常对照的灰白质结构差异

　　依达拉奉治疗组治疗前相比于正常对照，表现为双侧中央前回和左侧中央旁小叶的皮质厚度变薄（图 A、B），以及皮质脊髓束 FA 值下降（图 C、D、E）。

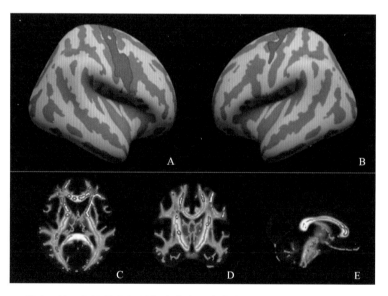

图 8 - 13　依达拉奉加利鲁唑治疗组治疗前后大脑结构对比差异图

　　采用依达拉奉加利鲁唑治疗 6 个月后的 ALS 患者相比于治疗前表现为广泛的中央前回的进行性萎缩（图 A、B），以及更广泛的白质结构退变（图 C、D、E）。

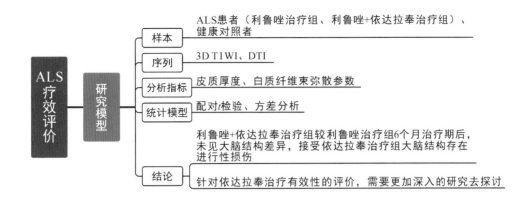

ALS 是一种残酷且无情的疾病，发病后生存期短，且缺乏有效治疗药物。利鲁唑和依达拉奉作为仅有的被 FDA 批准的治疗药物均可延缓疾病的进展。依达拉奉作为最新批准的治疗药物，其存在适应证和非适应证的潜在原因，对于 ALS 患者而言是非常重要的。通过磁共振波谱的形式，可见利鲁唑治疗可以降低患者的运动皮质兴奋性水平，为利鲁唑治疗效果提供了直观的评价方式。短期随访显示的依达拉奉未见明显疗效，是否证实依达拉奉真的无效。通过增加样本量同步分析患者的治疗后改变，也许可以为 ALS 患者治疗提供新的见解。

本章小结

ALS 作为一种以运动系统受累为核心，合并不同程度认知及行为障碍，甚至 FTD 的多系统退行性疾病，具有诊断困难、异质性大、缺乏有效治疗药物等难点。高级磁共振技术可以从结构、功能等多方面为提供 ALS 上运动神经元损伤客观影像学标志物，提升诊断效能；为探索临床分期及合并症的神经机制提供手段，加深对疾病的理解；为评价治疗机制、治疗效果等方面提供技术支持。

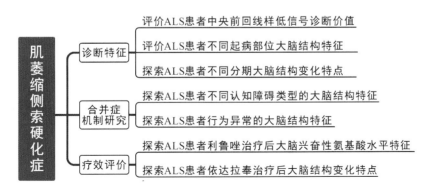

参考文献：

［1］ VAN ES M A，HARDIMAN O，CHIO A，et al. Amyotrophic lateral sclerosis ［J］. Lancet，2017，390（10107）：2084 – 2098.

［2］ MITSUMOTO H，BROOKS B R，SILANI V. Clinical trials in amyotrophic lateral sclerosis：why so many negative trials and how can trials be improved［J］. Lancet neurology，2014，13（11）：1127 – 1138.

［3］ BEELDMAN E，RAAPHORST J，TWENNAAR M K，et al. The cognitive profile of ALS：a systematic review and meta-analysis update［J］. Journal of neurology，neurosurgery，and psychiatry，2016，87（6）：611 – 619.

［4］ TSUJIMOTO M，SENDA J，ISHIHARA T，et al. Behavioral changes in early ALS correlate with voxel-based morphometry and diffusion tensor imaging［J］. Journal of the neurological sciences，2011，307（1 – 2）：34 – 40.

［5］ SENDA J，ATSUTA N，WATANABE H，et al. Structural MRI correlates of amyotrophic lateral sclerosis progression［J］. Journal of neurology，neurosurgery，and psychiatry，2017，88（11）：901 – 907.

［6］ CHAVES M，BETTINI M，FERNANDEZ M C，et al. Usefulness of diffusion tensor imaging in amyotrophic lateral sclerosis：potential biomarker and association with the cognitive profile［J］. Arquivos de neuro-psiquiatria，2017，75（5）：272 – 276.

［7］ BERSANO E，SARNELLI M F，SOLARA V，et al. Decline of cognitive and behavioral functions in amyotrophic lateral sclerosis：a longitudinal study［J］. Amyotrophic lateral sclerosis and frontotemporal degeneration，2020，21（5 – 6）：373 – 379.

［8］ HUYNH W，AHMED R，MAHONEY C J，et al. The impact of cognitive and behavioral impairment in amyotrophic lateral sclerosis［J］. Expert review of neurotherapeutics，2020，20（3）：281 – 293.

［9］ PINTO W B V R，DEBONA R，NUNES P P，et al. Atypical motor neuron disease variants：still a diagnostic challenge in neurology［J］. Revue neurologique，2019，175（4）：221 – 232.

［10］ MASRORI P，VAN DAMME P. Amyotrophic lateral sclerosis：a clinical review ［J］. European Journal of neurology，2020，27（10）：1918 – 1929.

［11］ SWINNEN B，ROBBERECHT W. The phenotypic variability of amyotrophic lateral sclerosis［J］. Nature reviews neurology，2014，10（11）：661 – 670.

［12］ BEELDMAN E，RAAPHORST J，TWENNAAR M K，et al. The cognitive profile of behavioural variant FTD and its similarities with ALS：a systematic review and meta-analysis ［J］. Journal of neurology, neurosurgery, and psychiatry，2018，89（9）：995－1002.

［13］ RAJAGOPALAN V，PIORO E P. Differential involvement of corticospinal tract （CST） fibers in UMN-predominant ALS patients with or without CST hyperintensity：A diffusion tensor tractography study［J］. Neuroimage Clin，2017，14：574－579.

第九章　帕金森病

帕金森病（Parkinson's disease，PD）是一种隐匿起病、缓慢进展的神经退行性疾病。最早于 1817 年，由英国医生詹姆斯·帕金森首先描述。目前，全球 60 岁以上人群的患病率为 $1\%\sim2\%$，是发病率仅次于阿尔茨海默病的神经退行性疾病。预计到 2030 年，50 岁以上的 PD 患者约 400 万，患病率会增长 1 倍。

经过 200 多年的研究，我们对 PD 的认识已经有了很大进步，无论从临床表现、病理生理到遗传及治疗，虽积累了丰富的经验，但仍未阐明其机制，也无系统的早期诊断及治疗模式，仍是临床及影像研究的热点和难点。

PD 症状包括核心运动症状和非运动症状，前者包括运动迟缓、静止性震颤、强直、步态或姿势异常，后者包括认知、行为、情绪、睡眠、自主神经功能、视觉和痛觉系统的异常。上述运动和非运动症状可发生在 PD 的各个阶段，不仅严重影响患者的日常功能和生活质量，而且症状表现多样，其异质性也造成了诊断的困难，譬如需要与以震颤为主要表现的帕金森综合征（如多系统萎缩、皮质基底节变性以及血管性帕金森综合征等）鉴别。传统上一直认为 PD 是以运动症状为主的疾病，但近十年，临床医生越来越意识到非运动症状的重要性。约 60% 的 PD 患者具有一项及以上的非运动症状，非运动症状对患者生活质量的影响甚至超过运动症状，如合并轻度认知障碍的 PD 患者发生痴呆的概率高达 46%。

PD 的主要病理特征是中脑黑质致密带多巴胺能神经元选择性的丢失，残存神经元胞质内可见由异常的 α-突触核蛋白集聚形成的路易小体。多巴胺能神经元的显著减少造成黑质-纹状体通路变性，纹状体多巴胺递质水平降低，进而使基底核的运动调节功能受损，产生运动症状。上述病理特征是 PD 的标志性改变，但越来越多的证据表明，路易小体可以累及中脑以外的广泛脑区。2003 年，德国科学家 Braak 提出 PD 是一个分阶段逐渐进展的系统性疾病，并将 PD 病理过程分为六期，即 Braak 分期，其中 1、2 期为临床前期，主要累及周围神经及嗅球；3、4 期为临床期，累及黑质和其他中脑及前脑的深部核团，患者出现典型的运动症状；5、6 期为临床后期，边缘系统及新皮层广泛受累，此时的病理改变可能与患者的认知损害、抑郁、视幻觉等神经精神症状相关。

至今，PD 的诊断在很大程度上基于临床症状和体征、帕金森病量表及左旋多巴胺药物实验性治疗辅助诊断。其早期症状常不明显，很难明确诊断，一旦出现典型症状，疾病已发展至中晚期。晚期 PD 患者通常进展缓慢，但在早期进展速度较快，如何在疾病早期准确诊断、及时干预，以提高疗效，改善患者生活质量及预后，这是 PD 面临的主要问题之一。

目前 PD 的治疗仍以药物治疗为主，药物主要包括两大类：①针对 α-突触核蛋白的药物，如氨溴索；②针对多巴胺能系统的药物，如左旋多巴、多巴胺能受体激动剂以及抗胆碱能药物。曾一度认为左旋多巴的替代疗法是 PD 治疗的金标准，但很快人们就发现，多巴胺治疗的蜜月期是短暂的，随后发生的副作用和并发症甚至令人畏惧，其中，剂末效应、开关现象等运动并发症常与左旋多巴及黑质-多巴胺能激动剂治疗存在相关性。可以说，治疗的本质还是对症治疗，尚无可治愈或有效的神经保护治疗。影像学和其他生物学标志能否为揭示其病因及病理机制发挥作用，进而指导新治疗方法的研发，也是现代影像学一个新的努力方向。

本章主要讨论与 PD 诊断相关的神经影像学，包括常规影像诊断的价值和限度、PD 早期诊断、不同运动亚型及认知功能减退的影像学标志物的研究进展、MR 铁定量技术以及脑深部电刺激治疗后的影像学评价。

第一节　常规磁共振检查在 PD 诊断中的价值

英国帕金森病学会脑库和美国国家神经系统疾病和中风研究所制订了详细的 PD 诊断标准。诊断主要是基于三个核心运动症状、不具有排他性症状中的任何一项以及对左旋多巴的反应。当患者具有典型临床表现时，PD 的诊断非常明确。但在疾病的早期，某些症状还未出现或未完全出现时，原发 PD 与其他帕金森综合征临床差异不明显，导致高达 24% 的病例误诊，准确判断是否为 PD 具有相当的挑战性。临床工作中，需要进行常规 MRI 扫描来排除其他具有特征性影像表现的疾病，包括多系统萎缩、进行性核上性麻痹和血管性帕金森综合征等。那么，部分 PD 患者出现纹状体无症状腔隙性梗死与早期 PD 中黑质变化有什么关系呢？

病例

患者，女，67 岁。步态障碍半年，加重伴面部表情僵硬 2 个月余。

现病史：患者半年前无明显诱因出现双下肢对称性步态障碍，起步困难，走路呈慌张步态，时有跌倒，行走时双上肢无异常。2 个月前患者上述症状加重并出现面部表情僵硬。

既往史：高血压 10 年。

查体：血压 170/90mmHg，神志清楚，面具脸，流涎较多，颜面、躯干皮脂分泌较多。躯体深浅感觉正常，上下肢运动功能障碍，右侧肢体肌力 3 级，左侧肢体肌力 4 级，四肢肌张力高，左侧重于右侧，肌肉无明显萎缩，双侧掌颌反射阳性，肱二头肌腱反射正常，双侧 Babinski 征阴性，双侧 Hoffmann 征阳性，双侧克氏征阴性。

头颅 MRI 检查：左侧基底节区、侧脑室旁多发腔隙性脑梗死（图 9-1）；脑萎缩；双侧侧脑室周围及半卵圆中心散在缺血性脑白质病变（改良 Fazekas Ⅱ 级）。

临床诊断：血管性帕金森综合征。

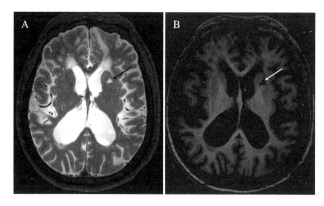

图 9-1　患者常规头颅 MRI 检查图像

患者，女，67 岁。T2WI（图 A）和 T1WI（图 B）显示左侧基底节区腔隙性脑梗死灶。

散发性小血管病是中枢神经系统最常见的血管疾病之一。它是腔隙性脑梗死、脑深部区域出血和慢性中枢神经系统疾病（如血管性帕金森综合征和痴呆症）的主要原因。头颅 MRI 检查主要表现为脑白质高信号和腔隙性脑梗死。腔隙性脑梗死主要是大脑半球深部白质和/或脑干的微小动脉透明变性、深穿支动脉闭塞，导致局部脑组织缺血、坏死和液化而形成。腔隙性脑梗死主要依据影像学检查或尸检诊断，临床诊断存在困难。对于单纯性无症状性腔隙性脑梗死的诊断标准为：影像学检查发现有单发或少数腔梗病灶；患者无任何主观症状；检查无阳性体征。

由于大部分 PD 患者年龄超过 50 岁，且存在一种或多种脑血管疾病的危险因素，容易发生无症状颅内小血管闭塞，即无症状性腔隙性脑梗死，其中最常见的是位于基底节区的纹状体无症状性腔隙性脑梗死。纹状体与黑质（substantia nigra，SN）之间有密切的联系，构成了纹状体-黑质环来协调人体的运动。一项基于有或无纹状体无症状腔隙性脑梗死的 PD 患者的研究，通过测量纹状体-黑质的结构变化，发现纹状体梗死的典型症状可能会通过影响纹状体-黑质环路来诱发或加重黑质的损伤。据推测，一旦纹状体发生病变，连接被破坏，将导致 SN 功能异常。常规影像学方法能够明确评估纹状体腔隙性脑梗死，但缺乏灵敏的检测大脑黑质结构变化的方法，随着科学技术的发展，已经能够通过 MRI 技术检测脑内微结构的改变，DKI 是 DTI 的进一步延伸，其主要参数为平均峰度（mean kurtosis，MK）。较高的 MK 值反映了更复杂的灰质结构。已发现 PD 患者黑质的 MK 值显著高于健康对照者。探索 PD 患者这一环路结构、功能的改变，对于研究 PD 的发病机制具有一定的价值。

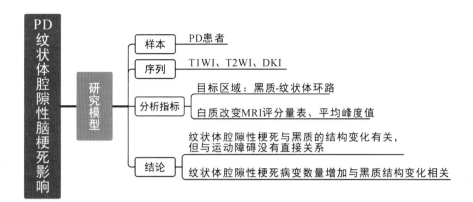

高场 MRI 的引入大大提高了空间分辨率和组织分辨率，能够显示脑组织的细微结构，不仅可以显示 PD 患者中脑结构不对称性萎缩、T2WI 信号减低这一特征性改变，而且有助于与继发性帕金森综合征、帕金森叠加综合征的鉴别。但因 PD 患者多为老年人，正常老化的常规 MRI 表现与 PD 多有重叠，应注意加以区分。磁共振功能成像的不断发展，如扩散成像、MRS、BOLD-fMRI 及神经黑色素成像等，可从不同维度显示 PD 内在的病理机制，有助于早期诊断、精准诊断，为临床治疗提供思路。大数据时代的到来，影像数据结合人工智能在医学影像诊断领域必将不断拓展，未来辅助诊断工具的开发有望使影像诊断更加准确快捷。

第二节　多模态 MRI 在 PD 早期诊断中的价值

PD 的早期症状常不明显且无特异性，难以诊断，一旦出现明显症状，其黑质多巴胺能神经元的丢失已超过 50%。早期诊断、及时干预并采取可能的神经保护措施，对提高 PD 疗效、改善生活质量和预后具有重要意义。目前针对 PD 早期诊断的影像学研究主要集中在黑质-纹状体通路及 PD 前驱期非运动症状相关的影像表现两方面。常规的 MRI 存在一些局限，无法检测出脑白质微结构或脑功能的异常改变。随着影像技术的不断进步，通过多种功能磁共振成像技术探索安全无创的 PD 影像生物标志物已成为可能。那么，如何在 PD 早期对疾病进行识别，并发现有价值的影像标记物呢？

病例

患者，男，42 岁。行走不稳 1 年半，1 年前加重并出现言语不清，双手颤抖 1 个月余。

现病史：患者 1 年半前无明显诱因出现走路不稳，行走时左右摇摆，走不成直线。1 年前出现言语不清，呈吟诗样语言。1 个月前出现双手间断颤抖，无明显出汗。

查体：神志清，精神欠佳，查体合作，情感淡漠，接触差，双眼可见水平眼震，咽反射消失，双手不自主抖动，四肢肌张力正常，四肢肌力5级，双侧Babinski征阳性，轮替试验及跟-膝-胫试验阳性，闭目难立征阳性，颈软，无抵抗。

头颅MRI示：小脑萎缩。

头颅SPECT成像示：尾状核及壳核突触前多巴胺转运体受体结合度明显增加（图9-2）。

临床量表：Hoehn-Yahr分级1.0，MMSE评分为28分。

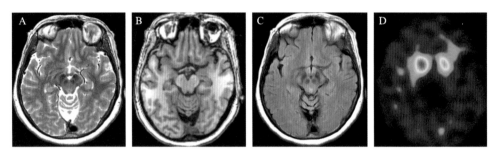

图9-2　患者头颅MRI及SPECT检查图像

从左至右依次为T2WI、T1WI、T2FLAIR及^{123}I-FP-CIT SPECT图像。

我们可以看到，常规MRI图像提供的价值有限，仅SPECT显像发现了基底节区代谢的异常。功能磁共振成像技术的发展，能够从不同角度反映PD患者脑内的微观结构变化及神经网络改变，是否可以利用这些先进的脑成像方法探究早期PD大脑结构、功能的改变，对于PD早期诊断具有一定的意义，值得我们进一步研究。

一、多模态 MRI 在早期 PD 诊断中的应用

DTI能测量脑组织中水分子自由扩散的能力，DTI显示PD患者在不同的皮质和皮质下区具有不同的FA值，对纹状体的结构变化非常敏感。早期PD患者中黑质的FA值比健康对照组的FA值减少，通常黑质FA值的减低发生在尾端，与尸检多巴胺能细胞丢失的位置一致。相关研究加深了我们对PD病理生理学的了解，可以总结出以下几点：嗅觉区域的DTI可以参与PD的早期诊断；黑质中的FA和MD是识别PD患者和PD进展的良好指标；胼胝体在PD中退化具有高变异性，其完整性与特定症状（例如，冲动障碍、步态）相关；尾状核和皮质脊髓束显示FA值增加和MD值减少，但需要进一步研究来总结这些变异的性质及其与退行性过程的可能联系；尽管有一些限制，DTI似乎是研究PD病理生理学和严重程度的敏感方法。应考虑联合DTI与其他MRI方法（VBM、DSI）探究PD的大脑改变。

MRS检测脑内的化学成分发现PD患者的脑桥和壳核区的γ-氨基丁酸（GABA）浓度高于健康对照者的GABA浓度，提示低位脑干结构受累，类似于Braak PD分期以及早期PD的基底节。

MTI是一种基于高流动质子与固定受限质子的相互作用来反映组织对比度的技术。

在大脑中，这两种状态对应于组织水以及鞘磷脂和细胞膜大分子中的质子。研究表明，PD 患者的黑质网状部、红核和脑桥的磁化转移率显著下降，尤其是在黑质致密部最为显著，并且可能比疾病的临床发作更早开始。

fMRI 揭示了 PD 患者大脑对多种临床症状相关损伤的适应和可塑性机制，进一步拓展了我们对 PD 病理改变的功能意义的认识。几项研究评估了 PD 患者主要运动症状背后的 rs-fMRI 模式，提示小脑-丘脑-皮质回路的改变是一个关键标志。早期 PD 病例已经显示小脑-丘脑-皮质通路的功能连接受损。随着疾病的进展，早期患者前壳核与中脑之间的额外功能耦合以及小脑与感觉运动皮质之间的连接性增加。尽管将其转化为临床实践仍处于早期阶段，但功能磁共振成像措施在 PD 的多种临床中具有应用前景，包括早期检测、预测临床状态的未来变化，以及作为与神经治疗剂和神经康复策略相关的脑生理学变化的标志。

二、与 PD 前驱期非运动症状相关的 MRI 改变

PD 被归类为运动系统疾病，但人们越来越认识到许多非运动症状在典型运动症状出现之前已出现，如嗅觉减退、特发性快速眼动睡眠行为障碍（rapid eye movement sleep behavior disorder，RBD）、抑郁、疲劳、视觉幻觉、自主功能障碍和疼痛等。但上述症状出现隐匿，无特异性，寻找与上述症状相关的早期影像学特征也是神经影像研究的热点。

嗅觉减退或嗅觉丧失在 PD 患者中发生率为 $50\% \sim 90\%$，可早于运动症状前 $5 \sim 10$ 年出现，而在良性原发性震颤或非典型帕金森病中几乎无明显的嗅觉丧失。嗅觉测试包括对嗅觉阈值、气味识别和辨别以及嗅觉记忆的评估。尸检结果表明，即使在 PD 早期，嗅觉系统已经出现了突触核蛋白的病理改变。因此，嗅觉障碍已经被提出作为早期筛查 PD 的可靠生物标记。PD 患者早期存在嗅束的细胞变性，这种改变可以通过 DTI 技术进行检测。当 PD 患者接受愉快的或不愉快的嗅觉刺激时，也可以通过 fMRI 检测脑内 BOLD 信号的异常，发现杏仁核-海马复合体中的激活显著减少。

RBD 症状的出现可先于 PD 或其他突触核蛋白病症多达 $5 \sim 50$ 年。越来越多的证据表明，在非突触核蛋白病神经退行性疾病中也发现了 RBD，包括阿尔茨海默病、亨廷顿病、肌萎缩侧索硬化症等。与嗅觉成像研究类似，一些研究侧重于特发性 RBD 或 PD 发展相关的脑变化，而另一些研究则侧重于已确诊 PD 且有 RBD 症状的患者。一项 VBM 的结构性 MR 研究对比了 20 例特发性 RBD 患者与健康对照者，RBD 患者的双侧小脑前叶、脑桥被盖和左侧海马旁回灰质体积显著减少。在对特发性 RBD 患者的 DTI 研究中，也发现相比于健康对照者，患者的脑干白质发生了变化，其中中脑被盖和脑桥吻侧 FA 值降低，脑桥网状结构 MD 值增加。有趣的是，这项研究还检测到 RBD 患者双侧海马的灰质密度增加，这需要进一步研究。

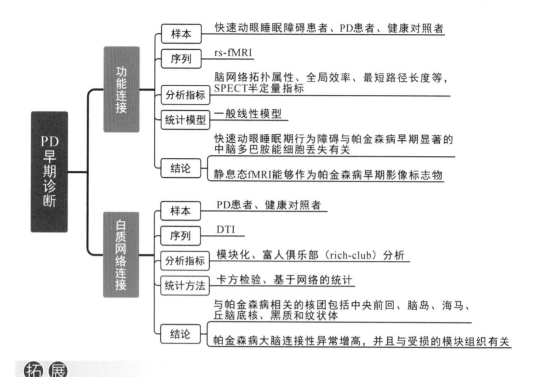

关于PD早期诊断生物学标志物的研究涉及免疫反应、炎症反应、氧化应激反应、细胞凋亡等多个领域，已经取得了一些进展。如部分研究表明，在PD患者的脑脊液、外周血或颌下腺中检测到比正常对照者明显增多的α-突触核蛋白，其敏感性和特异性尚待进一步确定，但有创性的检查难以在临床常规开展。多种神经影像技术的发展，能够从结构、功能、代谢和神经化学等不同角度加深我们对PD内在神经化学和神经病理的理解。α-突触核蛋白染色阳性的路易体和黑质神经元脱色素是PD神经病理学的标志物。期待未来在体的神经黑色素成像及α-突触核蛋白成像技术能够应用于临床诊断。新兴的MRI技术能够通过多模态方法结合其他临床手段进行个体化风险评估，并对未来神经保护试验具有重要意义。

第三节 帕金森病运动障碍的脑影像研究

PD的核心症状为运动症状，临床上常根据MDS-UPDRS Ⅱ、Ⅲ部分，将PD患者分为不同的运动亚型，如震颤为主型（tremor-dominant，TD）、运动迟缓肌强直型（bradykinesia with slowness and impaired dexterity，BSID）、姿势不稳-步态困难型（postural instability and gait difficulty，PIGD）等。不同运动亚型患者的临床治疗和预后存在很大差异。神经影像学研究有助于了解不同运动亚型PD患者脑内结构、功能和代谢的差异及其病理生理学机制，为新的治疗方法提供依据。

病例

患者，女，48岁。6年前出现四肢抖动，逐渐累及全身并出现言语不清，加重2个月。

现病史：6年前无明显诱因出现四肢抖动，左上肢抖动，逐渐累积右上肢及双下肢，逐渐行走困难伴言语不清。2个月前上述症状加重。

查体：颈部僵硬，四肢静止性震颤，四肢肌力4级，肌张力增高。

头颅MRI检查：双侧侧脑室周围脱髓鞘改变（图9-3）。

临床诊断：重症帕金森病。

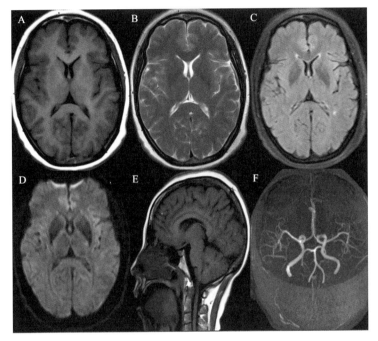

图9-3　患者头颅MRI检查图像

轴位T1WI（图A）、T2WI（图B）、FLAIR（图C）、DWI（图D）、

矢状位T1WI（图E）示双侧侧脑室周围斑点状缺血性脑白质病变，

MRA（图F）未见异常。

一、VBM

对于上述患者，常规结构MRI扫描序列对其诊断往往价值不大，即使该患者的运动症状很典型和/或已经进展至中晚期，常规结构MRI扫描仍然是阴性的。常规结构MRI价值往往在于筛查颅脑其他病变，例如颅脑萎缩、外伤、肿瘤、脑白质脱髓鞘、炎性改变等。VBM是一种基于等体素3D T1WI的扫描方法，可以更为精细地衡量脑组织微观结构的改变。使用该方法研究发现，PD患者不同运动亚型脑微观结构的变化

存在差异。如与 TD-PD 患者相比，PIGD-PD 杏仁核和苍白球灰质体积明显减小，苍白球退行性变与 PIGD 评分较高（较差）有相关性。此外，在 PD 患者中，较大的海马体积与较高（较好）的双任务步速相关。壳核体积较小与冻结步态评分较高（较差）相关。研究发现，在健康对照组和 PD 不同运动亚型组之间，杏仁核和背侧纹状体体积存在差异，但不包括腹侧纹状体，后者常被认为是在 PD 中保存较完好的大脑区域。皮质下不同核团的变性模式可以解释 PD 不同运动亚型间的一些症状差异。这些发现在未来可能有助于提供个性化的治疗方法。

二、DTI

研究发现，不同运动亚型的 PD 患者 DTI 指标间存在差异。如与 TD 患者相比，PIGD 患者的双侧上纵束（superior longitudinal fasciculus，SLF）FA 值减少。SLF 将顶叶、颞叶和枕叶与同侧额叶皮质连接起来，其异常改变可能会损害这些回路之间的通信，推测这可能是 PIGD 亚型患者症状更严重和更多样的原因之一，造成这种差异的根本原因可能在于两种运动亚型的病理机制存在差异。C. Luo 等人研究发现，TD-PD 患者多个白质纤维束呈现平均扩散率和轴向扩散率增加，主要包括小脑-丘脑-皮质（cerebellum-thalamus-cortex，CTC）环路。此外，G. Barbagallo 等人使用基于概率纤维束成像的网络分析发现，非 TD-PD 患者的黑质-苍白球和额叶-纹状体通路的纤维连接改变，且额叶-纹状体连接异常与强直-运动迟缓评分相关。以上及多项研究表明，强直、运动迟缓主要涉及纹状体-丘脑-皮质（striatum-thalamus-cortex，STC）通路，而震颤则主要涉及 CTC 通路，但具体的发病机制仍在进一步研究中。

三、fMRI

利用人体自身内部血氧浓度变化作为天然造影剂成像，有足够高的空间和时间分辨率。研究表明，与 TD-PD 患者相比，非 TD-PD 患者双侧前额叶背外侧皮质、对侧舌回、尾状核、苍白球内侧、苍白球外侧以及同侧丘脑的 BOLD 激活减少，但使用 VBM 技术显示不同组间灰质和白质容积却无显著差异。所以，我们有理由认为 PD 患者脑功能改变先于结构改变，且多项研究也已经证实。另一项 fMRI 研究使用感兴趣区检测 STC 和 CTC 环路，BSID-PD 患者在执行手指敲击任务时多个皮质和皮质下区以及 STC 和 CTC 区域表现出比 TD-PD 更多的激活区域。相反，TD-PD 患者在小脑蚓、对侧小脑半球、同侧丘脑有更多的激活。不同的激活模式提示不同的病理机制。

四、PET

C. Huang 等人使用 ^{18}F-FDG–PET 研究发现，随着病情的进展，丘脑底核、内侧苍白球、背侧脑桥和初级运动皮质区域的葡萄糖代谢增加。多项研究表明，震颤相关 ^{18}F-FDG PET 代谢模式的特点是小脑/齿状核、初级运动皮质活性增加，且纹状体的激活也是增加的，这种模式与震颤的临床评分显著相关，但与少动强直评分无关，震颤相关代谢模式的表达在很大程度上被丘脑腹侧中间核抑制而不是下丘脑底核深部脑刺激，从而支持 TD-PD 患者小脑-丘脑-皮质通路选择性受累。PET 还可以检测纹状体多巴胺能神经元对放射性示踪剂标记的左旋多巴的代谢能力，使用各种 ^{11}C 或 ^{18}F 标记的示踪剂可测量多巴胺的代谢和多巴胺脱羧酶的活性。PD 患者典型的 PET 表现是壳核对放射性药物的摄取呈非对称性的减低，摄取减低的顺序从头侧到尾侧，尾状核的摄取相对保留，壳核从前到后摄取逐渐减少，这与正常老年化中所见的方向相反。

五、SPECT

特异性的放射性示踪剂可以探查到 PD 患者多巴胺能递质系统的功能异常。C. Eggers 等人研究发现 PD 不同运动亚型间存在不同的多巴胺摄取模式，PIGD-PD 患者纹状体形状呈"蛋形"，与 K. A. Jellinger 等人提出的背侧壳核多巴胺能投射减少的病理模型相符；TD-PD 患者纹状体呈"鹰翅形"，与 TD 型患者尾状核和壳核外侧明显的多巴胺缺失相符。以上发现提示黑质纹状体区多巴胺能通路的广泛变性可能是帕金森病静止性震颤发展的必要条件。一项基于组间研究表明，TD-PD 组同侧纹状体及尾状核可反映多巴胺转运体密度的 ^{123}I-FP-CIT 摄取值较 PIGD-PD 组的分别低 12％及 24％。

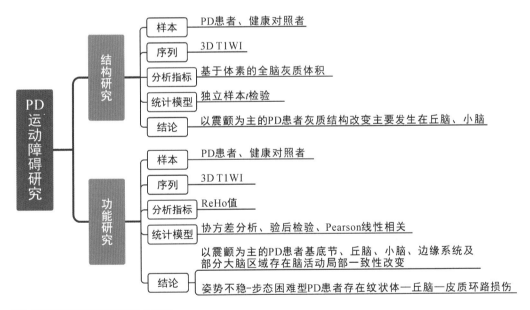

拓展

PD 不同运动亚型患者的非运动症状、临床预后、对药物及其他治疗的反应均存在差异。如 PIGD-PD 患者疾病进展更快，更容易出现认知、情绪障碍等非运动症状。但使用 MDS-UPDRS 的评分裁定 PD 患者的不同运动亚型，往往比较片面，存在主观差异，随着影像技术的发展，联合功能及分子影像、多模态 MRI、基因检测、体液标志物等，有望从影像的角度去判别不同运动亚型，揭示其内在的病理生理机制，为诊断和治疗提供重要帮助。

第四节　PD 认知功能障碍的脑影像研究

认知功能障碍是 PD 最常见且最重要的非运动症状之一，常早于运动症状出现，且贯穿疾病全程。随疾病进展，患者可能先后表现出轻度认知功能障碍（mild cognitive impairment，MCI），并进展为 PD 合并痴呆（PD dementia，PDD）。由于 PD 患者认知功能减退的速度与程度具有明显异质性，因此准确识别及远期预测尤为重要。常规磁共振扫描不仅提供排除性诊断依据，也提示患者存在广泛且进行性加重的脑萎缩，可能反映了神经元死亡继发的灰质体积减小。但灰质萎缩被认为是认知功能减退的晚期事件，相反，α-突触核蛋白在轴突的沉积过程可能发生在疾病早期。此外，缺乏直接白质联系的远隔脑区间也可能表现神经活动的耦合关系紊乱。那么，借助神经影像学方法进行白质微结构观察及功能连接分析，能否提高我们对 PD 认知障碍的复杂发病机制的理解，发现更为有效的影像特征呢？

病例 1

患者，女，58 岁。4 年前无明显诱因出现左侧肢体不自主抖动，坐位或静止时明显。入院前 1 个月症状加重。

查体：患者四肢肌力 5 级，左侧肢体静止期震颤，左侧肢体肌张力升高，右侧肢体肌张力适中。病理征阴性，深感觉及共济查体未见明显异常。

认知功能评估：高级皮质功能轻度减低。MoCA 评分为 22 分（18～26 分为轻度认知功能减退），MDRS 评分为 139 分（≤140/144 分提示认知功能减退）。

头颅 MRI 检查（图 9-4）：双侧半卵圆中心及侧脑室周围散在缺血性脑白质病变（改良 Fazekas Ⅰ级）。

临床诊断：帕金森病，轻度认知功能障碍。

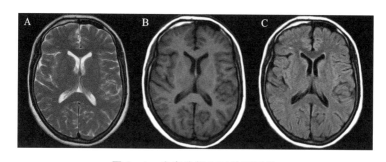

图 9-4　患者头颅 MRI 检查图像

患者，女，58 岁。T2WI（图 A）、T1WI（图 B）、T2FLAIR（图 C）仅见侧脑室周围散在缺血性脑白质病变。

患者，女，80 岁。10 年前无明显诱因出现左上肢颤动伴动作不灵活，逐渐蔓延至右上肢及双下肢。3 个月前症状加重，伴记忆力明显减退，面部表情僵硬，嗅觉减退，并出现幻觉、恐惧等症状。

查体：患者深浅感觉正常，下肢运动功能障碍，四肢肌力 4 级，肌张力增高，呈齿轮样强直，左侧重于右侧。双侧肢体 2～3Hz 粗大搓丸样静止性震颤。

认知功能评价：记忆力明显减退，认知功能明显减低。MoCA 评分为 11 分（10～17 分为中度认知功能减退），MDRS 评分为 55 分。

头颅 MRI 检查（图 9-5）：脑萎缩；双侧额、顶叶皮质下缺血性脑白质病变（改良 Fazekas Ⅰ级）。

临床诊断：帕金森病，认知功能障碍。

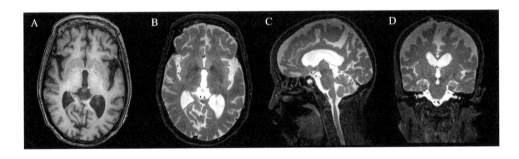

图 9-5　患者头颅 MRI 检查图像

患者，女，80 岁。轴位 T1WI（图 A）及 T2WI（图 B）、矢状位及冠状位 T2WI（图 C、D）示额、顶、颞叶显著萎缩，邻近脑室、脑池明显扩张。

由以上病例可知，PD 认知功能障碍患者在常规 MRI 检查中常表现不同程度的脑萎缩征象，除此之外并无特异性表现。需要基于 MR 的结构与功能连接分析进一步挖掘认知障碍相关的影像特征。

一、DTI

越来越多的证据表明，多巴胺能神经元的损伤始于突触，随后逆行引起轴突退化与髓鞘脱失，最终诱发躯体运动症状。而认知功能障碍可能拥有类似的机制。病理结果证实 α-突触核蛋白的致病过程可以沿轴突运输，其在轴突与突触中的沉积可能发生在神经元丧失、灰质萎缩之前更早的阶段。DTI 通过测量脑组织中表征水分子弥散运动的 MD 值与 FA 值来刻画白质完整性。当白质纤维束受损时，结构连通性减低，表现为 MD 增加和 FA 减低。通过对比 PD 认知功能减退患者与正常健康对照者的白质结构，发现患者表现扣带回、上纵束、下纵束及下额枕束的 MD 增加，与语义流畅性及执行功能下降相关。但同期并未发现患者灰质体积减小。结果提示白质微结构异常可能反映了α-突触核蛋白沿脑干-中脑-前脑-皮质的解剖学连接扩散的过程。脑白质结构连接异常可能对PD早期更加敏感，DTI有望提供患者认知功能减退的早期诊断依据。

二、rs-fMRI

rs-fMRI无须外部任务刺激即可测量脑内血氧水平依赖信号，有助于定位参与认知功能障碍的异常活动脑区，探索各脑网络的功能连通性的改变，与DTI刻画的解剖连接互为补充。脑血流灌注研究发现，PDD患者常表现后扣带、楔前叶、枕叶的灌注减低，即"后灌注不足"。基于rs-fMRI的研究同样提示默认脑网络的功能障碍可能是PD患者认知减退的关键网络，与执行功能障碍密切相关。而当患者进展为PDD时，默认脑网络-额叶皮质及纹状体-枕叶皮质间的功能连接破坏更加明显，这些表现异常功能连接的脑区对应了形态学的皮质萎缩模式。当同时观察PD认知功能障碍患者脑内白质及功能连接时，发现PDD患者较认知正常的PD患者及正常健康对照者均表现后扣带区的功能连接破坏，与DTI异常的白质连接结果一致。因此，DTI与fMRI的联合可能有助于发现重要的多模态信息，为PDD的预测提供影像标志。

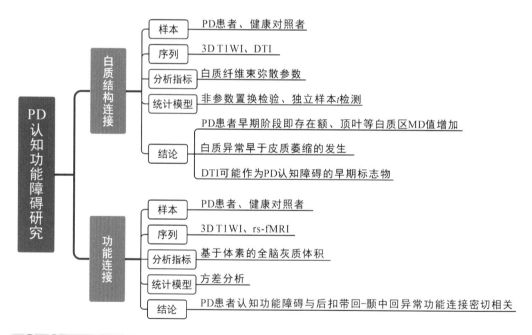

拓展

神经影像技术的最新进展为表征PD认知功能障碍提供了新的方法与思路，其中反映轴突微结构损伤的DTI技术在疾病早期预测中显示了巨大潜力，而功能成像方法则在不同程度加深了我们对PD认知受累过程的理解。未来纵向的结构与功能连接研究有望发现更为完整的认知相关网络，在形态学异常脑区之间建立纽带，从环路水平深层次理解 PD 认知障碍的发生发展机制。此外，随着神经突方向离散度和密度成像、自由水定量等更多弥散相关模型的开发及人工智能技术的不断革新，未来的探索有望将多模态影像学技术与生物学标志物联合，借助大数据平台进行长期纵向随访观察，推动科研向临床实践转化，为临床的个体化干预和管理提供更好的参考。

第五节　铁定量技术评估帕金森病严重程度

尽管 PD 具有特征性的病理学改变，但其具体病因学机制尚不清楚，目前普遍认为 PD 是由基因和多种环境因素共同导致的复杂疾病。除"黑质多巴胺能神经元丢失"与"α-突触核蛋白错误折叠"学说外，脑内铁的异常沉积及其诱导的氧化应激反应可能在疾病中发挥了重要作用，这一学说源于对 PD 患者的尸检报告，随后的病理学研究也同样证实了 PD 患者的 SN 铁含量存在显著升高，且与疾病进展相关。一方面，随着多巴胺（dopamine，DA）神经元内神经黑色素（neuromelanin，NM）的减少，储存的铁大量释放，增加了线粒体的氧化应激；另一方面，过量的胞外铁进入 DA 神经元，进一步加剧了线粒体功能障碍并促进 α-突触核蛋白的形成，加速了 DA 神经元变性死亡。MRI 作为最常用的无创、无辐射影像学技术，在铁沉积定量方面具有不可比拟的优势。目前，半定量 SWI 和 QSM 已被越来越多地用于 PD 中铁含量与铁代谢的评估。那么，铁的量化是否能够反映疾病的严重程度呢？不同量化方法有何优势与不足呢？

病例

患者，女，77 岁。行动迟缓 5 年，加重伴头晕、情绪改变 2 个月。

现病史：患者 5 年前无明显诱因出现行动迟缓，行走不稳，病情逐渐进展。3 年前出现记忆力减退，诊断为"轻度认知功能障碍"。2 年前，患者出现双手及下颌、舌不自主抖动，活动明显减慢。2 个月前，上述症状加重，并出现言语不清。

查体：患者神志清醒，语言流利度降低，高级皮质功能粗测下降。患者的深浅感觉正常，四肢肌力 4 级，肌张力增高。

运动及认知功能评价：UPDRS-Ⅲ评分为 25 分；记忆功能减低，MoCA 评分为 16 分（10～17 分为中度认知功能减退）。

头颅 MRI 检查（图 9-6）：脑萎缩；双侧半卵圆中心、侧脑室周围缺血性脑白质病变（改良 Fazekas Ⅰ级）；SWI 见双侧基底节区、黑质、红核及小脑齿状核铁沉积征象。

临床诊断：帕金森病。

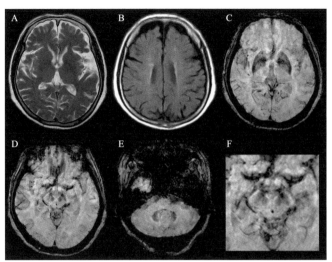

图 9 - 6　患者头颅 MRI 检查图像

　　患者，女，77 岁。T2WI(图 A)、T2FLAIR(图 B)示脑萎缩及脑白质病变。SWI(图 C、D、E)示双侧纹状体、黑质、红核、小脑齿状核铁沉积征象。SWI(图 F)黑质区见双侧黑质边缘模糊，"燕尾征"显示不清。

　　SWI 是一种关联性成像模式，它将过滤后的相位图经处理后与 T2* WI 所得幅值图相融合，以获得对铁等诸多顺磁性物质高度敏感度的对比图像。借助 SWI，A. I. Blazejewska 等人在 7.0T MRI 上首次观察到健康人的黑质小体 1(nigrosome 1，N1)结构。N1 位于黑质的后部 1/3 处，呈直线或逗号状高信号，由于两侧存在线样低信号区，因而被称为"燕尾征"(swallow tail sign，STS)，之后在 3.0T MRI 也观察到同样现象。随着 PD 患者的神经变性，N1 的 SWI 信号逐渐减低，STS 随之模糊、消失，推测可能反映了局部铁沉积或 NM 减少所致的储存铁释放过程，利用该征象对 PD 和健康人鉴别的灵敏度和特异度分别约为 94％和 90％。此外，STS 完全消失的 PD 患者较 STS 不完全消失患者的症状更加严重，提示该征象可能是反映疾病严重程度的指标。但 SWI 与铁含量之间并非线性关系，无法实现铁的完全量化，增加了 STS 评价的主观性。尽管已经提出 N1 异常征象的等级量表，但开发可量化的评估技术仍然是大势所趋。

　　QSM 解决了"背景场的去除"和"磁场逆源问题"，最终得到磁化率的绝对值和量化数据，是目前铁沉积可视化并量化的最佳手段。与 SWI 相比，QSM 不仅摆脱了几何形状的限制，同时能有效鉴别钙化与铁沉积。应用 QSM 的研究同样发现 PD 患者 SN、RN 及 GP 的铁沉积现象。其中在 PD 早期，铁沉积主要集中于 SNpc 亚区，随疾病进展逐渐累及 RN、GP 区。此外，RN 和小脑齿状核(dentate nucleus，DN)区的铁沉积可能为震颤患者特有(图 9 - 7)。因此，针对特定脑区的 QSM 量化可能有助于反映疾病严重程度，鉴别不同临床亚型。基于 QSM 提取 N1 结构的影像组学特征，发现鉴别 PD 与健康人的准确率为 88％，灵敏度、特异度分别约为 89％、87％，提示在 PD 诊断中可作为 STS 的替代标志。除了对疾病的诊断价值，QSM 还展示了优越的基底节、中脑及 DN 显示能力，以及更佳的 SN、丘脑底核定位功能，有望为深部脑刺激手术的靶点定位提供重要的参考依据。综上，QSM 在 PD 的铁沉积病因学探索、病情动态监测及辅助治疗干预中都显示了广阔的应用前景。

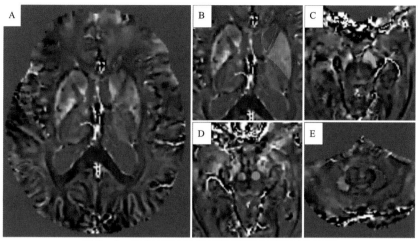

图 9 - 7　患者 QSM 重建图及不同感兴趣区伪彩图

　　患者，男，66 岁。QSM(图 A)后处理重建图像。尾状核(图 B，红色区)、纹状体(图 B，橙色区)、黑质(图 C，黄色区)、红核(图 D，绿色区)、小脑齿状核区(图 E，紫色区)，相应区域双侧磁化率平均值依次为 0.0198、0.0298、0.0465、0.0376、0.0223(单位为 ppm)，黑质、红核区域的铁沉积量最高。

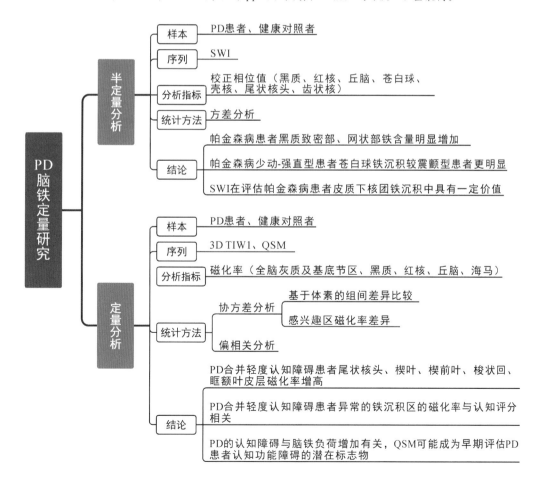

拓展

当前用于铁定量的影像技术已取得了重大进展。以 QSM 为代表的量化评估手段已替代传统的 SWI 主观半定量测量方法，有助于确定铁的正常范围，对铁过载的严重程度进行分级以及进行疾病的纵向动态监测。尽管目前对病理相关铁沉积的了解仍主要来自于组织学研究，但基于 MRI 的定量铁含量研究可以为明确铁相关作用机理提供新的手段。未来随着高场强 MR 的利用及复杂算法的不断更新，QSM 有望用于改进现有的脑科学技术，如辅助 fMRI 激活区的精准定位、分子成像的造影剂的浓聚显像、定量灌注成像及磁化率张量成像等。QSM 的应用领域也将从脑扩展至其他器官，从铁沉积相关疾病扩展至更多的疾病。

第六节　脑深部电刺激治疗前后的影像评价

脑深部电刺激（deep brain stimulation，DBS）也被称为脑起搏器，在精确定位脑内核团的前提下，将脑起搏器的刺激电极插入到大脑的相关靶点，在体外通过对靶点输出进行精确调控，可以对多种神经系统疾病，如运动障碍性疾病、癫痫、疼痛、精神系统疾病等进行治疗，效果十分明显。相对于原先的毁损和切除而言，DBS 重点强调的是调控，具有微创、可逆、可调节性，安全性更好，应用更加广泛。DBS 是治疗难治性运动障碍疾病的一次历史性革命，使功能神经外科领域重新焕发了活力。神经影像在患者行 DBS 的术前筛查、术中监测以及术后评估中发挥着至关重要的作用。本节重点讨论以下 3 个问题：①影像学方法术前确定电极位置，术后评估电极位置是否准确？②DBS 术后是否存在并发症？③DBS 术后相关脑网络有无改变？

病例

患者，男，65 岁。右下肢酸困 8 年，加重伴右上肢抖动 5 年。

现病史：患者 8 年前无明显诱因出现右下肢酸困，逐渐波及左下肢，活动无受限。5 年前，上述症状加重，并出现右上肢不自主抖动，右手为著，静止时明显，持物时减轻。1 年前，患者行走不稳易栽倒，自感全身僵硬。

专科查体：双下肢肌张力升高，双下肢肌力 4 级，双上肢肌力 5 级。四肢未见肌肉萎缩。

术前头颅 MRI 检查：双侧小脑轻度萎缩。

临床诊断：帕金森病。

手术记录：脑深部电极置入术＋皮下电刺激器置入术；将头颅 MRI 数据与 CT 图像融合后确定靶点参数，在融合图像中以双侧丘脑底核作为靶点予以电刺激，观察到患者右侧肢体震颤明显改善。调节参数后，右侧肢体震颤症状消失，记录刺激参数后拔除记录电极，植入刺激电极并固定（图9-8）。

术后随访：患者术后右侧肢体震颤明显改善，慌张步态明显减轻。术后头颅CT平扫示双侧丘脑底核可见植入电极，位置未见偏移（图9-8）。

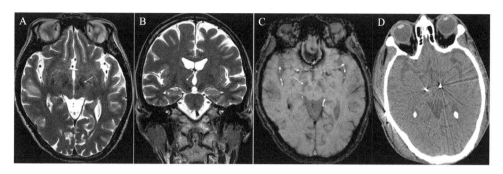

图9-8　DBS患者术前及术后影像资料

患者，男，50岁。轴位、冠状位T2WI（图A、B）及SWI（图C）箭头所指处为丘脑底核，在T2WI序列上显示为带状低信号，SWI序列上带状低信号影显示更为清楚。CT平扫（图D）示DBS术后电极。

与DBS相关的影像技术主要用于：①术前，DBS患者的筛查；②术中，确定靶向核团；③术后，确认导线位置、评估并发症以及进行基于fMRI的疗效评估。

一、DBS患者的筛查

DBS的主要适应证为运动障碍疾病，如PD、特发性震颤（essential tremor，ET）、肌张力障碍。2002年美国FDA批准将双侧STN电刺激术（STN-DBS）用于治疗进展期PD患者，2003年批准了苍白球内侧核刺激术（GPi-DBS）。随着DBS术前定位以及术后评估技术的快速发展，DBS新的适应证不断出现，如癫痫、重度抑郁症、神经性厌食症、颅神经疾患等。

临床上需要行DBS的患者（常为进展期PD）常规应行头颅MRI筛查，以排除可引起类似症状的其他原因（如丘脑肿瘤产生类似PD症状）。脑白质病、严重脑萎缩、多发腔隙性脑梗死、严重的脑室扩张、拟放置电极路径上存在动静脉畸形或肿瘤等，都是DBS的禁忌证。

二、DBS术前靶向核团的确定

DBS的三个主要靶向核团为：①丘脑腹中间核（ventral intermediate nucleus，VIM）；②苍白球内侧核（globus pallidus interna，GPi）；③丘脑底核（subthalamic nucleus，STN）。VIM位于丘脑的头侧-外侧部分，邻近结构包括：前方的腹外侧核、后方的腹后内侧核和腹后外侧核、外侧的内囊后肢以及内侧的丘脑内侧核。GPi位于苍白球（globus pallidus，GP）的内侧，经内髓板与外侧苍白球（globus pallidus external，GPe）相连，尖端指向内侧，紧邻内囊，位于与内囊膝部的外侧。STN是一个小的双凸透镜样结构，从后上向前下呈斜行走行，位于中脑嘴侧、大脑脚的后内侧。慢性刺激 VIM 或 VIM 毁损术对消除震颤症状效果较好，但对僵直和运动迟缓的改善效果欠佳，目前常用于静止性震颤或特发性震颤患者。PD 黑质神经元的丧失，造成纹状体对苍白球的抑制减少，促使脊髓张力性牵张反射，使肌张力增高甚至僵直、水平运动不能。通过刺激 STN 或 GPi 可以治疗严重的僵直-少动型 PD 以及运动症状波动患者。

三、DBS 术中靶向核团的定位

靶向核团位置深、体积小，精确定位是 DBS 成功的关键。过去，DBS 探针在局麻下根据解剖学标志在 X 线引导下钻孔。Horsley 奠定了立体定向技术的基础，促成了多个立体定位图谱的发展。随着 MRI 的出现，通过扫描高分辨率的 3D 等体素 T1WI、T2WI 及增强序列，采取 MRI-CT 融合技术结合立体定向图谱进行定位。目前，立体定位的 MR 扫描要求高分辨率的 3D 等体素轴位 T1WI、T2WI 及增强检查。3.0T 磁共振设备对细小核团的显示明显优于 1.5T；3D 图像可以任意重建，比二维图像的定位效果更好；而增强检查可帮助避开定位路径中的血管，确定最佳入路。

还有许多学者从技术角度不断探索，期望采用更加有效的序列更加清晰地显示核团。多梯度回波快速小角度激发技术还允许同时采集用于立体定位的 3D T1WI 图像和检测 STN 的 $T2^*$ 图像。3T 定量 SWI 在显示 STN 方面显著优于传统的 T2WI 快速自旋回波成像。

四、DBS 术后并发症的评估

DBS 术后影像检查主要用于评估：①早期和晚期手术并发症；②植入电极相对于预期靶点的位置。CT 和 MRI 在这方面都是有价值的。

早期并发症主要包括颅内缺血和颅内出血，后者包括脑实质血肿、硬膜下及硬膜外血肿。研究发现，年龄、性别、高血压及出血性疾病是早期并发症的易感因素。手术后即刻行 CT 平扫可用于评估出血。晚期并发症主要为感染和电极移位。感染的发病率为 1%～22.2%，含有抗生素的黏合剂在阻止微生物增殖方面有一定效果。

电极移位发病率为 4%～5%。出现 DBS 失败的情况时，应该行术后 MRI 检查。但是，在扫描过程中由于射频电磁脉冲产生能量沉积，电极元件可能有发热的风险。因此，DBS 系统制造商于 2005 年 11 月更新了术后进行 MRI 检查的安全指南，包括：①起搏器设备必须"关闭"；②使用 1.5T MR 设备；③使用发射-接收型射频头线圈，不覆盖胸部区域；④优化 MR 参数，使头部的特定吸收率保持在 0.1W/kg 以下。

五、DBS 术后基于 fMRI 的疗效评估

DBS 通过调节特定的神经通路来改善运动和非运动症状，即通过高频刺激局部基底节来恢复异常的脑网络活动。

以往的研究表明，DBS 术后认知和运动症状的改善依赖于对不同神经通路的刺激，

导致特定通路的改变，例如，STN-DBS 可以改善 PD 患者短期运动学习能力，因为 DBS 增加了运动学习相关的静息态功能连接。研究表明，有效的 DBS 增加了运动网络的整体连通性，使其趋于正常化，特别是加强了丘脑-皮质的连通性，同时减少了纹状体对基底节和小脑的控制，DBS 所引起的整个运动网络平均连接性的改变强烈依赖于电极的位置，最佳的导联位置将引起运动网络的最佳调制，使其趋于正常化水平。

另外，DBS 可以减弱病理性神经元的异常耦合，即增强运动丘脑和运动皮质之间的耦合度，而降低纹状体与小脑、苍白球外侧核和丘脑底核的耦合度。以往的研究表明，PD 患者纹状体-小脑功能连接的增加，是一种代偿效应，以改善患者的运动能力，无论是代偿性的还是病理性的，DBS 均可以减弱这种效应。多项研究指出，DBS 改善 PD 患者的症状，可能取决于刺激部位与其他脑区之间的连通性，例如有效的 DBS 电极与局部脑网络之间的连接和临床反应相关，包括辅助运动区的结构连接和前运动皮质的功能连接。

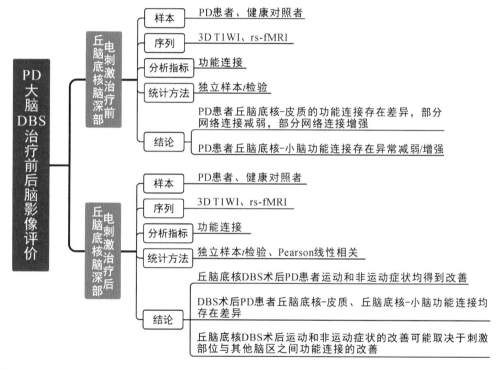

拓 展

对药物治疗效果不佳的运动障碍疾病患者，DBS 仍然是一种保留功能和降低死亡率的新方法。随着 DBS 定位和术后评估技术的快速发展，DBS 新的适应证不断出现，在治疗的同时，还增加了对人类电生理学和网络互动的了解。未来的发展应该着眼于开发侵入性更小的技术，不仅实现症状改善，而且实现根治性的疾病治疗。近年来，多项研究表明，DBS 术后可诱导 PD 患者的相关脑区功能连接正常化，术后基于 fMRI 的疗效评价也是目前研究的热点问题。

本章小结

本章重点讲述了常规影像学对 PD 的诊断价值与限度，以及基于多模态 MR 的 PD 早期诊断、不同运动亚型及认知功能障碍的研究进展，也涵盖了 MR 铁定量技术的应用现状以及 DBS 治疗前后的影像学评估。常规 MR 成像手段主要用于特征性帕金森综合征、继发性帕金森的排除诊断，具有便捷、易于获取的特点，便于患者随诊复查。此外，SWI 能够显示"燕尾征"模糊、消失。随着高场 MR 的推广应用，常规成像技术将展现更多的临床价值。

MR 由于具有多模态成像的天然优势，可应用于 PD 早期诊断、机制探究、疗效评估及长期预测等诸多方面，具有极高的科研价值。针对患者运动症状，多模态成像重点围绕"小脑-丘脑-皮质"与"基底节-丘脑-皮质"环路的结构及功能连接差异，帮助理解不同运动亚型的潜在机制。以认知功能障碍为代表的非运动症状常与疾病早期诊断相关联。对此，多模态成像不仅要观察 PD 所致的脑内变化过程，也要对认知障碍的进展、转化进行预测。QSM 是目前量化铁沉积的有效手段，当与脑灌注、神经黑色素成像、分子成像等先进技术结合时，有望带来更为完整的 PD 病理机制认知。在治疗方面，药物与 DBS 治疗前后的纵向影像学研究是剖析疾病关键通路的方向之一。

成像技术的进步是 PD 脑科学研究的保障，在新兴成像序列不断研发的基础上，未来应构建影像多维数据库，联合基因、蛋白、细胞等丰富信息，发挥影像基因组学与影像遗传学的重要作用，串联微观、介观与宏观表现，综合刻画 PD 病理特征。立足大数据的时代背景，也要借助人工智能的优秀成果，构建更加简洁且高效、可行的诊断、预测模型，推动科研向临床转化，为临床患者的管理提供切实可行的指导。

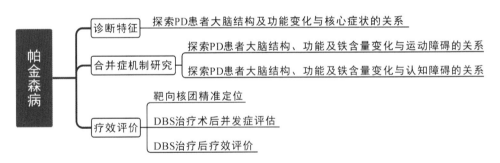

参考文献：

[1] ARABIA G, QUATTRONE A. The midbrain to pons ratio: a simple and specific MRI sign of progressive supranuclear palsy [J]. Neurology, 2013, 81 (24): 2147.

[2] MILLER D B, O'CALLAGHAN J P. Biomarkers of Parkinson's disease: present

and future[J]. Metabolism，2015，64（3 Suppl 1）：S40 – S46.

［3］ ZHANG G H，ZHANG Y H，ZHANG C G，et al. Striatal silent lacunar infarction is associated with changes to the substantia nigra in patients with early-stage Parkinson's disease：A diffusion kurtosis imaging study[J]. Journal of clinical neuroscience：official journal of the neurosurgical society of Australasia，2016，33：138 – 141.

［4］ FEARNLEY J M，LEES A J. Ageing and Parkinson's disease：substantia nigra regional selectivity[J]. Brain，1991，114（Pt 5）：2283 – 2301.

［5］ KAWABATA K，WATANABE H，BAGARINAO E，et al. Cerebello-basal ganglia connectivity fingerprints related to motor/cognitive performance in Parkinson's disease[J]. Parkinsonism & related disorders，2020，80：21 – 27.

［6］ CLAASSEN D O，JOSEPHS K A，AHLSKOG J E，et al. REM sleep behavior disorder preceding other aspects of synucleinopathies by up to half a century[J]. Neurology，2010，75（6）：494 – 499.

［7］ HAWKES C H. The prodromal phase of sporadic Parkinson's disease：does it exist and if so how long is it[J]. Mov Disord，2008，23（13）：1799 – 1807.

［8］ HANYU H，INOUE Y，SAKURAI H，et al. Voxel-based magnetic resonance imaging study of structural brain changes in patients with idiopathic REM sleep behavior disorder[J]. Parkinsonism & related disorders，2012，18（2）：136 –139.

［9］ SCHERFLER C，FRAUSCHER B，SCHOCKE M，et al. White and gray matter abnormalities in idiopathic rapid eye movement sleep behavior disorder：a diffusion-tensor imaging and voxel-based morphometry study［J］. Annals of neurology，2011，69（2）：400 – 407.

［10］ HUANG X，NG S Y，CHIA N S，et al. Non-motor symptoms in early Parkinson's disease with different motor subtypes and their associations with quality of life[J]. European journal of neurology，2019，26（3）：400 – 406.

［11］ LEE J W，SONG Y S，KIM H，et al. Alteration of tremor dominant and postural instability gait difficulty subtypes during the progression of Parkinson's disease：analysis of the PPMI cohort［J］. Frontiers in neurology，2019，10：471.

［12］ EGGERS C，PEDROSA D J，KAHRAMAN D，et al. Parkinson subtypes progress differently in clinical course and imaging pattern[J]. PLoS One，2012，7（10）：e46813.

［13］ ROSENBERG-KATZ K，HERMAN T，JACOB Y，et al. Subcortical volumes differ in Parkinson's disease motor subtypes：new insights into the pathophysiology of disparate symptoms[J]. Frontiers in human neuroscience，

2016，10：356.

[14] GU Q Q，HUANG P Y，XUAN M，et al. Greater loss of white matter integrity in postural instability and gait difficulty subtype of Parkinson's disease[J]. The Canadian journal of neurological sciences，2014，41（6）：763－768.

[15] MAKRIS N，KENNEDY D N，MCINERNEY S，et al. Segmentation of subcomponents within the superior longitudinal fascicle in humans：a quantitative，in vivo，DT-MRI study[J]. Cerebral cortex，2005，15（6）：854－869.

[16] LUO C Y，SONG W，CHEN Q，et al. White matter microstructure damage in tremor-dominant Parkinson's disease patients[J]. Neuroradiology，2017，59（7）：691－698.

[17] BARBAGALLO G，CALIGIURI M E，ARABIA G，et al. Structural connectivity differences in motor network between tremor-dominant and nontremor Parkinson's disease[J]. Human brain mapping，2017，38（9）：4716－4729.

[18] PRODOEHL J，PLANETTA P J，KURANI AS，et al. Differences in brain activation between tremor- and nontremor-dominant Parkinson disease[J]. JAMA neurology，2013，70（1）：100－106.

[19] HUANG C，TANG C，FEIGIN A，et al. Changes in network activity with the progression of Parkinson's disease[J]. Brain，2007，130（Pt 7）：1834－1846.

[20] MURE H，HIRANO S，TANG C C，et al. Parkinson's disease tremor-related metabolic network：characterization，progression，and treatment effects[J]. Neuroimage，2011，54（2）：1244－1253.

[21] GODAU J，HUSSL A，LOLEKHA P，et al. Neuroimaging：current role in detecting pre-motor Parkinson's disease[J]. Mov Disord，2012，27（5）：634－643.

[22] EGGERS C，KAHRAMAN D，FINK G R，et al. Akinetic-rigid and tremor-dominant Parkinson's disease patients show different patterns of FP-CIT single photon emission computed tomography[J]. Mov Disord，2011，26（3）：416－423.

[23] JELLINGER K A. Post mortem studies in Parkinson's disease—is it possible to detect brain areas for specific symptoms[J]. Journal of neural transmission. Supplementum，1999，56：1－29.

[24] ISAIAS I U，BENTI R，CILIA R，et al. [123I] FP-CIT striatal binding in early Parkinson's disease patients with tremor vs. akinetic-rigid onset [J]. Neuroreport，2007，18（14）：1499－1502.

[25] LANSKEY J H，MCCOLGAN P，SCHRAG A E，et al. Can neuroimaging

predict dementia in Parkinson's disease? ［J］. Brain, 2018，141（9）：2545 – 2560.

［26］ PENG C, TROJANOWSKI J Q, LEE V M. Protein transmission in neurodegenerative disease［J］. Nature reviews neurology, 2020, 16（4）：199 – 212.

［27］ CHEN B Y, FAN G G, LIU H, et al. Changes in anatomical and functional connectivity of Parkinson's disease patients according to cognitive status［J］. European journal of radiology, 2015, 84（7）：1318 – 1324.

［28］ OLDE DUBBELINK K T E, SCHOONHEIM M M, DEIJEN J B, et al. Functional connectivity and cognitive decline over 3 years in Parkinson disease ［J］. Neurology, 2014, 83（22）：2046 – 2053.

［29］ REKTOROVA I, KRAJCOVICOVA L, MARECEK R, et al. Default mode network and extrastriate visual resting state network in patients with Parkinson's disease dementia［J］. Neuro-degenerative diseases, 2012, 10（1 – 4）：232 – 237.

［30］ RHODES S L, RITZ B. Genetics of iron regulation and the possible role of iron in Parkinson's disease［J］. Neurobiology of disease, 2008, 32（2）：183 – 195.

［31］ ZHANG N, YU X Q, XIE J X, et al. New insights into the role of ferritin in iron homeostasis and neurodegenerative diseases［J］. Molecular neurobiology, 2021, 58（6）：2812 – 2823.

［32］ BLAZEJEWSKA A I, SCHWARZ S T, PITIOT A, et al. Visualization of nigrosome 1 and its loss in PD：pathoanatomical correlation and in vivo 7T MRI ［J］. Neurology, 2013, 81（6）：534 – 540.

［33］ CHAU M T, TODD G, WILCOX R, et al. Diagnostic accuracy of the appearance of nigrosome-1 on magnetic resonance imaging in Parkison's disease：A systematic review and meta-analysis［J］. Parkinsonism & related disorders, 2020, 78：12 – 20.

［34］ GUAN X J, XUAN M, GU Q Q, et al. Regionally progressive accumulation of iron in Parkinson's disease as measured by quantitative susceptibility mapping ［J］. NMR in biomedicine, 2017, 30（4）：e3489.

［35］ GUAN X J, XUAN M, GU Q Q, et al. Influence of regional iron on the motor impairments of Parkinson's disease：a quantitative susceptibility mapping study ［J］. Journal of magnetic resonance imaging：JMRI, 2017, 45（5）：1335 – 1342.

［36］ CHENG Z H, ZHANG J P, HE N Y, et al. Radiomic features of the nigrosome-1 region of the substantia nigra：using quantitative susceptibility mapping to assist the diagnosis of idiopathic Parkinson's disease［J］. Frontiers in aging neuroscience, 2019, 11：167.

［37］ ZRINZO L. The role of imaging in the surgical treatment of movement disorders ［J］. Neuroimaging clinics of North America，2010，20（1）：125－140.

［38］ DORMONT D，SEIDENWURM D，GALANAUD D，et al. Neuroimaging and deep brain stimulation［J］. American journal of neuroradiology，2010，31（1）：15－23.

［39］ LANDI A，PAROLIN M，PIOLTI R，et al. Deep brain stimulation for the treatment of Parkinson's disease：the experience of the Neurosurgical Department in Monza［J］. Neurol Sciences，2003，24（Suppl 1）：S43－44.

［40］ WELTER M L，HOUETO J L，DU MONTCEL S T，et al. Clinical predictive factors of subthalamic stimulation in Parkinson's disease［J］. Brain，2002，125（Pt 3）：575－583.

［41］ LOHER T J，BURGUNDER J M，POHLE T，et al. Long-term pallidal deep brain stimulation in patients with advanced Parkinson disease：1-year follow-up study［J］. Journal of neurosurgery，2002，96（5）：844－853.

［42］ MIOCINOVIC S，SOMAYAJULA S，CHITNIS S，et al. History，applications，and mechanisms of deep brain stimulation［J］. JAMA neurology，2013，70（2）：163－171.

［43］ PYCROFT L，STEIN J，AZIZ T. Deep brain stimulation：an overview of history，methods，and future developments［J］. Brain and neuroscience advances，2018，2：1－6.

［44］ ELOLF E，BOCKERMANN V，GRINGEL T，et al. Improved visibility of the subthalamic nucleus on high-resolution stereotactic MR imaging by added susceptibility（T2*）contrast using multiple gradient echoes［J］. American journal of neuroradiology，2007，28（6）：1093－1094.

［45］ LIU T，ESKREIS-WINKLER S，SCHWEITZER A D，et al. Improved subthalamic nucleus depiction with quantitative susceptibility mapping［J］. Radiology，2013，269（1）：216－223.

［46］ NOVAK K E，NENONENE E K，BERNSTEIN L P，et al. Two cases of ischemia associated with subthalamic nucleus stimulator implantation for advanced Parkinson's disease［J］. Mov Disord，2006，21（9）：1477－1483.

［47］ BINDER D K，RAU G M，STARR P A. Risk factors for hemorrhage during microelectrode-guided deep brain stimulator implantation for movement disorders［J］. Neurosurgery，2005，56（4）：722－732.

［48］ SANSUR C A，FRYSINGER R C，POURATIAN N，et al. Incidence of symptomatic hemorrhage after stereotactic electrode placement［J］. Journal of neurosurgery，2007，107（5）：998－1003.

［49］　XIAOWU H，XIUFENG J，XIAOPING Z，et al. Risks of intracranial hemorrhage in patients with Parkinson's disease receiving deep brain stimulation and ablation［J］. Parkinsonism & related disorders，2010，16（2）：96 – 100.

［50］　FENOY A J，SIMPSON R K. Management of device-related wound complications in deep brain stimulation surgery［J］. Journal of neurosurgery，2012，116（6）：1324 – 1332.

［51］　BOVIATSIS E J，STAVRINOU L C，THEMISTOCLEOUS M，et al. Surgical and hardware complications of deep brain stimulation. A seven-year experience and review of the literature［J］. Acta neurochirurgica，2010，152（12）：2053 –2062.

［52］　KAHAN J，URNER M，MORAN R，et al. Resting state functional MRI in Parkinson's disease：the impact of deep brain stimulation on 'effective' connectivity［J］. Brain，2014，137（Pt 4）：1130 – 1144.

［53］　NEUMANN W J，SCHROLL H，DE ALMEIDA MARCELINO A L，et al. Functional segregation of basal ganglia pathways in Parkinson's disease［J］. Brain，2018，141（9）：2655 – 2669.

［54］　WANG D D，DE HEMPTINNE C，MIOCINOVIC S，et al. Pallidal deep-brain stimulation disrupts pallidal beta oscillations and coherence with primary motor cortex in Parkinson's disease［J］. J Neurosci，2018，38（19）：4556 – 4568.

［55］　DE ALMEIDA MARCELINO A L，HORN A，KRAUSE P，et al. Subthalamic neuromodulation improves short-term motor learning in Parkinson's disease［J］. Brain，2019，142（8）：2198 – 2206.

［56］　HORN A，WENZEL G，IRMEN F，et al. Deep brain stimulation induced normalization of the human functional connectome in Parkinson's disease［J］. Brain，2019，142（10）：3129 – 3143.

［57］　NEUMANN W J，STAUB F，HORN A，et al. Deep brain recordings using an implanted pulse generator in Parkinson's disease［J］. Neuromodulation，2016，19（1）：20 – 24.

［58］　HOU Y B，YANG J，LUO C Y，et al. Patterns of striatal functional connectivity differ in early and late onset Parkinson's disease［J］. Journal of neurology，2016，263（10）：1993 – 2003.

［59］　HORN A，REICH M，VORWERK J，et al. Connectivity predicts deep brain stimulation outcome in Parkinson disease［J］. Annals of neurology，2017，82（1）：67 – 78.

第十章　多发性硬化

多发性硬化(multiple sclerosis，MS)是一种以中枢神经系统炎性脱髓鞘病变为主要特点的免疫介导性疾病，病变主要累及大脑白质，部分累及皮质。其病因尚不明确，可能与遗传、环境、病毒感染等多种因素相关。MS病理改变主要表现为不同程度炎性反应、轴突及少突胶质细胞损伤、微胶质细胞和巨噬细胞渗透及神经退行性改变。MS好发于青壮年，女性更为多见，CNS各个部位均可受累，临床表现多样，其常见症状包括视力下降、复视、肢体感觉障碍、肢体运动障碍、共济失调、膀胱或直肠功能障碍等，是发达国家非外伤致残的主要原因。MS病变具有时间多发(dissemination in time，DIT)和空间多发(dissemination in space，DIS)的特点。2017修订版McDonald的MS诊断标准见表10-1。

表 10 - 1　2017 修订版 McDonald MS 诊断标准

临床发作次数	存在客观临床证据的病灶数量	诊断 MS 还需要的证据
≥2 次	≥2 个	无①
≥2 次	1 个②	无①
≥2 次	1 个	DIS：不同 CNS 部位的临床发作或 MRI 证明
1 次	≥2 个	DIT：额外的临床发作或 MRI 证明或 CSF 寡克隆带阳性③
1 次	1 个	DIS：不同 CNS 部位的临床发作或 MRI 证明且 DIT：额外的临床发作或 MRI 证明或 CSF 寡克隆带阳性

①无须额外的证据来证明 DIT 和 DIS。除非 MRI 不可用，所有考虑为 MS 的患者均应接受脑 MRI 检查。MRI 提示 MS 而临床证据不足，表现为典型临床孤立综合征以外表现或非典型特征的患者，应考虑行脊髓 MRI 或脑脊液检查，如果影像学或其他检查结果为阴性，则在做出 MS 诊断之前需谨慎，且应该考虑其他可替代的诊断。

②存在 1 个客观临床证据的病灶，并且有明确的历史证据证明以往的发作涉及特定解剖部位的一个病灶。在没有记录在案的客观神经系统发现的情况下，既往 1 次发作的合理历史证据可以包括具有症状的历史事件，以及先前炎性脱髓鞘发作的演变特征，但至少有 1 次发作必须得到客观结果的支持。在无神经系统残余客观证据的情况下，诊断需要谨慎。

③CSF 中寡克隆带的存在本身并未体现出 DIT，但可作为 DIT 的替代指标。

如果患者满足 2017 年 McDonald 标准，并且临床表现没有更符合其他疾病诊断的解释，则诊断为 MS；如果因临床孤立综合征怀疑为 MS，但并不完全满足 2017 年 McDonald 标准，则诊断为可能的 MS；如果评估中出现另一个可以更好解释临床表现的诊断，则排除 MS 诊断。

临床诊断 MS 的原则：首先，应以客观病史和临床体征为基本依据；其次，应充分结合各种辅助检查特别是 MRI 与 CSF 特点，寻找病变的 DIS 和 DIT（表 10-2）；最后，需要排除其他可能疾病。根据 MS 患者病程、发病及预后情况可分为不同临床亚型（表 10-3）。

表 10-2 MS 的 DIS 和 DIT 诊断标准

DIS 诊断标准	DIT 诊断标准
≥2 个以下部位，且每个部位中≥1 病灶	—
≥1 个脑室旁病灶	与基线 MRI 比较，在随访中出现≥1 个新的 T2 或增强病灶
≥1 个幕下病灶	任何时间同时存在强化和非强化病灶
≥1 个脊髓病灶	CSF 寡克隆带阳性
≥1 个视神经病灶	排除其他可能疾病
≥1 个皮质/近皮质病灶	—

表 10-3 MS 临床分型

MS 分型	临床特点
病程分型	
复发缓解型（relapsing-remitting，RR）	最常见类型，有明显复发和缓解过程，每次发作后均可基本恢复，不留或仅留下轻微后遗症
原发进展型（primary progression，PP）	病程大于 1 年，病情缓慢进行性加重，无缓解复发过程
继发进展型（secondary progression，SP）	复发后不能完全缓解，遗留部分后遗症，残疾进展缓慢加重，约 50% 的 RRMS 患者最终发展为 SPMS
进展复发型（progression relapsing，PR）	最初呈缓慢进行性加重及原发进展型过程，病程中偶尔出现明显的复发和部分缓解
发病及预后情况分型	
良性型	病程在 15 年内，几乎不遗留任何神经系统症状及体征
恶性型	暴发型起病，短时间内迅速导致严重神经功能受损甚至死亡

MRI 可以客观反映 MS 病灶和脑内看似表现正常的灰质、白质的微观病理改变，协助诊断、评价治疗效果和判断预后。在考虑 MS 诊断时，所有患者均应行头部

MRI 检查。目前推荐应用：1.5T 及以上场强 MRI 扫描仪；横断面或三维（各向同性）T1WI；横断面质子密度加权（PDWI）/T2WI 双回波扫描；DWI；矢状面或三维 FLAIR 序列；注射对比剂后至少 5 分钟后进行横断面或三维 T1WI 扫描；扫描需覆盖全脑；中心定位线为平行胼胝体膝部、压部下缘连线。有条件的单位，除 DWI 外，推荐其他所有序列的 MRI 检查采用 3D 扫描后进行薄层重建。脊髓 MRI 检查对于所有患者并非必要，但在脊髓受累为首发症状、原发性进展性病程以及在 MS 少见的人群（老年人或亚种人群）中考虑 MS，或者需要进一步资料增加诊断的可靠性时，应行脊髓 MRI 检查。脊髓的推荐序列包括：矢状面 PDWI/T2WI，T2WI，T1WI，DWI，脂肪抑制；横断面采用 T2WI 相关的序列，更好显示脊髓灰白质；以及增强后矢状面、横断面 T1WI。

在完成以上基本序列基础后，各医院还可选择性应用双反转恢复（double inversion recovery，DIR）序列以显示皮质病灶，SWI 和 QSM 评价脑内铁含量变化，DTI 序列评价水分子扩散和白质纤维束完整性，用 BOLD 为基础的 fMRI 评价脑功能改变，用 DSC、DCE 和 ASL 序列评价 MS 脑内血流动力学改变以及微血管损害。

MS 广泛累及脑、脊髓和视神经，会引起包括肢体麻木无力、视力障碍、认知障碍等多种症状。脑 CT 对 MS 诊断的阳性率较低，常规 MRI 可识别脑白质病灶，敏感性较高，对 MS 的诊断提供了有力的影像学证据。常规 MRI 对 MS 患者大脑隐匿性损伤的评估存在局限性，对患者的预后和病情进展不能有效客观评估，也不能有效解释患者症状的反复。因此，通过采用可观察大脑结构、功能及灌注的影像新技术，可为 MS 患者隐匿性病变的发现提供新视角，为患者的诊断和预后及治疗评估带来帮助。

第一节　3D 薄层高分辨力 MRI 扫描提高 MS 诊断准确性

目前，国内外广泛采用 2017 修订版 McDonald 标准作为 MS 的诊断标准，该标准以临床症状、脑脊液结果及影像特征作为诊断依据，大大简化了对 MS 空间和时间多发证据的依赖。该诊断标准中强调了常规 MRI 对临床诊断 MS 的重要价值，特别是 MS 患者出现多发性脱髓鞘病灶，如侧脑室旁病灶、皮质/近皮质病灶、幕下病灶呈斑片状、结节状异常信号影，以及脊髓病灶和视神经脱髓鞘病灶，其中侧脑室旁"直角脱髓鞘征"为最典型病灶，但其他疾病脑内也可能出现"直角脱髓鞘征"。MS 作为一种全脑弥漫性病变，以白质受累为主，灰质也可受累。研究显示，皮质/近皮质病变可提高 MS 诊断的准确性，其与认知及身体残疾也密切相关，但常规 MRI 对显示皮质/近皮质病变存在局限性。基于 3D 扫描的高分辨率 MRI 序列，是否有利于区分 MS 与其他疾病的"直角脱髓鞘征"的差异，以及是否有利于显示皮质/近皮质病灶，来提高 MS 诊断的准确性呢？

病例

患者，女，46 岁，四肢酸软无力 1 周，行走欠稳并出现反应迟钝 3 天。

现病史：1 周前无明显诱因出现四肢酸软无力，3 天前患者逐渐出现反应迟钝，行走欠稳，言语少，无头痛、头晕、恶心、呕吐不适、饮水呛咳及大小便失禁。

神经系统查体：右侧肢体腱反射（＋＋＋），左侧肢体腱反射（＋）、右下肢肌力 2 级，左下肢肌力 4 级，左侧肢体肌张力增高，右侧肢体肌张力尚可。双侧 Babinski 征阴性。

脑脊液检查：寡克隆带阳性。

头颅 MRI 检查：矢状位 T2FLAIR 及轴位 T2WI 示，双侧脑室周围多发卵圆形高信号影，病灶长轴与侧脑室垂直（图 10-1）。

临床诊断：多发性硬化。

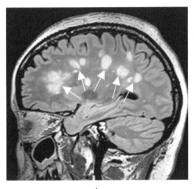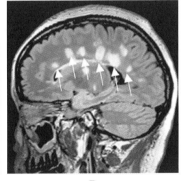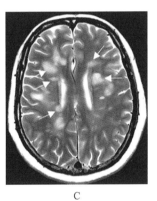

A　　　　　　　　　　B　　　　　　　　　　C

图 10-1　MS 患者脑内多发脱髓鞘病灶

患者，女，46 岁。矢状位 T2FLAIR 示侧脑室周围多发卵圆形高信号影，病灶长轴与侧脑室垂直（图 A、图 B）；轴位 T2WI 示侧脑室周围多发斑片状、结节状高信号影（图 C）。

"直角脱髓鞘征"也称道森指征、火焰征，是指 MS 脱髓鞘病灶垂直于侧脑室，在矢状位 T2FLAIR/T2WI 更加明显。MS 病灶区少突胶质细胞损伤和脱髓鞘可引起静脉周围炎症，有学者发现在 MS 病灶内存在血管内皮细胞的活动性和纤维沉积，但潜在的疾病机制仍不确定。直角脱髓鞘征是描述病灶在特定部位的分布，这种分布也可见于视神经脊髓炎谱系（neuromyelitis optica spectrum disorders，NMOSD）疾病患者。虽然，NMOSD 患者侧脑室周围典型的病灶为沿着脑室系统的室管膜周呈平行分布，部分病灶也可垂直于侧脑室，但病灶通常呈线状垂直于侧脑室（图 10-2）。因此，对于侧脑室周围典型病灶的形态及分布定性评价，可作为诊断 MS 的特异性指标。

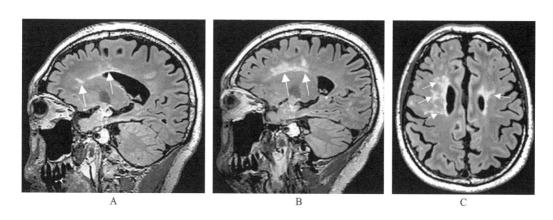

图 10-2　NMOSD 侧脑室周围病灶

　　患者，女，NMOSD。T2FLAIR 示侧脑室室管膜周线状高信号影，侧脑室周围多发线状、斑片状高信号影，病灶长轴与侧脑室垂直。

　　常规 MRI(2D FLAIR 和 T2WI)序列可清楚显示白质病变，而皮质/近皮质病变显示不佳，3D 薄层高分辨力扫描可显著提高 MS 脑内病灶的显示率，如 3D FLAIR 可显示部分皮质/近皮质病变；DIR 通过结合使用两个反转脉冲来减弱脑脊液和白质信号，可改善灰质白质的分辨力并提高灰质病变检测的敏感性，故 3D DIR 对脑内总体病灶，以及皮质内和皮质下病灶的检出率远远高于 T2WI 序列。此外，3D DIR 可显著减少血管和脑脊液附近产生流动伪影。皮质病变有助于 MS 与其他相似疾病的鉴别诊断，例如偏头痛或 NMOSD 也可导致脑白质病灶。皮质受累在 MS 的疾病过程中起关键作用，并且与患者的认知、身体损伤以及疾病发展有关。对于近皮质病变(比如 U 型纤维，也称弓形纤维)，位于皮质内或直接深入到皮质下白质最外层，连接相邻的脑回，其含有少突胶质细胞，可形成髓鞘。MS 细胞介导的抗髓鞘磷脂成分的自身免疫反应，导致少突胶质细胞的损失，U 型纤维常可早期受累。3D FLAIR 及 3D DIR 序列可检出 MS 患者 U 型纤维受累(图 10-3)。脑小血管病可出现皮质/近皮质病变，但通常早期不累及 U 型纤维，故其可作为两者的鉴别征象。

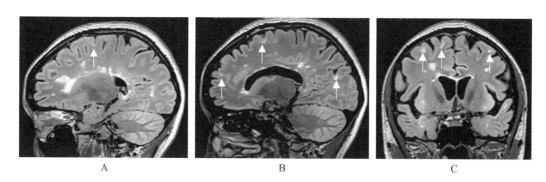

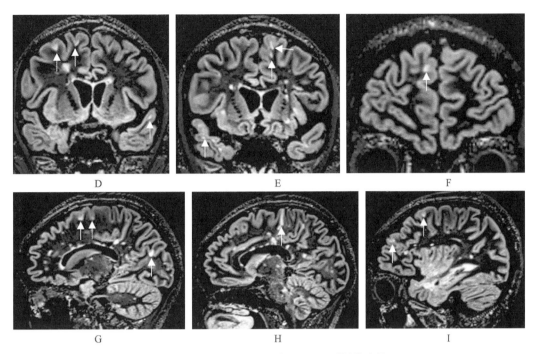

图 10-3　MS 皮质及皮质下区、U 型纤维病灶

患者，女，29 岁。MS 复发。FLAIR 示皮质及皮质下区、U 型纤维高信号影（图 A～C）；DIR 示皮质及皮质下区、U 型纤维高信号影（图 D～I）。

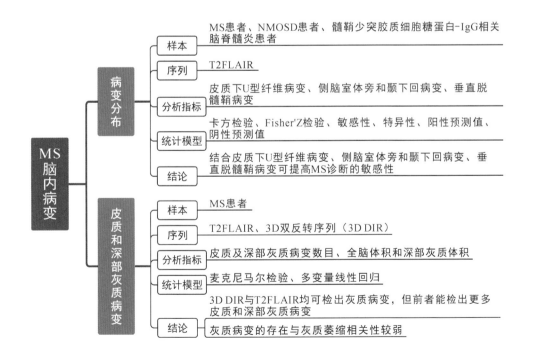

179

拓展

　　常规影像检查中的典型征象对 MS 诊断具有一定价值，目前的半定量分析研究结果显示，典型的直角脱髓鞘征结合皮质/近皮质病变在 MS 诊断中显示出极大的诊断效能和临床应用潜能，常规 2D FLAIR 和 T2WI 序列对皮质/近皮质病变显示不佳，3D FLAIR、3D DIR 可提高皮质/近皮质病变检出率，从而提高 MS 诊断准确率。然而，MS 病理的皮质病灶多数还是不能显示，仍需要进一步研究以优化这些序列，以更好地检测皮质/近皮质病变，以改善其在 MS 管理中的临床效用。采用影像新技术对常规 MRI 征象的进一步研究，仅是目前探索 MS 特征性诊断的一个方向。临床中 MS 病灶所处的时期不同，病灶形态可发生改变，故仅根据单纯的影像征象对 MS 做出诊断仍存在局限性。此外，采用影像新技术还可对 MS 病灶所处炎症阶段深层次定量评价，可以加深我们对 MS 患者病灶与临床意义的认识，这也是目前研究的热点。

第二节　MS 病灶的活动性研究

　　临床中除对 MS 患者做出准确诊断外，仍需进一步分析其病情是否处于活动期，即评估 MS 病灶所处的炎症阶段，以此帮助临床做出治疗决策及监测患者预后。MS 病灶可出现水肿、炎症、轴索丢失、胶质增生、脱髓鞘和神经变性等多种病理改变，不同阶段的病灶其病理改变存在差异，根据 MS 脱髓鞘病灶所处的炎症阶段不同，可分为急性及亚急性期病灶、慢性活动性病灶（缓慢扩大）以及静止的慢性期病灶。通过 MS 病理组织检查来评估病灶是否处于活动性很难，因此需要发展非侵袭性方法来评价 MS 病灶的活动性。MS 病灶在不同炎症阶段影像特征存在差异。那么，如何通过影像学检查来筛查活动期病灶呢？

病例

　　患者，女，60 岁，行走不稳半月。

　　现病史：半月前无明显诱因出现行走不稳，伴头昏、精神差及反应迟钝，无晕厥、黑蒙、视物旋转，无恶心、呕吐、意识障碍、饮水呛咳、吞咽困难、大小便失禁等。

　　神经系统查体：双上肢肌力 5 级，双下肢肌力 4 级。躯体感觉正常、对称，双侧肢体腱反射（＋＋），双侧肢体病理征阴性。

　　脑脊液检查：寡克隆带阳性。

　　头颅 MRI 检查：T2FLAIR 示侧脑室周围斑片状、卵圆形高信号影；T1 平扫示病灶呈低信号影，增强病灶呈环形强化；DWI 示部分病灶呈稍高信号；ADC 示部分病灶中央呈稍高信号影、边缘呈低信号影（图 10－4）。

　　临床诊断：多发性硬化。

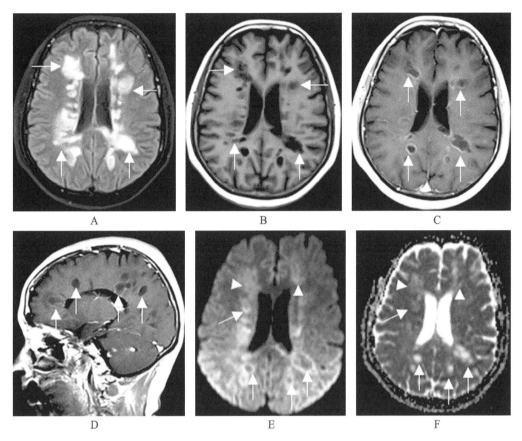

图 10 - 4　MR 显示脑实质病灶

　　患者，女，60 岁，FLAIR 示侧脑室周围多发斑片状、卵圆形高信号影(图 A)；T1 平扫示病灶呈低信号影(图 B)；T1 增强病灶呈环形强化(图 C、D)；DWI 示部分病灶边缘呈稍高信号、中央为等信号影，部分病灶呈较均匀稍高信号影(图 E)；ADC 示病灶边缘呈低信号影、中央为高信号影，部分病灶呈高信号影(图 F)。

　　MS 活动性炎症的定义：出现新的或扩大的 T2WI 高信号病灶、增强后有强化的病灶或两者同时存在。急性和亚急性期病灶的病理特点主要为血管周围大量炎性细胞、T 细胞以及大量吞噬类脂的巨噬细胞浸润。影像表现为病灶多呈卵圆形或圆形，有膨胀感，T1WI 表现为略低信号，T2WI、T2FLAIR 均呈高信号，DWI 可呈高信号，灶周因血浆蛋白渗出表现为稍高信号水肿带，病灶区因 BBB 破坏可出现强化。钆对比剂是细胞外对比剂，是目前活体内判断 MS 病灶有无活动性的金标准，当病灶区 BBB 破坏时，钆聚集在病灶内，提示病灶有活动性。判断 MS 炎症活动的标准和准确方法，应比较不同的 T1WI 采集时间，同时考虑 MR 检查的时间和费用。对临床高度可疑的 MS 患者在进行首次 MR 检查时，钆增强可用于确认有或无强化的病变共存，MRI 随访可检测病变的稳定性。此外，MS 发病后两年内出现三个或更多新的 T2WI 高信号病灶或强化病灶，预示疾病恶化。目前，临床有多种策略用于提高 MS 患者急性期炎性反应检出的敏感性。比如，延迟注射对比剂后的扫描时间对 MS 活动性病灶检出的敏感性高于早期扫描的敏感性，即在采集 T2WI 和 T2FLAIR 序列之前提前注射对比剂，对比剂注射后对 T2WI 信号无特异性损失，这种方法既提高灵敏度又经济高效。

急性病灶有多种强化方式，包括斑片状、结节状和环形强化等，其中环形强化病灶更能反映 MS 为一种炎性脱髓鞘疾病。有研究显示，虽然由于"T2 透过效应"和水肿使 MS 急性期病灶在 DWI 表现为稍高信号，但环形强化部分 ADC 值低于病灶中心未强化部分 ADC 值。病理研究显示，强化环系巨噬细胞聚集而呈明显炎性反应，病灶中心未强化部分为脱髓鞘成分。可见，ADC 值能敏感地探测到 MS 急性阶段所发生的炎性脱髓鞘改变。

除了常规轧增强和上文所述基于增强联合 ADC 值的方式，另一种可提高 MS 活动性病灶检出率的方法是通过预先施加一个额外的射频脉冲来降低周围脑实质的信号，从而产生所谓的磁化转移（MT）效应。将 MT 脉冲添加到 T1WI 对比剂后的采集中从而提高脑实质的对比，检测更多已吸收了轧的血脑屏障功能障碍的病理组织，使得活动性病灶更易被检出。磁化传递对比（MTC）序列则有助于在增强前 MR 扫描中检测到脱髓鞘底物，从而将脱髓鞘与其他局灶性脑病变区分开。文献报道，与 1.5T 的 T1 3D 序列以及常规 T1 SE 相比，给 MS 患者注射轧对比剂后，1.5T 的 T1 MTC 序列检测到更多强化病灶。当然，由于需要预先对比的 T1 MTC 序列来证明轧增强，因此最终扫描时间会增加。

炎性反应导致的 BBB 的开放只是一过性表现，即基于 BBB 破坏导致的病灶强化时间窗较窄，而 MS 病灶有无活动性的标准是炎症细胞是否存在，常规序列的轧对比增强图像虽能发现部分 BBB 破坏的活动性病灶，但却不能显示无 BBB 破坏却存在炎症细胞的活动性病灶。相比于轧对比剂对 MS 病灶活动性监测存在不足，超小超顺磁性氧化铁（ultra-small super-paramagnetic iron oxide，USPIO）是一种新型 MRI 对比剂，具有很好的生物相溶性。USPIO 静脉注射后不易弥散至血管外，在血浆中半衰期较长，这就使其有足够的时间与巨噬细胞接触并被吞噬，从而使其在活体内显影来反映炎症细胞的浸润，并提供炎性病灶活动性的证据。研究显示 USPIO 增强 $T2^*WI$ 与临床症状呈正相关，可作为 MS 疾病进程量化的一个指标。结合 MRI 较高的空间分辨率，利用 USPIO 被巨噬细胞吞噬的特点，可实现 USPIO 的在体巨噬细胞成像，并较好地显示常规 T2WI 和轧增强图像不能显示的病灶，为进一步理解 MS 的发病机制和判断 MS 病灶的活动性以及进行准确的分期提供更多的理论依据。

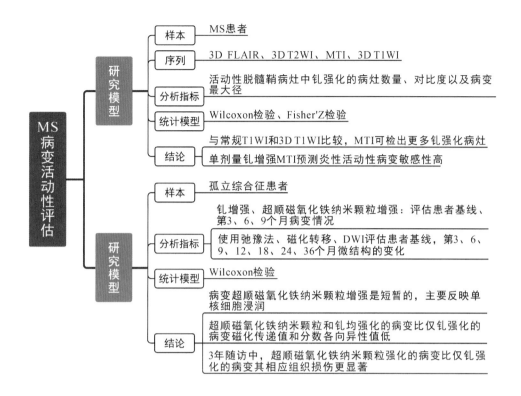

样本　　MS患者

序列　　3D FLAIR、3D T2WI、MTI、3D T1WI

分析指标　活动性脱髓鞘病灶中钆强化的病灶数量、对比度以及病变最大径

统计模型　Wilcoxon检验、Fisher'Z检验

结论　　与常规T1WI和3D T1WI比较，MTI可检出更多钆强化病灶
　　　　单剂量钆增强MTI预测炎性活动性病变敏感性高

样本　　孤立综合征患者

分析指标　钆增强、超顺磁氧化铁纳米颗粒增强：评估患者基线、第3、6、9个月病变情况
　　　　使用弛豫法、磁化转移、DWI评估患者基线，第3、6、9、12、18、24、36个月微结构的变化

统计模型　Wilcoxon检验

结论　　病变超顺磁氧化铁纳米颗粒增强是短暂的，主要反映单核细胞浸润
　　　　超顺磁氧化铁纳米颗粒和钆均强化的病变比仅钆强化的病变磁化传递值和分数各向异性值低
　　　　3年随访中，超顺磁氧化铁纳米颗粒强化的病变比仅钆强化的病变其相应组织损伤更显著

　　评估MS患者病情是否处于活动期对患者治疗的启动、监测和优化具有重要价值。常规钆增强序列可评估MS炎症是否处于活动期，然而，若只有少量BBB破坏，钆对其敏感性较低，不足以探测到活动性病灶。注射对比剂后延迟扫描时间可提高对MS活动性病灶的检出率，带有附加MT脉冲的T1WI序列也可预测MS炎症活动性病变。此外，有研究证实多次给予钆对比剂后，脑内可出现钆异常沉积，以齿状核和苍白球更加明显。鉴于脑内钆沉积对人体健康的影响具有不确定性，以及重复钆注射在MS发病机理中的作用尚不清楚，故应仔细重新评估其在特定临床适应证中的必要性。在不使用对比剂情况下，可根据DWI及ADC评估MS急性期病变，其ADC值能敏感地探测到MS急性阶段所发生的炎性脱髓鞘改变，但其结果仍存在歧义，仍需进一步研究。USPIO可实现在体巨噬细胞成像，能较好地显示常规T2WI和钆增强图像不能显示的病灶，但非靶向USPIO并未专门标记血源性巨噬细胞，其可通过损坏的BBB外渗，也可被活化的小胶质细胞原位吸收。而且，USPIO对比剂尚未在临床广泛应用。近几年有人提出使用QSM作为MS病变中炎症的标志物，该技术不需任何对比剂，既可以反映小胶质细胞/巨噬细胞的脱髓鞘作用，又可以反映MS脑内的铁异常沉积。

第三节 MS 脑内铁沉积

铁是神经元代谢和 ATP 产物过程中酶联反应的辅助因子，并在髓鞘形成和少突胶质细胞发育过程中发挥重要作用。铁在正常人脑组织内的分布不均匀，锥体外系浓度最高，其次是脑灰质。但铁可能由于多种原因（例如代谢受损、炎症、铁过载和清除障碍）而在大脑中异常沉积，组织学上发现 MS 斑块周围的神经元、小胶质细胞和巨噬细胞内有铁的异常沉积，近年来的研究表明铁参与到 MS 发病机制中。

铁及铁蛋白分别为顺磁性和超顺磁性物质，其特殊的结构特点会造成 MRI 局部磁场不均匀，使邻近质子失相位，导致 T2 的缩短以及相位改变，从而使磁共振信号发生改变，因此，MRI 能够在体无创而敏感地定量检测脑内铁含量。SWI 可采用单回波或多回波梯度成像，获得高于传统单回波 T2* 序列的磁敏感效应，从而提高血液和组织的对比度，实现对脑内铁沉积相关病灶的检出。此外，QSM 通过反相位图像的卷积可实现对脑内铁含量的定量分析。

组织学及影像学研究结果均表明：从急性活动期、慢性活动期到慢性非活动期的发生发展过程中，MS 病灶内铁含量呈显著动态变化。大脑中铁的积累被认为是神经变性的生物标志物，也是大脑中氧化应激最重要的诱因之一，反映了组织损伤的程度。那么，基于铁定量分析相关技术，如何评价 MS 患者脑内是否存在铁沉积，以及其与临床症状之间的关系呢？

病例

患者，女，50 岁。肢体疼痛、麻木及无力 1 个月。

现病史：1 个月前无明显诱因出现右侧肢体疼痛、麻木及无力，伴右侧口唇麻木，无明显步态异常、视物旋转、视力视野异常、晕厥，无明显肢体活动障碍及意识障碍，无听力下降，无恶心呕吐、抽搐及大小便失禁等。

神经系统查体：右上肢肌力 4 级，右下肢肌力 4 级，左上肢肌力 5 级，左下肢肌力 5 级，四肢肌张力正常，右下肢痛觉减退，双侧病理征阴性。

脑脊液检查：寡克隆带阳性。

头颅 MRI 检查：T2WI 示双侧半卵圆中心及放射冠多发高信号影；T1WI 示双侧半卵圆中心及放射冠多发稍低或低信号影；QSM 相位图示部分病灶内不均匀高信号影（图 10 - 5）。

临床诊断：多发性硬化。

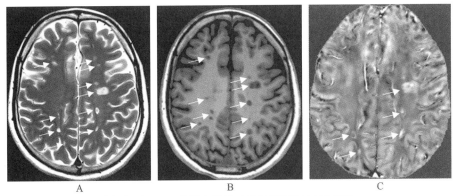

图 10 - 5　MR 常规序列及 QSM 序列显示 MS 病灶

　　患者，女，50 岁。T2WI 示双侧半卵圆中心及放射冠多发结节状、斑片状高信号
影，部分病灶内见少许稍低信号影（图 A）；T1WI 示双侧半卵圆中心及放射冠多发结
节状、斑片状的稍低、低信号影（图 B）；QSM 相位图示部分病灶内高信号影（图 C）。

　　铁的积累不是发生在 MS 发生之前，而是作为 MS 的病理生理过程的副产物而发生
的。研究发现，MS 患者灰质的神经元、少突胶质细胞、巨噬细胞、小胶质细胞和血管
中铁沉积速率增加，但铁沉积的发生机制不清楚。深部灰质核团铁沉积可能与铁通过
BBB 和血脑脊液屏障进入大脑有关，视辐射中铁沉积的一种可能是巨噬细胞、小胶质
细胞通过吞噬髓磷脂/少突胶质细胞碎片获得高水平的铁。MS 患者 T2WI 所见的皮质、
病灶以及基底节中见散在的低信号，为病理性的铁沉积，其与 MS 患者脑萎缩、行走
障碍的相关性较常规 MRI 显示的病灶更显著，此外，其他神经系统疾病患者脑内某些
特定部位也可伴有铁的异常沉积，如帕金森病、阿尔茨海默病、脑梗死等。

　　铁为顺磁性物质，髓鞘为抗磁性物质，其在 SWI 均呈低信号（图 10 - 6），但它们
的磁化率来源不同，故 QSM 中铁呈高信号，而髓鞘呈低信号。通过对比分析 RRMS、
NOMSD 和正常对照深部核团铁含量差异，研究显示基于 QSM 相位图，MS 患者存在
最为显著的深部灰质核团、皮质及病灶内高信号，即铁含量增加（图 10 - 7）；而
NMOSD 与正常对照并无显著差异，提示深部灰质核团铁沉积并以此可作为 MS 与
NMOSD 鉴别点。另一项基于 7T 的研究则发现，基于 QSM 对脑内病灶铁含量的检测，
对 MS 和 NMOSD 患者的鉴别诊断敏感性达 90% 以上，而特异性则达到 100%。

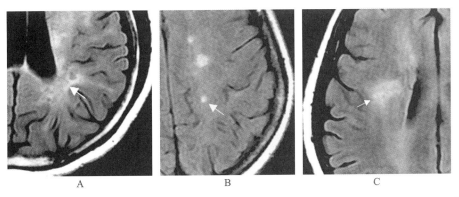

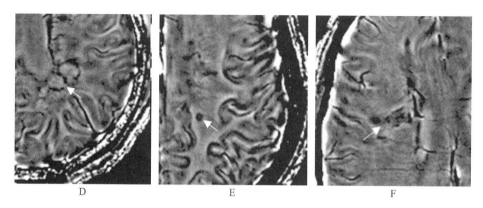

图 10 - 6　MS 患者 FLAIR 及 SWI 相位图显示病灶

　　患者，女，45 岁（图 A、图 D）；患者，女，35 岁（图 B、图 E）；患者，女，43 岁（图 C、图 F）。FLAIR 示，病灶均为高信号影（图 A、B、C）；对应的 SWI 相位图示：病灶周围环形低信号影（图 D），病灶内均匀低信号影（图 E），病灶内不同程度低信号影（图 F）。

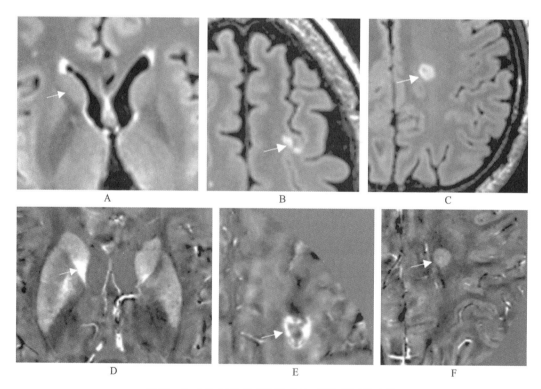

图 10 - 7　MS 患者 FLAIR 及 QSM 相位图显示病灶

　　患者，女，35 岁（图 A、图 D）；患者，男，45 岁（图 B、图 E）；患者，女，40 岁（图 C、图 F）。FLAIR 示：双侧基底节区未见明显异常信号影（图 A）；左侧额叶皮质高信号影（图 B）；左侧半卵圆中心高信号影（图 C）；对应层面 QSM 相位图示：右侧尾状核头部高信号影（图 D）；左侧额叶皮质高信号影（图 E）；左侧脑室体旁病灶内高信号影（图 F）。

　　对于 MS 患者而言，联合 QSM 不仅可用于疾病的鉴别诊断，也可用于疾病相关病例特点分析以及疾病活动性检测。脱髓鞘作用（髓鞘丢失）和伴随的组织水分变化也可导致 T2* 或 SWI 信号增加，但与铁沉积相比，其 QSM 值相对较低。故可通过将 QSM 与此类序列结合，推断与铁沉积和脱髓鞘有关的潜在组织病理特点。同时，由于 MS 病灶本身具有多时相、多种特征共存的特点，其在 QSM 相位图像可呈现环状高信号、不均匀高信号或均匀高信号等征象（图 10-8）。研究发现，环状高信号与 MS 慢性病灶边缘含有吞噬铁的巨噬细胞和/或小胶质细胞有关，其组织破坏性更大。针对 RRMS 患者中央前回铁沉积与萎缩关系的一项纵向研究发现，中央前回铁沉积随 MS 病程延长而增加，且与中央前回体积呈正相关，而随访则发现，中央前回体积并未出现更显著的萎缩，推测铁沉积先于脑组织萎缩出现。中央前回铁沉积随复发次数增多而增加，可能是复发时炎症反应加重，严重破坏血脑屏障，红细胞大量外渗，致裂解的含铁血黄素沉积增加。此外，MS 急性强化病变的 QSM 值较低，非强化病变的 QSM 值较高这一特点提示，可通过测量 MS 病变的 QSM 值来监测病变活动性。

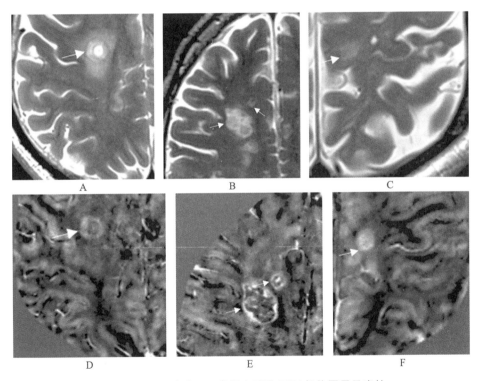

图 10-8　MS 患者 MR 常规序列及 QSM 相位图显示病灶

　　患者，女，40 岁（图 A、D）；患者，男，40 岁（图 B、E）；患者，女，38 岁（图 C、F）。T2WI 示：病灶呈不均匀高信号影（图 A、B、C）；相应病灶 QSM 相位图示：病灶高信号影，分别对应环形高信号影、不均匀高信号影、均匀高信号影（图 D、E、F）。

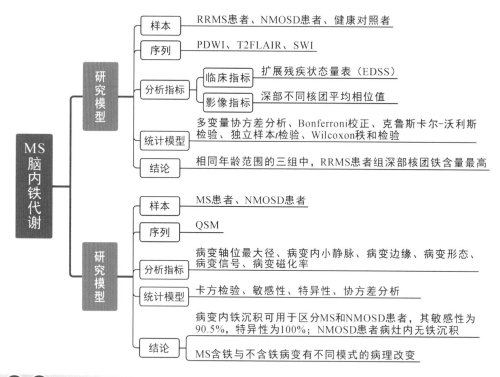

SWI 和 QSM 技术可定量评估 MS 患者病灶区和灰质铁异常沉积，为研究 MS 病灶内铁超载情况及致病机制提供了有效手段。此外，SWI 技术还可显示脑内小静脉及深部静脉，其表现为低信号，可通过三维 Min IP 显示完整的静脉血管形状。MS 病灶沿着脑内静脉引流区域分布，相位图显示这些区域的病灶铁含量增加，深部髓静脉垂直穿过侧脑室体旁病灶，称为"穿通静脉"，含铁血黄素沉着在 MS 病灶"穿通静脉"周围。其中，急性病灶内"穿通静脉"明显扩张，在病灶外侧缘显影清晰、浅淡或者中断；慢性病灶内"穿通静脉"变细、变短、甚至不显影；部分慢性病灶显示"穿通静脉"扩张和延长，提示该部分慢性病灶内可能还有炎症引起的血管扩张因素存在，但血脑屏障的破坏不明显，若随访此类病灶可能会发现其再活动。采用 SWI 和 QSM 技术对 MS 脑内铁异常沉积及静脉改变情况进一步研究，仅是目前探索 MS 病理生理机制的一个方向。此外，MS 患者脑内是否存在更为细微的结构异常，比如白质纤维结构异常，DTI 可监测 MS 患者脑内显微结构的病理改变，是目前研究的热点。

第四节　MS 患者脑白质微结构损害

常规 MRI 显示 MS 可视化病灶敏感，但不能显示病灶的细微结构改变。同时，常规 MRI 所展示病灶并不能完全解释临床症状，说明 MS 患者依然存在一部分隐匿性病灶，而实现对此类病灶的监测，可为监测 MS 演变和评价临床疗效提供有效的指标。

DTI 可以在活体无创地显示脑白质纤维束及其走行，并可评价组织微观结构的完整性、水分子扩散运动的各向同性和各向异性等，可用于检测 MS 患者脑白质中的隐匿性病灶，有助于解释 MS 患者的某些临床症状与颅内病灶分布不匹配的问题。那么，MS 患者病灶区域是否存在大脑白质微结构改变，它与其临床症状有何联系，MS 患者正常表现脑白质是否也同样存在微结构损害？

病例

患者，女性，53 岁。双下肢乏力 3 个月。

现病史：患者无明显诱因出现双下肢乏力 3 个月，日常活动不受限。无肢体麻木、疼痛，无大小便障碍。

神经系统查体：左上肢肌力 5 级，左下肢肌力 4 级，右上肢肌力 5 级，右下肢肌力 4 级。

脑脊液检查：寡克隆带阳性。

头颅 MRI 检查：质子加权图像(图 10 - 9)示双侧半卵圆中心及左侧丘脑区域多发斑点、斑片状异常信号影。

临床诊断：多发性硬化。

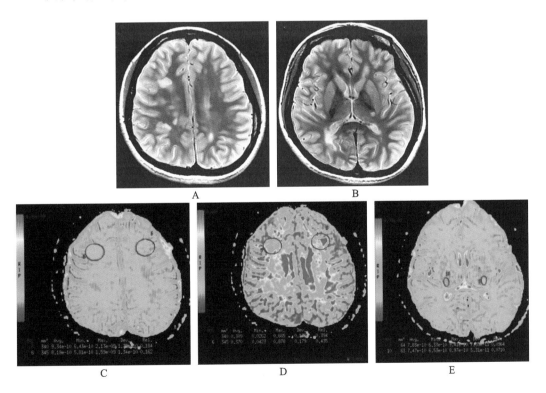

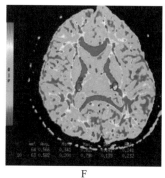
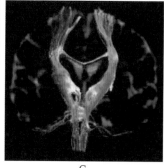
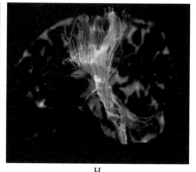

F　　　　　　　　　　G　　　　　　　　　　H

图 10‐9　质子加权图与 MD、FA 图显示病灶及白质纤维束

　　患者，女，53 岁。轴位质子加权图像示右侧额叶高信号影（图 A）；轴位质子加权图像示左侧丘脑区高信号影（图 B）；与 A 图同一层面 MD 图示轴位右侧病灶区域与对侧正常白质相比 MD 值升高（图 C）；与 A 图同一层面 FA 图示轴位右侧病灶区域与对侧正常白质相比 FA 值减低（图 D）；与 B 图同一层面 MD 图示轴位左侧病灶区域与对侧正常白质相比 MD 值升高（图 E）；与 B 图同一层面 FA 图示轴位左侧病灶区域与对侧正常白质相比 FA 值减低（图 F）；皮质脊髓束正面观（图 G）；皮质脊髓束侧面观（图 H）。

　　DTI 可对 MS 患者脑内病灶进行量化分析，研究发现 MS 病灶 AD 与轴索损伤相关，RD 与髓鞘丢失有关，这为 DTI 定量测量参数的病理学机制提供了研究依据。研究表明 MS 患者正常表现白质（normal‐appearing white matter，NAWM）区域也可出现潜在的异常，其病理改变主要为弥漫的胶质细胞增生、血管周围细胞浸润、髓鞘异常变薄、轴索缺失等，这些均可导致水分子运动的结构屏障受损，故相应区域 MD 值增加和 FA 值降低。FA 值降低主要是由于轴突脱髓鞘所致，表明在 MS 炎性病变的早期阶段白质微结构完整性丧失。MD 改变主要是由以下病理改变引起的自由空间增加所致：①早期疾病病理，包括血管性水肿、星形胶质细胞增殖或髓磷脂含量降低；②持续时间较长的疾病中发生的轴突或整个组织丧失/破坏。

　　DTI 可用于显示脑内纤维结构走行。大脑投射纤维包括上行传导至皮质的（感觉）纤维束和从皮质下行传导至皮质下中枢的（运动）纤维束。下行纤维束包括：皮质脑桥纤维束、皮质网状纤维束、皮质延髓纤维束和皮质脊髓纤维束，其中，皮质脊髓束为最大纤维束，其神经元位于大脑皮质区域，纤维束在同侧内囊后脚汇集成束，下行至延髓形成锥体，在锥体下端大部分交叉至对侧，形成皮质脊髓束，用于支配骨骼肌的随意运动，并与前角运动神经元一起组成随意运动的传导通路。大多数 MS 患者以运动功能障碍为主要表现症状，这可能与皮质脊髓纤维束受累有关。研究发现，在 RRMS 患者中双侧皮质脊髓束的 FA 值较健康对照者的 FA 值低，表明 RRMS 患者皮质脊髓束存在神经纤维轴突完整性的破坏。

　　此外，部分 MS 患者也可出现视力损害或合并视力损害症状，这可能是由于大脑视辐射区域白质微结构发生改变。视辐射属于后视路，被认为是比较固定的神经解剖连接。视辐射由视束经过外侧膝状体交换神经元后发出的新纤维组成，走行于侧脑室三角区旁的外侧矢状层，投射至枕叶的视觉皮质中枢，又称为膝距束。在 DTI 彩色编码张量 FA 图上可清晰显示视辐射的走行及分布(图 10 - 10)。视辐射属于有髓鞘纤维，走行规律，方向性强，因此其各向异性程度较高。

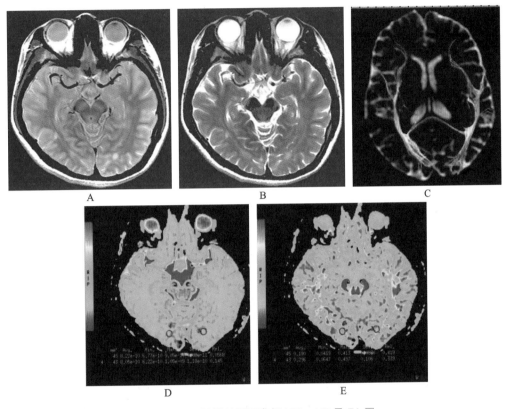

图 10 - 10　视辐射层面常规 MRI、MD 及 FA 图

患者，女，35 岁。视辐射层面质子加权图像示左侧枕叶斑片状高信号(图 A)；视辐射层面 T2WI 图像示左侧枕叶斑片状高信号(图 B)；视辐射纤维图像(图 C)；视辐射层面 MD 图示病灶处 MD 值较对侧升高(图 D)；视辐射层面 FA 图示病灶处 FA 值较对侧降低(图 E)。

　　视辐射区域的病理改变可能与 MS 患者视力损伤存在一定的关联，神经纤维的解剖连接会引起神经退变(即华勒变性)产生逆行性的播散，而视辐射的损伤可以逆行性引起视网膜神经纤维变薄，从而引起 MS 患者视力的相关改变。MS 患者视辐放射的损伤机制有以下两种：①原发神经元的退变及纤维束本身轴突的横断的影响；②跨突触变性(即前视觉通路病变)，特别是视神经病变所导致的继发性神经元损伤。MS 的病理学研究显示，视神经、视束及外侧膝状体存在轴突及神经元的损伤，表明视神经及外侧膝状体传入轴突的损伤导致了跨突触变性。视觉通路结构的损伤对 MS 患者视力的损伤及其严重程度均有影响。有研究表明，看似正常的两侧视辐射区域，DTI 测量值显示两侧视辐射区域 FA 值明显减低，MD 值明显升高。其中 FA 值的降低可能与细胞内外的水分增多及病变细胞对视辐射纤维浸润所致的髓鞘损伤有关；MD 值的升高则可能为血管源性水肿时血脑屏障破坏，血浆从血管内漏出至细胞外间隙使得细胞外水分增多，水分子扩散加快所致。

此外，部分 MS 患者可合并不同程度的记忆、注意、语言流畅度、概念推理、信息处理速度和视空间知觉等认知方面的障碍，这是否也与 MS 患者大脑白质微结构损害相关？近来关于 MS 病程自然演变研究发现，"炎症"和"神经退变"的相互作用在早期复发缓解病程以及后期躯体和认知损害的进展期病程都十分重要。许多 MS 患者可出现白质结构的损害导致认知相关的皮质和皮质下区域连接断开，是 MS 的认知障碍症状的基础。扣带皮质是边缘系统的主要部分，边缘系统参与学习、记忆、情绪表达、应激反应和对内脏与内分泌活动的调节，在人的认知功能中有重要作用。扣带皮质具有多方面的生理心理功能，不仅与情绪有关，还涉及感知觉、运动、注意、记忆以及其他高级认知过程。并且扣带束是扣带回与其他脑结构之间的联系纤维（图 10 - 11），MS 所致扣带回病变可导致患者出现情感及认知障碍。

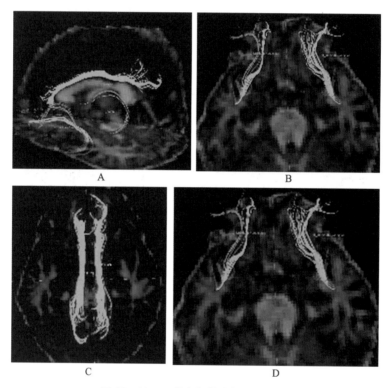

图 10 - 11　正常人扣带束纤维追踪图

底图为 FA 图。左侧扣带束、穹隆及钩束左侧面观（图 A）；双侧钩束后上面观（图 B）；双侧扣带束上面观（图 C）；双侧扣带束、穹隆及钩束上面观（图 D）。

扣带束具有较长的髓鞘发育周期，直到 50 岁左右才发育成熟；而髓鞘化越晚的区域，由于少突胶质细胞较少，修复能力较差，因此更容易暴露于自由基和其他代谢性损害因素中，从而发生脱髓鞘病变。文献表明 RRMS 患者扣带束扣带部、海马部可出现 FA 值降低、MD 值升高，前者与白质微观结构破坏有关，可能预示髓鞘和轴突受损，表明白质纤维束的结构完整性和组织排列可能受到损伤，后者则表明水分子在各方向上的平均扩散率升高，均提示 RRMS 患者边缘系统海马-丘脑-前额颞叶环路的纤维通路受到 MS 微观病理损伤影响（图 10-12）。

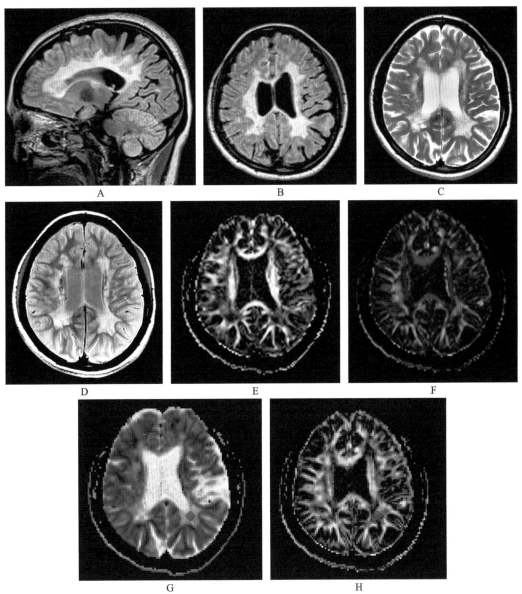

图 10-12 功能成像显示 MS 患者的脑室周围病灶

患者，女，28 岁。矢状位 FLAIR 示侧脑室周围及扣带回区域多发斑片状高信号影（图 A）；示双侧侧脑室周围高信号影，分别对应轴位 FLAIR、T2WI、PD（图 B、C、D）；相应层面 FA 图（图 E）；相应层面 FA 伪彩图（图 F）；轴位 MD 图红色感兴趣区域（病灶）MD 值较健康对照者的 MD 值升高（图 G）；轴位 FA 图红色感兴趣区域（病灶）的 FA 值较健康对照者的 FA 值降低（图 H）。

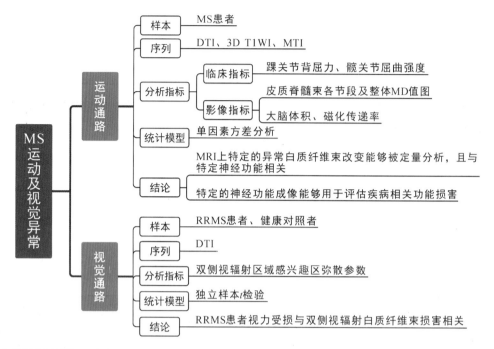

DTI 对 MS 患者脑内常规 MRI 显示的可视化病灶以及隐匿性损害进行分析，可为解释 MS 微观病理改变提供更多信息。其对于 MS 大脑白质损伤的检测，有助于为病情转归、疗效评价和预后判断提供良好的客观指标，DTI 是否能够被广泛用于临床中仍需大量研究证实。目前对 MS 脑内强化病灶、未强化病灶及不同强化形式病灶间的 MD 值和 FA 值还存在争议。虽然 DTI 结合其他检查已经证实 MS 急性期病灶发生了显著的组织破坏，但在强化病灶中究竟哪些损害是永久的（即与轴索丢失有关），哪些是可逆的（即与水肿、脱髓鞘和髓鞘再生有关）还是不清楚，还有待深入研究。MS 病灶除累及脑，还可累及脊髓，故 DTI 技术还可用于探究脊髓内微结构改变情况。

第五节　MS 患者脊髓病变

MS 患者脊髓内至少存在一个病灶可视为 MS 的空间播散，并可作为 MS 的诊断依据，而且脊髓受累也是导致 MS 患者躯体残疾的主要原因之一。MS 脊髓主要病理改变为白质的脱髓鞘。MS 脊髓病变好发于颈髓，呈多发短节段（<2 个椎体节段）分布，主要位于侧索、后索。脊髓常规 MRI 可检测出约 90% 的可视化病变，但存在较大局限性，例如难以量化、其显示结果与 MS 患者临床评分的相关性较差等。DTI 可通过定量计算脊髓病变区白质纤维束的扩散特征，间接反映其微结构改变。临床中，部分 MS 患者有典型的脊髓症状，而常规 MRI 检查提示脊髓未见明显异常，这说明常规影像对于诊断 MS 脊髓早期白质微结构改变存在局限性，通过 MS 患者临床表现可以推测这些

患者脊髓内已存在早期隐匿性损伤，那么可否通过DTI发现脊髓微结构早期改变呢？

病例

患者，男，45岁，四肢乏力1年。

现病史：患者无明显诱因出现四肢乏力1年。

神经系统检查：左上肢肌力3级，左下肢肌力4级，右上肢肌力3级，右下肢肌力4级。

脑脊液检查：寡克隆带阳性。

头颈部MRI：头颅MRI未见明显异常。颈7椎体水平脊髓内斑片状异常信号影（图10-13）。

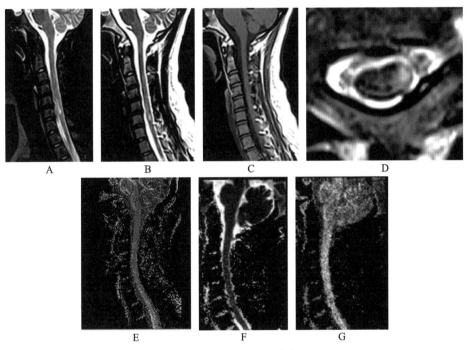

图10-13 MS颈髓病变

患者，男，45岁。矢状位STIR示颈7椎体水平脊髓内斑片高信号（图A）；矢状位T2WI（图B）；矢状位T1WI（图C）；轴位STIR示颈7椎体水平脊髓左侧侧索异常信号（图D）；矢状位FA伪彩图（图E）；矢状位MD图示红色标记区域（病灶）MD值较健康人的MD值升高（图F）；黑白矢状位FA图，红色标记区域（病灶）FA值较健康人的FA值减低（图G）。

MS患者脊髓受累是导致其躯体残疾的主要原因之一。常规MRI对脊髓病变的量化存在局限性，此外，其显示脊髓病变特征与临床评分的相关性较差。DTI可以获得组织内水分子扩散幅度和方向的信息，常用的定量参数包括FA值和MD值，前者反映水分子沿白质纤维束通道方向扩散的比例，间接反映了纤维结构的完整性；后者则反映组织扩散的速度。脊髓白质纤维有头尾方向性，具有各向异性，轴突损失通过增加细胞外间隙引起 FA 值降低。如果 FA 值改变较小，提示轴突损失轻微，患者有更好的临床预后。

文献表明 MS 患者颈髓内出现病变时引起相应区域炎性水肿、轴突损伤或脱失等病理改变，导致细胞间隙扩大、垂直于神经纤维方向上的水分子扩散受限程度降低，表现为 FA 值下降，MD 值升高。此外，这些异常 DTI 参数值与 EDSS 评分存在相关性，故临床可以通过 DTI 评估 MS 残疾严重程度。此外，脊髓病灶区 FA 值较其周围 NAWM 降低，且均小于健康对照组的相应部位的 FA 值。文献表明 MS 感觉评分有改善的患者比感觉评分无改善的患者的表观弥散系数（ADC 值）和径向扩散率（RD 值）均降低，可能是病变内存在星形胶质细胞和分化的少突胶质细胞限制水的扩散，提示预后良好。

MS 患者常规 MRI 上颈髓内无可视化病变，但其颈髓部分节段 FA 值明显低于正常对照组的 FA 值，表明这些患者颈髓内已经存在隐匿性病变，使细胞髓鞘脱失、轴突破坏，造成白质纤维束完整性的破坏，并且这些区域的 FA 值和 MD 值与 EDSS 评分存在着相关性。故 DTI 能够显示常规 MRI 不能检测到的微观病理改变，包括组织结构的完整性、水分子运动的方向变化。临床中，可通过 DTI 技术发现 MS 患者脊髓内 NAWM 区微结构改变，其对评估 MS 患者病情及监测预后比常规 MRI 更加敏感，故 DTI 能够为 MS 早期诊断、监测预后提供重要依据。

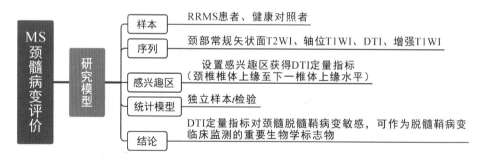

拓展

脊髓 DTI 对 MS 患者临床评价和疗效判断有一定应用价值。DTI 能够反映 MS 患者脊髓在分子水平的微观变化，根据 MD 值和 FA 值的变化判断脊髓结构的破坏程度，并可发现隐匿性病灶，为 MS 早期诊断、监测病情、评价疗效和判断预后提供较为客观的定量评价，还可以作为判断 MS 患者脊髓病变临床病程的指标。但 DTI 对脊髓内纤维交叉处以及灰质结构变化的评估存在局限性。此外，颈髓的横断面积较小、周围结构复杂，易受脑脊液波动，以及呼吸、心跳运动的干扰，需要同时具有较高的分辨力和信噪比。因此，目前利用 DTI 对 MS 患者颈髓病变的研究仍较少。MS 患者脑及脊髓内除结构发生改变外，其功能是否也存在改变呢？随着 MRI 技术的不断革新，新的神经影像学技术也逐渐应用到 MS 疾病诊疗中，比如任务态功能磁共振及静息态功能磁共振，对 MS 疾病的评估起到了一定的补充。

第六节 以血氧水平依赖功能磁共振为基础的 MS 相关研究

人脑进行各种精神活动时（如感觉刺激、思维、记忆及情绪变化等），脑部特定区域会出现血流动力学变化，fMRI 通过检测脑组织中的血氧含量而间接反映脑功能变化，如区分脑内活动区与非活动区、监测 MS 的病理生理改变等，可为早期显示 MS 隐匿性损害、了解病程演变机制等提供新视角。临床中，MS 患者可伴发多种认知功能障碍，其中记忆障碍为最常见的类型之一，其呈渐进性发展，影响患者生活质量，常规 MRI 对评估 MS 患者记忆障碍存在局限性。那么，fMRI 是否可用于临床评估 MS 患者记忆障碍，以及监测脑功能损伤与代偿呢？

病例

患者，女，32 岁，右上肢无力 1 年余。

现病史：1 年前患者无明显诱因出现右上肢无力，活动后及体力劳动时加重，休息后可稍缓解；发作时能自行站立，病程中偶伴有双下肢抽搐。10 个月前开始出现尿频、尿急，偶有尿失禁。6 个月前上述症状加重，行走困难，伴记忆明显下降。

神经系统查体：左上肢肌力 5 级，左下肢肌力 5 级，右上肢肌力 3 级，右下肢肌力 5 级。

脑脊液检查：寡克隆带阳性。

头颈 MRI：头颅 MRI 未见明显异常。颈 2 至颈 3 椎体水平脊髓内见斑片状异常信号（图 10-14）。

临床诊断：多发性硬化。

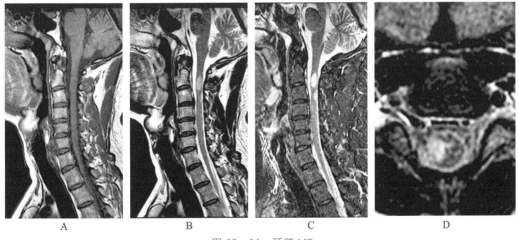

A   B   C   D

图 10-14 颈髓 MS

患者，女，32 岁。矢状位 T1WI 示颈 2 至颈 3 椎体水平脊髓稍增粗（图 A）；矢状位 T2WI 示颈 2 至颈 3 椎体水平脊髓内卵圆形高信号影（图 B）；矢状位 STIR 示颈 2 至颈 3 椎体水平脊髓内卵圆形高信号影（图 C）；轴位 T2WI 示右侧索和后索见高信号影（图 D）。

　　MS 患者伴发记忆障碍，可能提示 NAWM 区存在着功能改变，这无法根据常规 MRI 评估。研究发现默认网络与记忆密切相关，有记忆障碍的 MS 患者较记忆保留的 MS 患者左侧海马、额叶及双侧丘脑功能连接增加。有认知障碍的 MS 患者功能连接增加以默认网络为主，其为大脑对结构破坏的一种适应性改变。默认网络是静息状态下人脑存在的功能连接网络，后扣带回是默认网络的重要组成部分。人脑默认活动网络（default mode net-work，DMN）系由扣带回后部皮质、楔前叶和前额内侧皮质构成，其所表现出的功能是自发而持续的，也是静息态下最主要的脑功能活动，只有执行目标定向任务时才会被削弱。

　　后扣带回的静息态网络包括许多脑区，如双侧内侧前额叶、楔前叶、颞叶、顶下小叶、海马。文献表明 MS 和健康对照组有相似的功能连接图（图 10 - 15），但 MS 患者左侧内侧前额叶、左侧颞下回、左侧尾状核、右侧补充运动区与后扣带回的功能连接明显升高（图 10 - 16）。这些脑区在静息状态下活动显著，与 DMN 组成类似，共同维持静息状态下人脑功能性神经活动，并且与人脑的认识、记忆等高级功能活动有密切关系。当疾病影响人脑功能活动时，DMN 相应脑区结构或功能会发生改变。相关性分析显示，MS 患者左侧颞下回功能连接值与扩展残疾状态量表（EDSS）评分呈中等程度正相关，表明 MS 患者左侧颞下回神经活动仍处于代偿期，随着临床症状的加重，代偿活动逐渐增加。

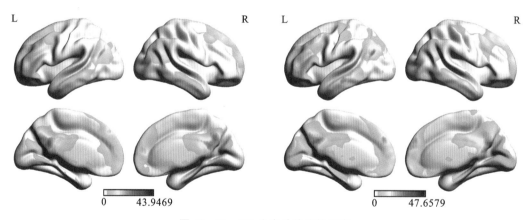

图 10 - 15　MS 患者功能连接异常

　　健康对照者和 MS 患者与 PCC 明显连接的脑区，以 PCC 为 ROI，健康对照组和 MS 显示出相似的功能连接图。后扣带回的静息态网络主要包括双侧内侧前额叶、楔前叶、颞叶、顶下小叶、海马。图 A 示正常人，图 B 示 MS 患者。

　　近几年，基于图论的复杂脑网络分析成为神经科学研究的热点之一，它利用功能和/或结构数据构建的脑网络具有很多重要的网络特征，如 rich club、小世界属性、最短路径等，并已广泛运用于神经、精神性疾病。在脑网络研究中，全脑效率（Eg）可衡量全脑网络信息的传输能力，是对信息交流能力的度量。局部效率（Eloc）定义为节点之间信息传递的能力及对网络障碍的容错率，是评价大脑区域之间信息传递效率的指

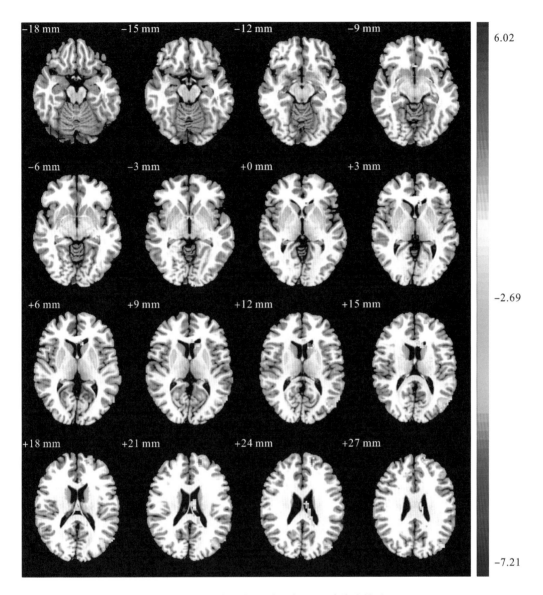

图 10 - 16　MS 患者与健康对照者 PCC 功能连接差异图

相比于正常对照，MS 患者多个脑区功能连接增高，包括左侧内侧前额叶、左侧颞下回、左侧尾状核头部、右侧辅助运动区。

标。度(Deg)是直接相连到节点的边数，描述的是节点之间相互连接的权重，反映了其在网络中的重要地位和作用。

前期研究显示 RRMS 患者 Eloc 均显著下降，主要包括双侧额叶、扣带回、中央后回及右侧颞上回、颞下回等(图 10 - 17)，表明 RRMS 患者大尺度功能网络的局部信息交换能力降低，间接体现了 RRMS 患者脑的分离及整合功能受损。脑功能网络是一个复杂的互相关联的网络，存在损伤与代偿的复杂过程。RRMS 患者双侧额上回眶部及眶内侧、扣带回旁及内侧以及左侧眶部额中回的 Deg 明显下降（图 10 - 18），但与 Eloc 结果对比显示，Deg 下降的脑区与 Eloc 减低的脑区类似但范围缩小，研究推测虽然 RRMS 患者存在脑区之间广泛性 Eloc 降低，但部分脑区之间仍然存在有效连接，这可能是 RRMS 患者临床症状比较轻的原因之一。Eg、Eloc 及 Deg 可以定量、定位显示 RRMS 患者与健康对照者间的拓扑属性改变，更加清晰显示各个脑区之间的交互作用。

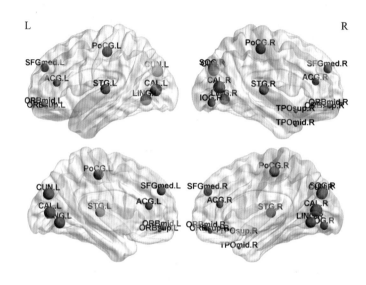

图 10 - 17　RRMS 组 Eloc 的差异脑区

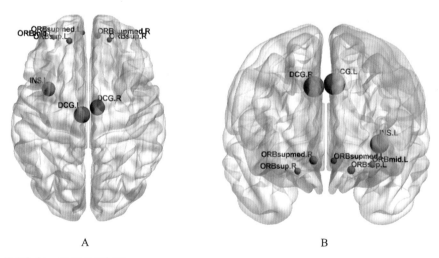

轴位（图 A），冠状位（图 B）。

图 10 - 18　RRMS 组 Deg 的差异脑区

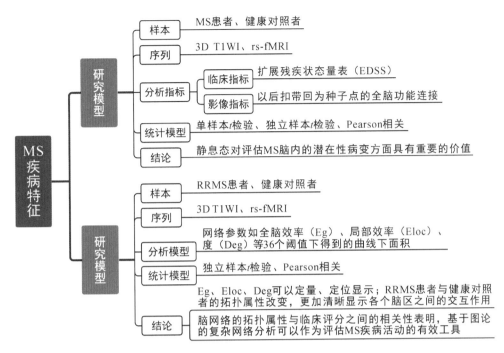

　　fMRI 可监测伴发记忆障碍的 MS 患者脑功能改变情况，以及显示 MS 患者各脑区间的交互作用，为早期发现 MS 患者脑内隐匿性改变提供新视角。此外，利用静息态 fMRI 能够获得人脑未受外部刺激时的功能信息及图像数据，相对准确地反映出 MS 患者脑功能的自发适应性变化，有助于更深入地研究 MS 发展、演变的病理生理过程以及评估预后。目前 fMRI 还存在缺陷，如图像信噪比较低、空间分辨力较差、后处理烦琐、缺乏规范的信息采集参数和实验设计等，使其难以作为 MS 的常规检查方法。有研究发现在 ASL 中也可发现功能连接网络，并且可提供具有生理意义的量化指标。

第七节　MS 患者皮质病变

　　近年来的研究显示，MS 患者除了存在广泛的白质区域脱髓鞘，也存在显著的皮质受累，且与患者的临床症状有关。MS 患者病灶的空间多发性包括皮质或近皮质病灶，但常规 MRI 的序列很难显示灰质病变。既往非钆对比剂增强灌注研究常用于检测患者大脑皮质和深部灰质的灌注异常，分析脑区的灌注改变。以往有研究基于磁敏感对比灌注成像，发现 MS 患者脑内脱髓鞘病灶存在灌注异常，并准确确定了血流动力学中细微的 BBB 破坏。ASL 可基于动脉血本身标记，无须静脉注射对比剂，实现无创观察皮质灌注信息。那么，MS 患者病变累及大脑皮质是否会出现灌注异常呢，这种异常是否与认知功能障碍相关呢？

病例

患者，女，55岁。反应迟钝3天。

现病史：3天前，患者无明显诱因出现反应迟钝，语言能力、计算能力、理解能力及近期记忆力均下降，生活和工作能力均下降。否认意识丧失、头痛头昏、肢体麻木无力、恶心、呕吐等病史。

神经系统查体：腹壁反射正常，足跖反射正常。左侧肱二头肌反射（＋＋），右侧肱二头肌反射（＋＋），左侧肱三头肌反射（＋＋），右侧肱三头肌反射（＋＋），左侧桡反射（＋＋），右侧桡反射（＋＋），左侧膝反射（＋＋），右侧膝反射（＋＋），左侧踝反射（＋＋），右侧踝反射（＋＋）。左侧Babinski征可疑阳性，脑膜刺激征阴性。

脑脊液检查：寡克隆带阳性。

头颅MRI检查：双侧额叶、侧脑室前后角周围及左侧基底节区斑点及斑片状异常信号影（图10-19）。

临床诊断：多发性硬化。

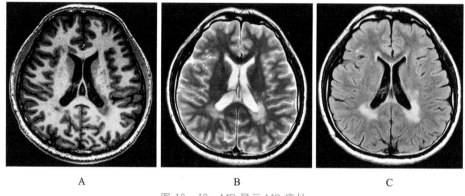

A   B   C

图10-19　MR显示MS病灶

患者，女，55岁，MS病情缓解期。T1FLAIR示双侧额叶、侧脑室前后角周围及左侧基底节区斑点及斑片状等信号或稍低信号影（图A）；T2WI示双侧额叶、侧脑室前后角周围及左侧基底节区斑点及斑片状高信号影（图B）；T2FLAIR示双侧额叶、侧脑室前后角周围及左侧基底节区斑点及斑片状高信号影（图C）。

如图10-19所示，常规MRI序列对白质病变的显示良好，但白质病变不足以解释患者的临床症状，显示灰质病变对MS患者症状的解释就很有必要。ASL利用射频脉冲标记颈动脉血流，经过标记后延迟时间（PLD），流经大脑时采集图像，利用控制图像减去标记图像，得到灌注图像ASL，ASL只能得到脑血流图（CBF）一个参数的定量图，不能得到脑血流容积（CBV）和平均通过时间（MTT）等参数值。三维伪连续ASL（3D-pCASL）是一种评估组织血流灌注的成像方法，与传统脉冲式和连续式ASL相比，具有更高的信噪比和标记效率，可靠性更高。文献报道RRMS患者和健康对照者灌注比较，RRMS患者双侧尾状核、左侧丘脑、左侧距状回、双侧额中回、左侧辅助运动区 CBF 值明显下降(图 10-20),该结果表明 RRMS 灰质存在广泛的灌注异常,可能与患者灰质存在微观病理损害相关,即树突和轴索损伤、神经胶质细胞和神经元凋亡,继而引起组织代谢功能紊乱,导致灌注弥漫性下降。对灰质灌注分析可反映 MS 灰质病理生理改变。

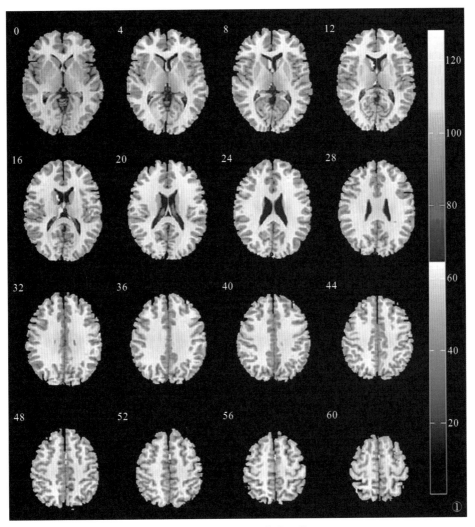

图 10-20 RRMS 灌注异常

RRMS 组与健康对照组灰质灌注比较。RRMS 组灌注下降脑区包括左侧距状回、双侧尾状核、左侧丘脑、双侧额中回及左侧辅助运动区。

研究表明,43%~70% 的 MS 患者伴随认知功能障碍,分析 RRMS 患者丘脑 CBF 值与认知评分的相关性发现左侧丘脑 CBF 值与数字符号转换测验(symbol digit modalities test,SDMT)、Rey 听觉词语学习测试即刻记忆(Rey auditory verbal learning test-immediate recall,RAVLT-IR)评分均呈正相关,即丘脑 CBF 值下降越多,SDMT、RAVLT-IR 评分越低,认知功能下降越明显。

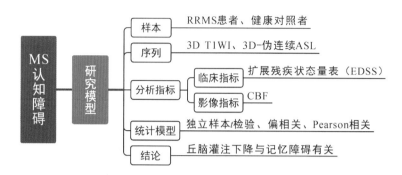

对比剂增强灌注如 DSC 常被用来研究 MS 脱髓鞘斑块的灌注改变。其原理为当团注的顺磁性对比剂通过组织毛细血管床时，组织内的磁敏感性增加，进而引起邻近氢质子共振频率发生改变，导致 T2 或 T2* 缩短，反映在 MRI 影像则是信号强度降低。对比剂首过期间，主要存在于血管内，血管外极少，导致血管内外浓度梯度最大，故能反映组织血流灌注情况。使用 DSC 观察 MS 患者脱髓鞘病灶发现，白质病灶内 CBF 和 CBV 值降低；而隐匿的皮质病灶也被发现，与正常表现灰质相比出现 CBF 和 CBV 值降低。在后续研究中，可采用 DSC 联合其他 MRI 技术动态观察并分析 MS 斑块的变化规律，以期能够定量地评估 MS 病情演变。

拓展

目前对于 MS 患者的脑灌注研究在国内外已经取得一定进展，包括使用 DSC、IVIM 等对脱髓鞘病灶灌注的研究和使用 ASL 对灰质灌注的研究。研究中采用 3D-pCASL 发现 MS 灰质存在广泛灌注异常，为 MS 灰质损害提供了影像学依据。此外，研究还发现丘脑 CBF 值下降与认知评分呈正相关，提示丘脑灌注异常可作为评估 MS 患者认知功能受损的一种新的生物学指标。希望未来可加大样本量对 RRMS 患者灰质灌注和认知功能的纵向变化进行研究，为临床提供更加准确的影像学证据。

最近对 MS 患者脱髓鞘病灶演变的研究炙手可热，使用不同 MRI 脑灌注技术结合其他 MRI 新技术研究不同时期病灶的发生发展，将有助于监测 MS 的预后和治疗。

第八节　MS 疗效评价

对于 MS，应该在遵照循证医学证据的基础上并结合患者的经济条件和意愿进行早期、合理治疗。MS 的治疗分为：①急性期治疗；②缓解期治疗，即疾病修正治疗（disease modifying therapy，DMT）；③对症治疗；④康复治疗。MS 的急性期治疗以减轻症状恶化、缩短病程、改善残疾程度和防治并发症为主要目标。急性期一线治疗主要以糖皮质激素大剂量、短疗程冲击为原则，研究证明激素治疗期内能促进急性发病的 MS 患者神经功能尽快恢复。二线治疗包括血浆置换和丙种球蛋白，可用于激素冲击无效的患者。MS 为终身性疾病，其缓解期治疗以控制疾病进展为主要目标，推荐使用 DMT 治疗。对症治疗可针对患者的具体症状进行对应的药物治疗。MS 的康复治疗同样重要，康复治疗的目的是维持和改善功能、最大程度提高生活质量，应遵循早期开始、循序渐进、因人而异、具有针对性的治疗原则。

MS 是免疫 T 细胞介导的以中枢神经系统白质脱髓鞘为特点的一种免疫性病变，具有时间的多发性和空间的多发性，病情可反复加重和复发。MS 的急性期病理变化有髓鞘肿胀、血脑屏障损伤以及脱髓鞘改变。目前对 MS 的治疗尚无有效的根治方案。因此，积极控制病灶，减少症状发作和复发的次数以及延长间歇期是治疗的关键。大剂量甲基强的松龙冲击治疗是近年来临床实践中最常用的治疗模式，可有效改善患者的症状和生活质量。那么大剂量甲基强的松龙冲击疗法是否可以改善 MS 患者脑内病灶的转归呢？

病例

患者，女，57 岁。吐词不清楚 12 天。

现病史：12 天前患者无明显诱因出现吐词不清，8 天前无诱因出现左手指麻木。否认头昏、头痛、意识障碍、反应迟钝、视物模糊、复视及大小便失禁等症状。20 年前曾以"脱髓鞘病变"入院并予以激素治疗。

神经系统查体：腹壁反射正常，足跖反射正常。左侧肱二头肌反射(＋＋)，右侧肱二头肌反射(＋＋)，左侧肱三头肌反射(＋＋)，右侧肱三头肌反射(＋＋)，左侧桡反射(＋＋)，右侧桡反射(＋＋)，左侧膝反射(＋＋)，右侧膝反射(＋＋)，左侧踝反射(＋＋)，右侧踝反射(＋＋)。病理反射阴性，脑膜刺激征阴性。

脑脊液检查：寡克隆带阳性。

头颅 MRI 检查：图 10-21 为 RRMS 复发急性期治疗前 MRI，示双侧半卵圆中心、侧脑室周围、基底节区、丘脑及右侧枕叶多发异常信号影；图 10-22 为该患者激素治疗前后 MRI 所显示的病灶特征。

临床诊断：多发性硬化。

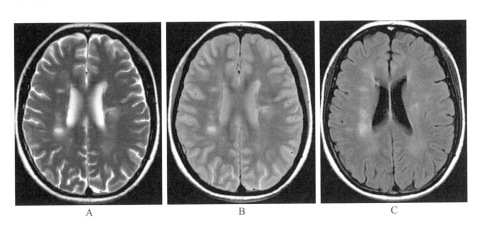

A　　　　　　　　B　　　　　　　　C

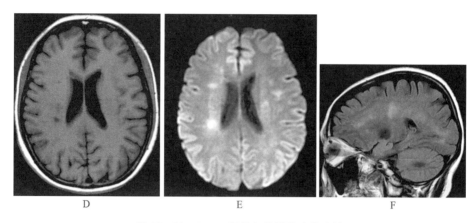

图 10 - 21　RRMS 复发急性期治疗前病灶

　　T2WI 示双侧脑室周围多发斑片状及条状稍高、高信号影，病灶长轴垂直于侧脑室体部(图 A)；PDWI 示双侧脑室周围多发斑片状及条状稍高、高信号影，病灶长轴垂直于侧脑室体部(图 B)；FLAIR 轴位示双侧脑室周围多发斑片状及条状稍高、高信号影，病灶长轴垂直于侧脑室体部(图 C)；T1WI 示右侧脑室周围多发斑片状及条状稍低信号影(图 D)；DWI 示部分病灶呈稍高信号影(图 E)；FLAIR 矢状位示高信号病灶长轴垂直于侧脑室体部(图 F)。

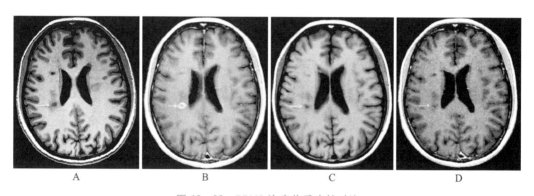

图 10 - 22　RRMS 治疗前后病灶对比

　　患者，女，57 岁，RRMS 患者。激素冲击前平扫 T1WI 图像示右侧脑室后脚斑片状低信号影(图 A)。激素冲击前 T1WI 增强病灶呈环形强化(图 B)。激素治疗后 6 个月 T1WI 平扫示病灶范围减小(图 C)。激素治疗后 6 个月 T1WI 增强病灶无强化，病灶范围缩小(图 D)。

　　MS 处于急性期时，采取大剂量甲基强的松龙冲击疗法治疗效果较好。甲基强的松龙可通过扩散功能进入到病灶靶细胞而有效结合受体，产生类固醇-受体复合物质，在复合物质激活之后，可作为基因转录活性的激活因子，促使基因转录功能得到调控而对蛋白质合成进行干扰，实现治病目的。大剂量甲基强的松龙冲击治疗还可有效抑制 T 淋巴细胞和 B 淋巴细胞，减少抗体合成，发挥转化细胞功能，且可减轻中枢神经系统损伤及脱髓鞘病变组织炎性反应，逆转神经传导组织和缓解水肿症状，降低微血管损伤。研究发现急性期大剂量甲基强的松龙治疗可以降低钆对比剂强化病灶向持续黑洞病灶的转化率，改善脱髓鞘病灶的转归。

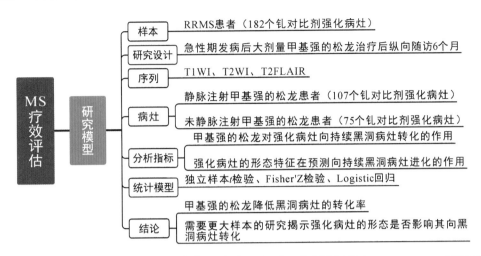

近年来越来越多的人关注疾病修正治疗（DMT）对减缓灰质（gray matter，GM）和白质（white matter，WM）萎缩以及保护组织微结构完整性的作用。特立氟胺是一种被批准用于治疗复发性 MS 的新型口服化合物，其抑制嘧啶从头合成途径中的一种关键酶（二氢乳酸脱氢酶），阻止 T 细胞和 B 细胞的增殖。特立氟胺的临床疗效已通过 Ⅱ 期和 Ⅲ 期临床试验确定其在抑制炎症性活动和减缓脑萎缩进程方面有作用，但特立氟胺治疗对 GM 萎缩的发展以及 GM 和 WM 的微观结构变化的影响尚不清楚。有研究人员使用 DTI 和 3D T1WI 纵向观察服用特立氟胺的 MS 患者的 GM 和 WM 微结构损伤，发现使用特立氟胺治疗的 MS 患者在 12 个月内出现了与健康对照者类似的全脑萎缩率、组织特异性（GM 和 WM）和局部（丘脑）萎缩率。此外，与健康对照者相比，使用特立氟胺治疗的 MS 患者全脑 NAWM 和丘脑的弥散相关指标没有显著恶化，表明特立氟胺可以潜在地减缓 GM 和 NAWM 中微结构组织损伤的积累。

拓展

对 MS 患者实施大剂量甲基强的松龙冲击疗法效果确切，可有效改善 MS 患者的症状和生活质量，加速症状的缓解，且无严重的不良反应，并具有较高的安全性。研究已经表明激素冲击可改善脱髓鞘病灶的转化，未来的研究将利用多种磁共振技术（如3D T1WI、QSM 及 DTI 等）继续就病灶形态及强化形式对病灶转归的影响进行深入挖掘。

早期控制疾病活动性对减少临床和亚临床发作、延缓疾病进展、预防患者残疾加重和提高生活质量具有关键作用。基于 MS 患者的临床数据，早期识别并进行 DMT 治疗可能是 MS 患者获得改善短期或长期临床结局的最佳机会。目前治疗 MS 有多种 DMT 药物（如特立氟胺、芬戈莫德及富马酸二甲酯等），且评估大脑微结构损伤的 MRI 新技术也在不断发展，未来，可以利用影像新技术对不同 DMT 药物对大脑损害的减缓效能进行动态纵向的长期随诊，为 MS 患者的预后评估、药物疗效评价以及临床管理提供有效的影像学标志物。

本章小结

MS 是一种以 CNS 炎性脱髓鞘病变为主的弥漫性脑部和脊髓病变，其病因尚不明确，临床疗效差，具有复发缓解和进行性加重的特点。需依靠客观病史、临床体征、CSF 检查以及重要的 MRI 相关影像证据做出临床诊断，从而进行干预治疗，缓解病程，减少患者复发的次数，提高患者的生活质量。

MRI 可以客观反映 MS 病灶和中枢神经看似表现正常的灰质、白质的微观病理改变，协助诊断和鉴别诊断、评价治疗效果和判断预后。在扫描检查 MS 患者时，要遵循国际 MS 研究中心的扫描标准，结合国内影像专家推荐的 MRI 扫描指南进行影像检查，同时进行高级多参数 MRI 的科研工作，包括对患者脑内可视病灶活动性和稳定性的判断、脑内白质纤维的损害、灰质等的研究，以及影像指标与患者的神经精神各种评分的相关性研究，为患者提供准确的中枢神经系统进行性损害的影像学标志物，准确判断患者的病程进展、治疗效果和预后。

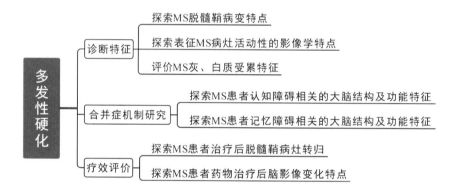

参考文献：

[1] LOUAPRE C，GOVINDARAJAN S T，C GIANNì，et al. The association between intra- and juxta-cortical pathology and cognitive impairment in multiple sclerosis by quantitative T2* mapping at7T MRI[J]. Neuroimage Clin，2016，12：879 - 886.

[2] CORRAL M A P，GOVINDARAJAN S T，STEFANCIN P，et al. Characterization of gray-matter multiple sclerosis lesions using double inversion recovery，diffusion，contrast-enhanced，and volumetric MRI[J]. Multiple sclerosis and related disorders，2019，31：74 - 81.

[3] CAI M T，ZHANG Y X，ZHENG Y，et al. Brain lesion distribution criteria distinguish demyelinating diseases in China [J]. Annals of clinical and translational neurology，2019，6（10）：2048 - 2053.

［4］ FINCK T，LI H W，GRUNDL L，et al. Deep-learning generated synthetic double inversion recovery images improve multiple sclerosis lesion detection［J］. Investigative radiology，2020，55（5）：318 – 323.

［5］ PARK C C，THONGKHAM D W，SADIGH G，et al. Detection of cortical and deep gray matter lesions in multiple sclerosis using DIR and FLAIR at 3T［J］. Journal of neuroimaging，2021，31（2）：408 – 414.

［6］ FILIPPI M，ROCCA M A. MR imaging of multiple sclerosis［J］. Radiology，2011，259（3）：659 – 681.

［7］ 曾春，李咏梅，罗天友，等. 扩散加权成像在多发性硬化病灶和 NAWM 区中的研究［J］. 重庆医科大学学报，2010，35（11）：1702 – 1705.

［8］ DO AMARAL L L F，FRAGOSO D C，DA ROCHA A J，et al. Improving acute demyelinating lesion detection：which T1-weighted magnetic resonance acquisition is more sensitive to gadolinium enhancement［J］. Arquivos de neuro-psiquiatria，2019，77（7）：485 – 492.

［9］ 李咏梅，谢鹏. USPIO 对比剂活体追踪巨噬细胞在多发性硬化及其动物模型中的价值［J］. 中风与神经疾病杂志，2008，25（6）：760 – 762.

［10］ TOURDIAS T，ROGGERONE S，FILIPPI M，et al. Assessment of disease activity in Multiple Sclerosis phenotypes with combined gadolinium- and superparamagnetic iron oxide-enhanced MR imaging［J］. Radiology，2012，264（1）：225 – 233.

［11］ KERBRAT A，COMBÈS B，COMMOWICK O，et al. USPIO-positive MS lesions are associated with greater tissue damage than gadolinium-positive-only lesions during 3-year follow-up［J］. Multiple sclerosis（Houndmills，Basingstoke，England），2018，24（14）：1852 – 1861.

［12］ 陈骞蓝，叶海琪，陈唯唯. 铁及氧化应激在多发性硬化中的作用机制及其 MRI 研究进展［J］. 磁共振成像，2021，12（1）：89 – 92.

［13］ ZHANG Y，GAUTHIER S A，GUPTA A，et al. Longitudinal change in magnetic susceptibility of new enhanced multiple sclerosis（MS）lesions measured on serial quantitative susceptibility mapping（QSM）［J］. Journal of magnetic resonance imaging，2016，44（2）：426 – 432.

［14］ CHAWLA S，KISTER I，WUERFEL J，et al. Iron and non-iron related characteristics of multiple sclerosis and neuromyelitis optica lesionsat 7T MRI［J］. American journal of neuroradiology，2016，37（7）：1223 – 1230.

［15］ CHEN X，ZENG C，LUO T Y，et al. Iron deposition of the deep grey matter in patients with multiple sclerosis and neuromyelitis optica：a control quantitative study by 3D-enhanced susceptibility-weighted angiography（ESWAN）［J］.

European journal of radiology，2012，81（4）：e633 - e639.

［16］ 曾春，李咏梅，欧阳羽，等．三维增强 T2* 加权血管成像对多发性硬化脑内病灶铁沉积的分析［J］．中华放射学杂志，2011，45（12）：1166 - 1170.

［17］ CHEN W W，GAUTHIER S A，GUPTA A，et al. Quantitative susceptibility mapping of multiple sclerosis lesions at various ages［J］. Radiology，2014，271（1）：183 - 192.

［18］ 杜思霖，李咏梅，曾春，等．复发缓解型多发性硬化中央前回灰质铁沉积 ESWAN 定量研究［J］．临床放射学杂志，2014，33（4）：480 - 483.

［19］ ZIVADINOV R，BERGSLAND N，HAGEMEIER J，et al. Effect of teriflunomide on gray and white matter brain pathology in multiple sclerosis using volumetric and diffusion-tensor imaging MRI measures［J］. Journal of the neurological sciences，2018，388：175 - 181.

［20］ 曾春．多发性硬化的扩散张量成像研究进展［J］．重庆医学，2011，40（20）：2052 -2054.

［21］ REICH D S，ZACKOWSKI K M，GORDON-LIPKIN E M，et al. Corticospinal tract abnormalities are associated with weakness in multiple sclerosis［J］. American journal of neuroradiology，2008，29（2）：333.

［22］ 张小辉，李咏梅，李瑛，等．复发-缓解型多发性硬化患者双侧视放射扩散张量成像［J］．中国医学影像技术，2015，31（7）：981 - 984.

［23］ 郑桥，李咏梅，谢敏，等．复发缓解型多发性硬化患者扣带束白质完整性与扣带皮质灌注研究［J］．中国医学影像学杂志，2020，28(1)：6.

［24］ 罗琦，李咏梅，韩永良，等．纤维束示踪成像评价复发缓解型多发性硬化患者边缘系统纤维通路损伤［J］．中国医学影像技术，2017，33（8）：1176 - 1180.

［25］ 罗亚西．多发性硬化脊髓病变磁共振成像研究进展［J］．临床放射学杂志，2015，34（1）：148 - 150.

［26］ 侯焕新，李咏梅，吕发金，等．多发性硬化及视神经脊髓炎患者颈髓的扩散张量成像定量研究［J］．中华放射学杂志，2012，46（11）：971 - 976.

［27］ 黄靖，李坤成，段云云，等．多发性硬化患者颈髓扩散张量成像研究［J］．中国现代神经疾病杂志，2012，12（4）：407 - 411.

［28］ 孟奔，李咏梅．多发性硬化功能磁共振的研究进展［J］．中国医学影像技术，2012，28（11）：2102 - 2105.

［29］ 刘义，李咏梅，曾春，等．单纯脊髓受累型多发性硬化患者脑结构和脑功能的 MRI 研究［J］．中国医学影像学杂志，2015，（10）：725 - 729.

［30］ 付佳亮，陈晓娅，李咏梅，等．复发缓解型多发性硬化伴感觉障碍患者脑网络的研究．临床放射学杂志，2020，39（5）：865 - 869.

［31］ 中国多发性硬化影像诊断协作组．多发性硬化影像诊断标准：中国专家共识

［J］．中华放射学杂志，2017，51（2）：81－85.

［32］ 顾瑶，李咏梅，罗琦，等．动脉自旋标记评估复发-缓解型多发性硬化灰质灌注改变及临床评分相关性［J］．临床放射学杂志，2019（9）：1578－1583.

［33］ 苗延巍，蔡兆诚，张清，等．多发性硬化白质脱髓鞘斑块的磁敏感加权成像及动态磁敏感增强灌注成像研究［J］．中华放射学杂志，2011，45（5）：426－431.

［34］ GREGORIO M D，GAETANI L，EUSEBI P，et al. Treatment of multiple sclerosis relapses with high-dose methylprednisolone reduces the evolution of contrast-enhancing lesions into persistent black holes［J］．Journal of neurology，2018，265(3)：522－529.

第十一章　终末期肾病脑损伤

　　由各种原因引起肾脏结构或功能损伤达到 3 个月以上，称为慢性肾脏病。终末期肾病是指慢性肾病进展至终末期（尿毒症期）的疾病阶段，即肾小球滤过率持续低于 $15mL/(min \cdot 1.73m^2)$，此时患者必须进行血液透析、腹膜透析或肾移植等肾脏替代治疗以维持生命。慢性肾病是一种危害巨大的全球慢性非传染性疾病。根据于 2013 年和 2017 年发表在 *The Lancet* 杂志中的慢性肾病流行病学报告，慢性肾病在全球范围内的发病率约为 $8\% \sim 16\%$，在中国发病率约为 10.8%，约 1.195 亿人。其中终末期肾病患者超过 300 万，给家庭和社会带来了巨大的负担。预计到 2040 年，慢性肾脏病将成为危害全球人类健康的第五大杀手。

　　多数慢性肾病患者早期并无明显临床表现，只是在体检或临床化验肾功能检查时偶然发现。随着肾脏功能的下降，毒素逐渐在体内蓄积，长期的水钠潴留及电解质紊乱，可直接或间接损伤机体多组织器官，并出现不同类型的临床表现。2013 年，美国肾脏病学会杂志提出了"肾-脑轴"假说，强调慢性肾病进展过程中产生的各种危险因素均可能与脑损伤关系密切。2015 年，*Nature Reviews Nephrology* 杂志提出"肾-脑交互"理论，用以阐述肾病与脑损伤之间的相互关系。该理论认为：大脑和肾小球的血管供应具有相似的血流动力学，因此两者都对相似的微血管病理过程敏感。体内病理改变如微小血管疾病、内皮功能障碍、氧化应激增加和其他已知的危险因素（如蛋白尿或贫血）都可能导致慢性肾病肾功能进一步减退，也可能导致患者出现认知障碍和脑血管疾病。维持性透析还可能通过诱导血流动力学不稳定、液体转移、血管内容量损失、脑缺血或脑水肿，导致不同程度的认知功能障碍和脑血管疾病。不论是"肾-脑轴"假说还是"肾-脑交互"假说，均认为慢性肾病脑损伤是由多种危险因素共同作用所导致的。慢性肾病不可逆性进展过程中多种尿毒症毒素、传统危险因素及非传统危险因素通过血管性假说和神经退行性假说两条途径损伤血管，使得内皮功能失调，或直接产生神经毒性作用，最终导致脑损伤。但是目前对于肾病患者中枢神经系统的探索尚属实验室阶段，其潜在的病理生理学机制需进一步的探索。

　　慢性肾病患者的神经系统并发症包括中枢及外周神经系统病变，与死亡率有关。随着肾功能的进一步减退，特别是到了终末期肾病阶段，神经系统损害的症状愈发明显。肾性脑病是终末期肾病阶段一种严重的并发症，临床表现如下。①精神功能障碍：神志不清、反应迟钝、失眠、乏力、情感淡漠、幻觉等。②神经系统紊乱：发音困难、手足震颤、抽搐、听力减退、视力障碍等。③运动异常：终末期肾病患者中枢神经系统并发症还会表现为一些特殊类型并发症，如可逆性后部脑白质病、脑桥中央髓鞘溶解症等，患者可表现出头痛、精神行为异常、癫痫、小脑性共济失调等一系列症状和体征，这些病变常规 MRI 易于发现，积极治疗后多可逆。外周神经病变也是终末期肾病患者经常会出现的神经病变，主要以远端、对称、涉及运动神经和感觉神经的多神经病变为特点，手掌或足底的感觉异常、远端肢体的烧灼感以及不宁腿综合征是主要的临床表现。随着神经病变的进展，神经纤维受到严重损害，可能会出现感觉神经和运动神经传导速度的减慢，甚至运动能力的消失。发生这些病理变化的原因尚不清楚，透析治疗仅使少部分患者症状改善，大部分患者的症状在治疗过程中没有变化，但是在肾移植后症状可完全消失。

除了上述的终末期肾病患者中枢神经系统改变，长期透析患者发生的透析性脑病也是一种反复发生的神经系统综合征。主要的症状为交流困难，认知、运动功能的损害以及性格的改变。透析性脑病的主要表现为：中度至重度讲话障碍、中枢感觉和运动失调、不同程度的精神衰退。这些症状不断加重，出现失能、性格改变和进行性痴呆。透析相关性脑病临床上可分为两种，一种为流行性，一种为散发性。流行性的透析相关脑病常常影响到同一透析中心的大量患者，主要与透析液铝的污染造成的铝中毒有关，目前已经很少见。慢性散发的形式一般发生在长期透析的患者中，这可能是多因素作用的结果。比如：脑组织水含量的变化、电解质及代谢改变、透析相关因素等。除此之外还有透析过程中或者透析结束 24 小时出现的急性神经系统并发症。轻者表现为不适、头痛、震颤、恶心、呕吐，严重者可表现为意识模糊、恍惚，甚至发展至抽搐、昏迷。按照"肾-脑交互"假说，这种变化可能与脑组织中水的变化有关，但是这需要进一步的研究证明。

第一节　终末期肾病相关危险因素与中枢神经系统的关系

中枢神经系统是终末期肾病患者损伤的主要靶向器官之一。随着尿毒症毒素的不断累积，终末期肾病患者需要进行透析治疗，这可能会进一步增加损伤中枢神经系统的因素，从而使中枢神经系统的损伤更加明显。随着各项技术的不断革新和发展，神经影像技术被不断地应用于探索中枢神经系统的损伤，这为终末期肾病患者的脑损伤研究提供了新的思路和见解。自"肾-脑轴"假说被提出之后，肾脏病与大脑中枢神经系统的潜在关系逐步成为研究热点。在疾病方面，目前研究关注的重点多为探索终末期肾病患者脑内发生了哪些改变及其可能的病理生理机制，以及终末期肾病患者中枢神经系统的改变与认知功能之间的潜在关系。

病例 1

患者，男，33 岁。健忘、反应迟钝 2 个月余。

1 年前被诊断为终末期肾病，行维持性血液透析治疗。进行韦克斯勒记忆量表测试，记忆评分降低，提示该患者记忆力减退。采用 MoCA，评估认知功能（MoCA 得分

21分），发现该患者认知功能下降。

头颅 MRI 检查：脑实质未见明显异常病变。

该患者头颅 MRI 中脑实质未见明显的异常病变说明患者的中枢神经系统真的没有异常吗？该患者的记忆力减退与何种因素有关？是否可以怀疑与终末期肾病毒素的累计、贫血等因素有关？如何结合神经影像技术，探索尿毒症毒素、中枢神经系统以及认知功能之间的关系？

DTI 是以水分子在大脑不同组织中的扩散特性为基础进行成像的，是无创的探索大脑白质微结构特性的有力工具。白质是大脑中枢神经系统的重要组成部分，白质微结构的改变与认知功能息息相关。以白质微结构特性为例，终末期肾病患者是否存在白质微结构的改变？若存在，这种改变是否与患者的认知功能改变有关？对于以上科学问题，已有课题组尝试对这些问题展开研究。比如通过招募终末期肾病患者和健康对照者，并对这些被试者进行 DTI 扫描探索白质微结构特性。随后对终末期肾病患者进行临床血液指标的检测。最后，设计 Stroop 颜色-字义研究范式对所有被试者的认知控制能力进行评估。研究结果发现：终末期肾病患者与健康对照者相比表现出降低的认知控制能力。终末期肾病患者主要在扣带束上表现出改变的白质微结构特性(图 11 - 1)。

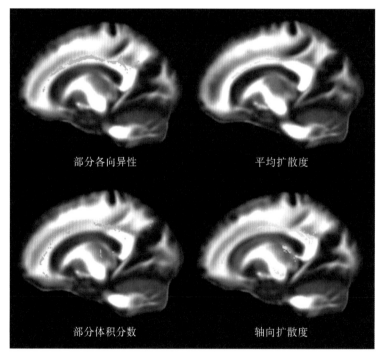

部分各向异性　　　　平均扩散度

部分体积分数　　　　轴向扩散度

图 11 - 1　终末期肾病患者白质微结构特性与健康对照者的差异脑区
与健康对照者相比，终末期肾病患者表现出白质微结构特性的改变，蓝色代表终末期肾病患者小于健康被试者的脑区位置，黄色代表终末期肾病患者大于健康被试者的脑区位置。

之后，将终末期肾病患者的认知控制指标、白质微结构特性指标以及临床血液指标进行中介效应分析，发现血红蛋白水平和认知控制之间存在部分的中介效应，中介变量是大脑的白质微结构特性。

除了对大脑结构的探索之外，还可应用 fMRI 探索终末期肾病患者大脑功能和认知之间的潜在关系。已有研究借助 rs-fMRI 探索终末期肾病患者是否存在默认网络的功能连接异常，并探索大脑功能的异常是否与认知功能的降低有关。该研究表明终末期肾病患者大脑默认模式网络出现功能连接异常，且内侧前额叶的功能连接也出现了进一步的降低。最后发现血清肌酐水平与终末期肾病患者大脑默认模式网络的功能降低有关。这些研究结果都可能是该部分患者出现认知功能异常的潜在原因，不过这需要进行进一步的验证。

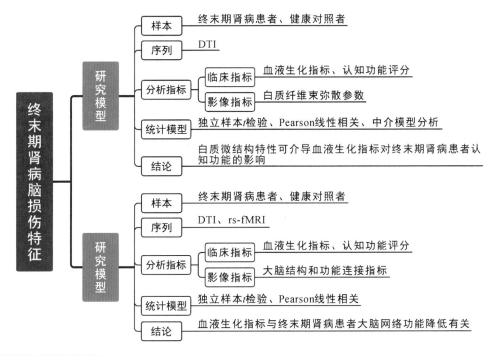

拓 展

通过神经影像技术探索终末期肾病患者白质微结构特性与认知控制之间的关系，发现肾病相关的危险因素、认知控制和大脑中枢神经系统之间相互关联。结合本研究，可以有以下思考：①本研究中只是收集了部分血液指标，是否更全面的血液指标能够得到新的结论？②本研究并不是只有这一种研究思路，本研究的主要目的是通过案例分析，介绍一种可能的研究流程。换一种研究思路是否能够得到更加有意义的结果？③本研究只是考虑了一种神经影像，是否纳入更多模态的神经影像技术能够得到更全面的结果？比如基于高分辨率 T1WI 来探索终末期肾病患者的大脑灰质结构、基于 ASL 探索终末期肾病患者的大脑灌注情况等。

第二节　肾功能与大脑灌注的关系

脑血管疾病和痴呆在慢性肾病患者中的发生率很高，不管处于慢性肾病的哪个阶段，肾病患者患痴呆的风险要普遍高于一般人群。越来越多的证据表明，肾功能损害和认知损害之间的联系是通过血管机制介导的，完整的肾功能对调节总血容量和血管张力至关重要。因此，肾功能的损害可能会导致严重依赖恒定和充足血流的器官（如大脑）血流调节紊乱。那么，终末期肾病的患者肾功能是否与脑灌注有关呢？

病例 2

患者，男，47 岁。14 个月前被诊断为终末期肾病并行维持性血液透析治疗。近期出现头痛，血压升高和认知功能减退的症状。

头颅 ASL 检查：双侧大脑半球及小脑，均表现为高灌注状态。

该患者出现的大脑高灌注与终末期肾病是有关的吗？如何探索肾功能和大脑灌注之间的关系呢？

终末期肾病患者更容易发生脑血管疾病和痴呆。根据年龄和研究人群的不同，终末期肾病患者的卒中发生率比无肾脏疾病者的高 1.9～7.6 倍。已经有许多研究报道了终末期肾病患者存在血流动力学的紊乱。然而，终末期肾病通常会有许多其他的伴随症状，这可能是探索肾功能和脑血流的混杂因素。因此有研究首先探索了一般人群中肾功能和脑血流的关系，从而进一步探索肾病患者中肾功能对脑灌注的影响。在一项包括 3932 名参与者的研究中，将参与者根据不同的肾功能进行分类，之后使用多元线性回归模型评估肾功能相关指标与脑血流的相关性。研究结果发现在这项基于一般人群的横断面研究中，较低的肾小球滤过率与较低的脑血流量独立相关。该研究为肾脏功能受损和大脑疾病之间联系的血管起源假说提供了额外的证据。了解这些伴随的病理机制为早期发现哪些受试者可能存在发展为大脑结构或功能异常的风险是至关重要的。

上述的研究发现了肾功能降低与脑血流量降低和相应的认知功能降低有关。但是目前的研究也可引起我们的一些思考。这项研究是横断面的研究，所得到的结果能够代表肾功能和脑血流之间存在因果关系吗？当前案例只是表明肾功能下降与脑血流量降低有关，在肾病患者中是否能够探索到一致的结果呢？在一项前瞻性研究中，招募了 73 名慢性肾病患者和 57 名健康对照者。对所有被试者进行 ASL 检查评估脑血流量。首先评估慢性肾病患者组和对照组之间脑血流的组水平差异。随后进行回归分析，以评估脑血流、临床变量（肾小球滤过率和红细胞压积）和认知表现（智力、执行功能、注意力、记忆和视觉空间处理）之间的关系。研究结果发现，与健康对照组相比，慢性肾病患者组显示出更高的脑血流量，这与红细胞压积水平降低有关。慢性肾病患者组和健康对照组之间的脑血流差异脑区主要位于默认模式网络的区域。此外，在上述存在差异的脑区中，慢性肾病患者楔前叶与执行功能表现出显著的相关性。以上的研究表明慢性肾病患者存在脑生理特征的改变，并且这种改变与认知功能的改变有关。

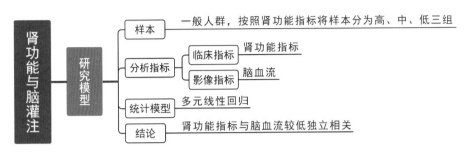

在上述提供的研究中，均发现了肾功能和脑血流之间存在一定的相关关系。在一般人群中，发现肾功能降低与脑血流量降低有关。而在慢性肾病患者中，发现了普遍增高的脑血流量。基于两个不同的研究，我们发现在一般人群和慢性肾病患者中出现了不一致的研究结果，这是否说明慢性肾病患者与一般人群的大脑神经机制不同？或者这种不一致的相关性更加进一步说明了慢性肾病患者的病理状态？但是目前还没有相关的研究进行验证。此外，这两项研究均为横断面研究，只能表明当前状态下肾功能和脑血流量的关系，在今后的研究中应展开纵向观察研究，进一步探索肾功能的发展变化与脑血流之间的因果关系。此外，在当前研究中，对无透析治疗的终末期肾病患者的脑灌注研究还很少，比较多的案例是透析治疗后终末期肾病患者的脑灌注概况。当前案例只是发现了慢性肾病患者出现了大脑高灌注的现象，当疾病进一步发展为终末期时，研究结果是否会出现不同呢？此外，透析和肾移植作为延长终末期肾病患者生命的主要治疗方式，治疗本身是否会影响终末期肾病患者的大脑功能？这些疑问尚需进一步的研究和证明。

第三节 透析治疗会影响终末期肾病患者的脑功能吗？

认知障碍在血液透析患者中非常普遍，有研究表明高达70％的血液透析患者表现出认知功能降低。血液透析患者认知损害的原因有很多，透析与代谢异常、慢性炎症、氧化应激和血流动力学异常都有关系。但是目前尚不清楚血液透析对大脑血液循环、脑结构和认知功能是否存在短期和长期影响。

已有研究支持血液透析与终末期肾病患者的大脑损伤有关。两项已有的前瞻性研究发现，透析中低灌注与透析相关因素（如透析内低血压或超滤量）有关，同时透析患者也非常容易出现大脑结构的改变。例如，白质高信号在64岁左右的普通人群中偶然出现，占11％~21％；而在透析人群中，这一数字上升到52％。白质高信号不仅与脑卒中风险有关，还与认知损伤有很大关联。

在此处提供的研究中，研究者使用多普勒超声技术和磁共振技术分别探索了进行血液透析治疗的终末期肾病患者的脑血流情况和大脑白质高信号情况。探讨血液透析是否与脑血流变化有关，并探索这些变化是否与认知功能障碍有关。该研究中共招募了88名年龄范围为18～85岁的透析患者。记录终末期肾病患者病程、透析前后的血压、超滤量、超滤率和体重变化。此外，参与者被要求在12个月的随访期间参加3次认知评估。在第一个月内进行两次评估：一次在常规透析期（透析时）、一次在非透析期（两次透析间）。在12个月后再次进行一次非透析期的评估。常规透析期的评估是在透析开始的前两个小时进行的。在进行透析治疗的过程中，对所有被试进行经颅多普勒超声技术探索中动脉血流量。磁共振成像包括T1WI、T2WI、DTI。通过这些磁共振成像探索患者大脑萎缩、白质高信号情况以及白质微结构特性（平均扩散率和部分各向异性）。研究结果发现，终末期肾病患者在透析过程中脑血流量下降，与超滤量和执行功能的下降有关。在12个月的随访中，有部分患者继续进行透析治疗，有部分患者接受了肾移植治疗。结果发现，在仍然接受透析的患者中，脑血流减少与执行功能之间存在相关性，而那些接受移植的患者则无相关性。肾移植后，患者的语言学习和记忆得到改善。在持续性血液透析的患者中，白质高信号负担增加，但是在进行肾移植的患者中没有发现白质高信号的增加，并且肾移植之后患者大脑白质增高的部分各向异性与改善的执行功能有关。

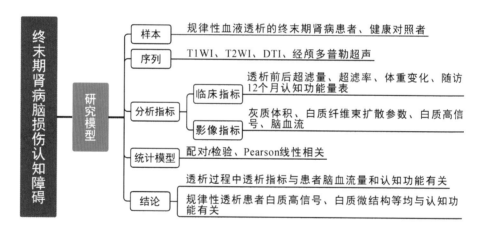

拓展

本章所述的研究的结果支持血液透析与短期大脑损伤相关的假说，并证明透析患者存在进行性损伤。经过肾移植之后，患者的记忆和白质完整性有明显改善。早期识别有风险的人群可能会降低这种脑损伤，同时这种损伤通过肾移植有可能可逆。结合本研究，可以有以下思考：①本研究中只是记录了部分的透析指标，其他的透析相关指标（如碳酸氢盐、血液黏度等），可能比超滤量与下降的脑血流速度有更加显著的相关性；②本研究中磁共振扫描的被试者数据量很少，增加被试者量是否会得到不一样的结果？③本研究对同一被试者进行认知评估时，不可避免地会增加学习效应。虽然两次评估之间存在时间间隔，但还是有学习效应存在。如何才能有效地避免学习效应？

第四节 肾移植会影响终末期肾病患者的脑功能吗？

慢性肾病与脑血流异常、脑神经化学浓度和白质微结构特性相关，这可能解释了为何终末期肾病患者存在痴呆和中风的高患病率。有研究表明肾移植后认知能力得到改善，这是否说明肾移植后认知功能的改善与肾移植前后的大脑变化有关？终末期肾病相关的中枢神经系统异常是否存在潜在的可逆性呢？

病例 3

患者，女，42 岁，1 年 5 个月前被诊断为终末期肾病，并行维持性血液透析治疗，1 年前行肾移植术。移植后肾功能良好，未出现排斥反应。1 年后随访，该患者在肾移植之后认知功能明显提升，这是否与肾移植之后肾功能恢复正常有关呢？

许多研究已经表明，借助 ASL 技术探索出终末期肾病患者普遍存在脑血流量升高的情况。此外，血液透析也会导致终末期肾病患者的脑血流量急速变化，这可能与透析因素（如超滤量等）有关。脑血流动力学的这些变化可导致脑卒中的风险增加。除此之外，终末期肾病患者也存在大脑中神经化学物质的改变。如脑渗透液增加可改变脑渗透压，从而损害大脑细胞结构和功能。虽然许多与认知障碍相关的疾病（如阿尔茨海默病和创伤性脑损伤），具有不可逆转的脑异常。但是经过肾移植的终末期肾病患者的认知损伤改善，是否可以假设由于终末期肾病中脑损伤的独特性质，肾移植后其中一些异常可能是可逆的？

此处引入的案例是使用非侵入性的磁共振成像技术，探索肾移植前后的中枢神经系统变化，及肾移植相关中枢神经系统改变的可逆性。本案例是一个前瞻性、纵向、观察性队列研究。招募两组被试，一组即将进行肾移植的患者，在其进行肾移植之后进行纵向观察研究。同时招募一批匹配的健康对照者。参与研究的肾移植患者为年龄在 30～70 岁的成年人，他们将在 1 年内进行肾移植。采用 ASL 测量脑血流，MRS 测量脑神经化学物质浓度，DTI 显示脑白质微结构特性。在即将肾移植、肾移植后 3 个月和肾移植后 12 个月后均进行 MRI 扫描。研究结果发现：①无论是在全脑上还是在每个灰质解剖区域上，脑血流量在肾移植前升高，在肾移植后降低到对照组的水平。②大脑神经化学物质，肾移植前升高，肾移植后正常化。③肾移植后白质微结构特性中 MD 值增加、FA 值降低。

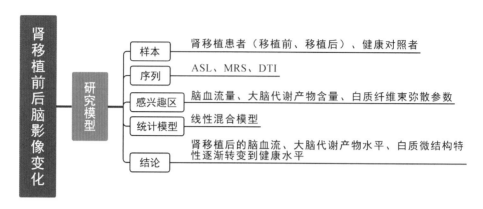

本节的结果表明终末期肾病患者的大脑结构、功能和生理异常在肾移植后发生逆转。但是这种中枢神经系统的可逆性机制是什么呢？如果了解了肾移植后神经可逆性的机制，是否就可以对暂时无法进行肾移植的患者进行干预，从而缓解这部分患者的中枢神经异常？除了案例中涉及的磁共振技术，其他的磁共振技术同样可用于探索肾移植后终末期肾病患者大脑恢复情况，如功能磁共振成像探索肾移植之后肾病患者大脑功能改善情况等。

本章小结

本章内容主要讲解了终末期肾病患者的神经系统损害，以及如何借助影像学手段探索终末期肾病患者中枢神经系统的损伤。本章主要从四个层面挑选案例进行阐述，分别是尿毒症毒素、血管因素、透析治疗和肾移植对中枢神经系统的影响。首先，基于DTI技术和fMRI技术探索终末期肾病患者大脑白质微结构特性和大脑功能连接特性，研究结果发现终末期肾病患者不仅在白质微结构特性上还是大脑功能连接上都与健康被试者存在显著的差异，并且这些差异还与患者的认知损伤有关。随后，应用ASL技术探索终末期肾病患者的大脑灌注情况，并发现终末期肾病患者普遍存在大脑高灌注的情况。最后，探索肾移植对大脑中枢神经系统的影响。借助ASL联合DTI技术，发现透析治疗过程中终末期肾病患者脑血流量下降，白质高信号负担增加，并且中枢神经系统的改变与执行能力有关。同时借助上述技术，发现终末期肾病患者在进行肾移植治疗之后脑血流量、神经化学物质以及白质微结构特性都发生了改善，这可能进一步说明了肾移植之后认知功能的改善。通过以上的案例我们发现应用磁共振技术可以很好地探索终末期肾病患者的中枢损伤，并且为探索终末期肾病患者中枢损伤机制提供新的思路。然而本章所提及的科研思路只是影像学在肾病患者中应用的冰山一角，目的是以案例的形式打开读者的科研思路，读者可根据具体临床问题借助这里提到的思路进行发散研究。

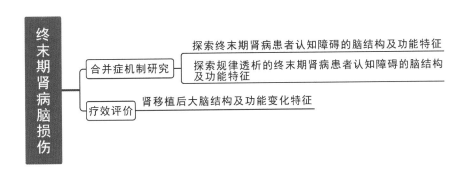

参考文献：

[1] JHA V，GARCIA-GARCIA G，ISEKI K，et al. Chronic kidney disease：global dimension and perspectives[J]. Lancet，2013，382（9888）：260－272.

[2] WEBSTER A C，NAGLER E V，MORTON R L，et al. Chronic kidney disease [J]. Lancet，2017，389（10075）：1238－1252.

[3] WATANABE K，WATANABE T，NAKAYAMA M. Cerebro-renal interactions：impact of uremic toxins on cognitive function[J]. Neurotoxicology，2014，44：184－193.

[4] BUGNICOURT J M，GODEFROY O，CHILLON J M，et al. Cognitive disorders and dementia in CKD：the neglected kidney-brain axis[J]. Journal of the American Society of Nephrology，2013，24（3）：353－363.

[5] LU R，KIERNAN M C，MURRAY A，et al. Kidney-brain crosstalk in the acute and chronic setting[J]. Nat Rev Nephrol，2015，11（12）：707－719.

[6] MU J Y，CHEN T，LI P，et al. Altered white matter microstructure mediates the relationship between hemoglobin levels and cognitive control deficits in End-stage renal disease patients[J]. Human brain mapping，2018，39（12）：4766－4775.

[7] ZHANG L J，WEN J Q，LIANG X，et al. Brain default mode network changes after renal transplantation：a diffusion-tensor imaging and resting-state functional MR imaging study[J]. Radiology，2016，278（2）：485－495.

[8] TOYODA K，NINOMIYA T. Stroke and cerebrovascular diseases in patients with chronic kidney disease[J]. Lancet Neurol，2014，13（8）：823－833.

[9] SELIGER S L，SISCOVICK D S，STEHMAN-BREEN C O，et al. Moderate renal impairment and risk of dementia among older adults：the Cardiovascular Health Cognition Study[J]. Journal of the American Society of Nephrology，2004，15（7）：1904－1911.

[10] HELMER C，STENGEL B，METZGER M，et al. Chronic kidney disease，

cognitive decline, and incident dementia: the 3C Study[J]. Neurology, 2011, 77 (23): 2043 – 2051.

[11] SEDAGHAT S, VERNOOIJ M W, LOEHRER E, et al. Kidney function and cerebral blood flow: the rotterdam study[J]. Journal of the American Society of Nephrology, 2016, 27 (3): 715 – 721.

[12] LIU H S, HARTUNG E A, JAWAD A F, et al. Regional cerebral blood flow in children and young adults with chronic kidney disease[J]. Radiology, 2018, 288 (3): 849 – 858.

[13] FINDLAY M D, DAWSON J, DICKIE D A, et al. Investigating the relationship between cerebral blood flow and cognitive function in hemodialysis patients[J]. Journal of the American Society of Nephrology, 2019, 30 (1): 147 – 158.

[14] LEPPING R J, MONTGOMERY R N, SHARMA P, et al. Normalization of cerebral blood flow, neurochemicals, and white matter integrity after kidney transplantation[J]. Journal of the American Society of Nephrology, 2021, 32 (1): 177 – 187.

第十二章　糖尿病脑损伤

糖尿病(diabetes mellitus，DM)是一种以胰岛素抵抗和高血糖为特征的慢性代谢性疾病，已成为危害人类健康的重大公共卫生问题之一。在过去几十年里，受到人口老龄化的加剧以及久坐、肥胖等生活方式改变的影响，全球 DM 患病率持续增加。国际糖尿病联合会统计数据显示，截至 2015 年，全球 DM 患者人数已经超过 4.15 亿，患病率已超过全球总人数的 7%，2040 年全球 DM 患者将高达 6.4 亿以上。根据 2014 年美国糖尿病协会颁布的诊疗指南将糖尿病分为以下 4 种类型：① 1 型糖尿病(type1 diabetes mellitus，T1DM)，是细胞介导的自身免疫胰岛 β 细胞破坏，导致胰岛素的缺乏所致，该类型仅占 DM 总数的 5%～10%。② 2 型糖尿病(type 2 diabetes mellitus，T2DM)，病因主要是胰岛素抵抗和/或胰岛素的相对缺乏，典型临床表现为多饮、多食、多尿以及不明原因的消瘦。③其他特殊类型糖尿病，包括胰岛 β 细胞遗传缺陷、内分泌疾病和感染等引起的继发性糖尿病，临床较为少见。④妊娠期糖尿病。

T2DM 占 DM 总数的 90%～95%，在中老年人群中发病率较高。随着疾病进展，T2DM 会引起多系统的并发症，影响肾脏、视网膜、周围神经等，同时诱发中枢神经系统病理性改变，引起糖尿病脑损伤。目前，临床上将糖尿病脑损伤分为两大类，一类是由于脑血管疾病所引起的认知功能损伤，主要包括脑梗死、脑出血等，属于血管性认知功能障碍；另一类是由于慢性高血糖、氧化应激引起的中枢神经系统损伤，主要表现为大脑灰质体积、白质纤维束等形态学的改变以及脑神经网络的功能紊乱，导致认知功能损伤和行为缺陷。虽然糖尿病脑损伤进展缓慢，但如果不能及时得到临床干预治疗，将会严重影响患者生活质量，给患者家庭和社会造成极大的负担，因此，早期诊断糖尿病脑损伤是目前亟待解决的临床问题。

目前，临床主要通过 MRI 以及认知评分量表来判断患者是否存在糖尿病脑损伤。MRI 较高的空间分辨率及多序列、多参数成像的功能，使其在诊断糖尿病引发的脑梗死、脑出血等血管源性病变中具有巨大的优势。MRI 能够准确诊断急性脑梗死的发病部位并判断发病时间，对临床治疗方法的选择具有极大的指导意义。此外，相对于 CT 难以发现的脑微出血(cerebral microbleed，CMB)，MRI 可通过 SWI 序列轻松诊断，这使 MRI 成为临床医师诊断糖尿病血管源性损伤的首选检查。另一方面，糖尿病引起的认知功能损伤在常规 MRI 检查中常表现为阴性，临床常采用认知量表评估患者是否存在认知功能损伤。认知功能包括多种不同的认知单元，只有选择合理的量表才能准确评估患者相应的认知功能是否存在异常，对临床医生要求较高。此外，认知量表评估存在一定的主观性，缺乏客观的评估标准，而且，难以鉴别早期认知功能损伤的患者。近年来，MRI 技术的不断发展为寻找糖尿病脑损伤的特征影像学表现提供了新的手段。研究证实，脑结构及功能的异常改变与认知功能损伤密切相关，而且，即使在认知功能损伤早期，患者脑功能及脑网络已然存在广泛的异常改变。因此，探讨糖尿病相关认知功能损伤的影像学表现，有助于临床早期诊断并及时对患者开展治疗，延缓认知功能损伤的发展并提高患者的生活质量。

第一节　糖尿病脑白质损伤

T2DM 是血管源性痴呆的高危因素，同时也会加速脑小血管病变。白质高信号（white matter hyperintensity，WMH）是脑小血管病变的特征性影像学表现。缺血是导致 WMH 的主要原因，目前较为公认的 WMH 的病理学基础是弥漫性髓鞘稀疏，皮质下 U 型纤维相对保留，星形胶质细胞及海绵状细胞增生，轴突丢失和扩大的血管周围间隙。WMH 与患者记忆力、注意力、执行功能和整体认知的逐年下降有关，而且在认知障碍临床症状出现之前就已经存在。那么，WMH 与糖尿病相关脑损伤有什么关系呢？

病例

患者，男，43 岁。口干、多尿、多饮半年，体重减轻约 5kg。

现病史：半年前无明显诱因出现口干、多尿、多饮，伴体重减轻约 5kg。1 个月前出现多食，上述症状持续性存在。无头昏、头痛，无恶心、呕吐，无明显视力下降等。既往无高血压，脑梗死及脑出血。

实验室检查：空腹血糖 10.2mmol/L，餐后血糖 19.4mmol/L，糖化血红蛋白 15.9mmol/L，酮体 KET（－）。

神经心理量表测试：MMSE 评分≥27，MoCA 评分≥26。

头颅 MRI：小灶性白质病变。T2WI、T2FLAIR 示双侧半卵圆中心及左侧额叶斑点状高信号影（图 12－1）。

临床诊断：2 型糖尿病。

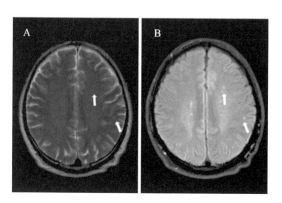

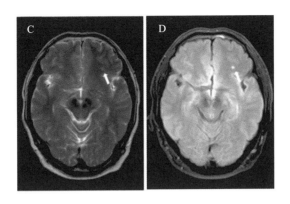

图 12-1　T2DM 患者脑白质高信号

T2DM 患者，T2WI(图 A、C)和 T2FLAIR(图 B、D)显示双
侧半卵圆中心及左侧额叶斑点状高信号影。

WMH 常表现为 T2WI 或 T2FLAIR 序列高信号，T1WI 等信号或稍低信号。依据病变分布的位置可将 WMH 分为脑室旁 WMH(periventricular WMH，PVWMH)和深部 WMH(deep WMH，DWMH)，这种分类方式具有较高的可行性和可重复性，并且可以利用 Fazekas 量表对 WMH 进行量化评分。Fazekas 量表总分为 0~6 分，可将脑室旁和深部白质病变分开评分，两部分的分数相加计算总分(PVWMH 评分＋DWMH 评分)。PVWMH 评分：0 分(无病变)；1 分(帽状或者铅笔样薄层病变)；2 分(病变呈光滑的晕圈)；3 分(不规则的脑室旁高信号，延伸到深部白质)。DWMH 评分：0 分(无病变)；1 分(点状病变)；2 分(病变开始融合)；3 分(病变大面积融合)。在临床工作中，此评分方法较烦锁，多用改良 Fazekas 法，标准如下：Fazekas 1 级(斑点样)；Fazekas 2 级(斑块样或斑点部分聚集)；Fazekas 3 级(斑片样或病变整合成片)。

由于 WMH 位置的特殊性和活体研究的必要性，故对 WMH 的研究无法依赖活检和尸检，这就使得影像学成为 WMH 目前研究和诊断的最佳方法。虽然 WMH 见于多种疾病，尚不能成为糖尿病相关脑损伤的特异性标志，但是基于 FLAIR 图像半定量分析，探索随时间推移 T2DM 患者 WMH 的进展，对于研究糖尿病相关脑损伤具有一定的价值。有学者对 122 名 T2DM 患者和 56 名健康对照者进行了为期 4 年的纵向随访，采用 T1WI、T2WI 和 T2FLAIR 序列，利用基于 KNN 概率分割测量及半定量的 Fazekas 量表评估 WMH，发现 T2DM 患者和健康对照者 4 年后 WMH 均明显进展，而 T2DM 会加速 WMH 的进展。

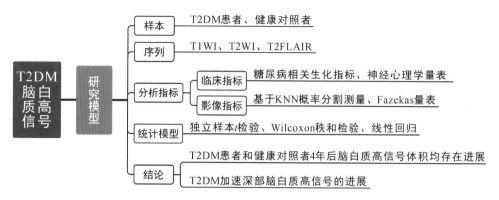

目前普遍认为，T2DM患者在临床认知功能障碍发生前就存在脑结构及功能的改变。因此，尽早发现T2DM患者脑结构及功能的变化特征，有助于T2DM相关认知功能障碍的早期识别和早期诊断，并及时进行干预，延缓痴呆的发生。常规MRI检查在T2DM中除了用于排他性诊断外，通过定量评价可以加深对T2DM患者WMH临床意义的认识。将常规MRI序列与VBM及DTI等技术相结合，探索T2DM患者在脑白质高信号的基础上是否存在更为细微的脑结构异常，并寻找有助于T2DM脑损伤诊断的影像学标志物，也是目前研究的热点。

第二节　糖尿病认知功能损伤

存在WMH的患者的认知功能障碍可能与白质损伤的严重程度及部位相关，WMH容易出现在皮质下及脑室周围，这些区域的病变容易导致不同部位白质纤维束的损伤，纤维结构的完整性是维持不同脑区间信息整合和正常认知功能的结构基础。WMH的组织损伤表现为不同程度的髓鞘和轴突丢失，白质纤维束的损伤往往在患者颅脑出现明确的器质性病变之前就已经存在。脑结构损伤是功能改变的基础，结构异常引起功能紊乱，但功能改变可能先于结构异常而且更加难以察觉。目前，常规MRI扫描一般无法检测出白质微结构及脑功能的异常改变。那么，如何在T2DM患者脑实质出现明显的器质性病变之前发现认知相关影像学改变特征呢？

病 例

患者，男，44岁。血糖控制不良半年余，近期记忆力下降。

现病史：确诊2型糖尿病7年余，血糖控制不良半年余，自诉近期记忆力下降。近期食纳稍差，睡眠尚可，无口干、多饮、多尿，无四肢麻木、感觉及痛觉减退，无视力下降、视物模糊。

实验室检查：空腹血糖9.0mmol/L，餐后血糖12.1mmol/L。

神经心理量表测试：MMSE评分为29分；MoCA评分为29分。画钟测试评分为20

分。连线测试 A 评分为 25 分(53 秒完成);连线测试 B 评分为 25 分(3 分 40 秒完成)。

头颅 MRI 及 MRA 检查均未见明显异常。

该患者常规 T1WI、T2WI 以及 T2FLAIR 序列均未发现脑实质存在异常信号。然而,通过神经心理测试评估发现,虽然 MMSE、MoCA 得分均为正常水平,但在视觉空间相关评测过程中,患者不能准确画出"立方体",体现在线段之间无法对齐,而画钟测验中未能按要求画出正确的时间。这可能提示患者视觉空间能力存在异常。那么,这种认知能力的下降,是否与特定的纤维束损伤、脑区异常或脑环路改变有关呢? 值得我们进一步探讨。

一、T2DM 患者白质纤维束损伤特征

DTI 是一种基于高斯模型的单指数扩散成像方法,可以在三维空间内定量地分析组织内水分子弥散特性。TBSS 是近年来最常用的分析方法之一,基于白质骨架的空间统计分析,对全脑逐个体素水平进行 FA、MD 及 RD 等扩散特性的比较,以反映脑白质微观结构的改变。先前研究发现,T2DM 患者双侧大脑及小脑多发区域存在广泛的纤维束完整性下降,内囊前肢和外囊白质完整性下降与执行功能损伤具有潜在联系,钩状束损伤与信息处理速度降低密切相关。然而,T2DM 患者视觉空间功能损伤是否也与白质纤维束的完整性下降有关呢? 研究人员采用 TBSS 分析方法对未出现认知障碍的 T2DM 患者脑白质微结构进行评估,结果发现,T2DM 患者右侧丘脑后辐射(含视辐射)的白质完整性下降与视觉空间评分具有相关性(图 12-2)。

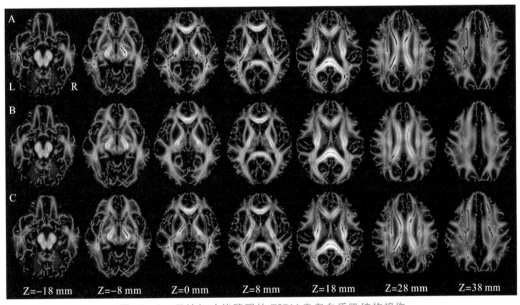

图 12-2 无认知功能障碍的 T2DM 患者白质微结构损伤

相对于健康对照组,T2DM 组 FA 显著下降区域(图 A);MD 显著升高区域(图 B)及 RD 显著升高区域(图 C)。(注:绿色代表正常白质纤维束骨架,蓝色代表 FA 下降,红色代表 MD、RD 升高,Z 值代表 MNI 空间坐标)。

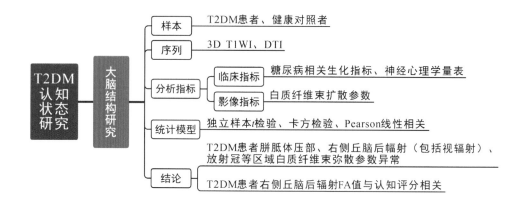

虽然目前多个研究采用 DTI 方法探究了 T2DM 患者脑白质微结构损伤与认知之间的潜在联系，并取得了一定进展。但是，由于现存模板对特定纤维束的划分较为粗略，难以详细深入地了解脑白质微结构变化。因此，采取多模态 MRI 方法进行分析，联合结构和功能成像，如 DTI 和 fMRI，可以对 T2DM 脑白质纤维束的损伤及其辐射的功能脑区改变形成很好的匹配，从而建立更完善的损伤模型。

二、T2DM 相关的认知功能损伤

fMRI 已经成为探讨多种神经精神疾病发病机制及相关认知功能异常神经病理学机制的常用方法。fMRI 技术能够在脑结构出现明显的改变之前敏感地发现脑功能的异常改变。T2DM 是轻度认知功能障碍及痴呆的高危因素，并且会加速认知功能正常的个体向 MCI 发展的进程。脑神经元活动异常、脑区间功能连接紊乱、脑网络间的平衡被破坏是认知功能损伤的神经基础。因此，针对不同的认知功能，选择适当的 fMRI 方法，能够有针对性地寻找 T2DM 相关认知功能损伤的神经影像学标志物。

上述 DTI 的研究发现 T2DM 患者右侧丘脑后辐射（含视辐射）的白质完整性下降与视觉空间评分具有相关性。功能研究同样证实 T2DM 患者左侧枕中回神经元活动减低，将左侧枕中回作为种子点发现，糖尿病患者左侧枕中回与尾状核、顶下小叶的功能连接显著降低，这些脑区与视觉相关信息处理、执行功能息息相关。神经影像学、神经剖析等领域研究证实，左侧小脑具有空间处理功能，而左侧小脑Ⅵ区在视觉空间功能中具有重要作用。基于左侧小脑Ⅵ区为种子点的功能连接研究显示，相对于健康被试者，T2DM 患者左侧小脑Ⅵ区与角回、缘上回、楔前叶、后扣带回的功能连接明显降低（图 12-3），这可能揭示了 T2DM 患者视觉空间功能损伤的环路。

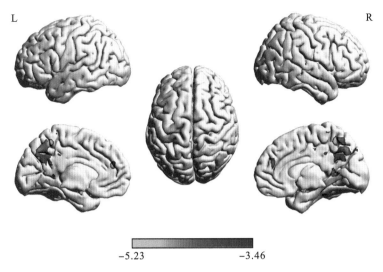

图 12-3　无认知功能障碍的 T2DM 患者左侧小脑 Ⅵ 区功能连接减低

　　相对于健康对照者，T2DM 患者左侧小脑Ⅵ区与角回、缘上回、楔前叶、后扣带回等视觉空间相关脑区功能连接减低。

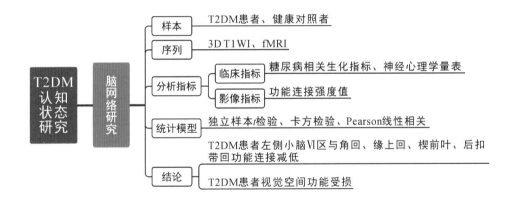

拓 展

　　fMRI 技术分为静息态及任务态，静息态 fMRI 虽然具有操作方便、重复性好、信息稳定可靠、可分析内容多等诸多优点，但由于缺乏特定任务的刺激，在有针对性地研究某种认知功能时仍然缺乏特异性，结合静息态及任务态 fMRI 能够在不同状态下综合反映认知功能损伤的神经机制。糖尿病患者存在广泛的脑结构及功能异常、脑网络重组等诸多改变，选择合理的 MRI 方法解决自身所遇到的问题尤为重要。采用多模态的分析方法，则更具有优势，可以从结构到功能、多方位、多角度地展示认知功能损伤的神经基础。此外，大样本量的纵向研究能够为 T2DM 相关认知功能损伤提供更为有力的影像学证据，这将是以后研究的主流方向。

第三节　糖尿病肾病患者脑小血管病变的影像学特征

糖尿病肾病是 T2DM 的常见并发症之一。美国肾脏资料系统数据显示，糖尿病肾病是导致终末期肾病（end-stage renal disease，ESRD）的首位继发因素，在大多数发达国家，ESRD 患者中有 20％～45％患有 T2DM。虽然肾小球病变和肾动脉硬化在 T2DM 患者 ESRD 的发生中发挥独立作用，但是评估肾脏小血管疾病的方法有限。肾脏微小血管病变可增加肾功能受损风险，脑小血管与肾脏小血管解剖结构和功能调节相似，理论上对小血管的损伤具有独特易感性。那么，糖尿病肾病患者脑内小血管病变的数量与分布有何特点？是否能提示肾功能受损以及严重程度？SWI 能够准确特异地显示 CMB，为糖尿病肾病患者脑小血管病变的评估提供了影像学依据。

病例

患者，男，66 岁。口干、多饮、多食、多尿 10 余年，蛋白尿 3 年。

现病史：10 年前无明显诱因出现多饮、多食、多尿，每日饮水量明显增多，饭量大增，夜尿频多，诊断为"2 型糖尿病"，曾口服消渴丸、二甲双胍等药物治疗，平素监测血糖较少，控制情况欠佳。3 年前住院时发现尿蛋白（＋＋），开始使用胰岛素治疗。

既往史：高血压病史 20 年，血压最高达 164/113mmHg，不规律予以硝苯地平治疗，未监测血压。

查体：身高 173cm，体重 74kg，BMI 24.7kg/m²，血压 164/95mmHg，神清，精神可，发育正常，慢性病容。双下肢中度凹陷性水肿，双侧足背动脉搏动未查。四肢肌力 5 级，肌张力正常。

辅助检查：尿蛋白（＋＋＋），尿糖（＋），尿素氮 18.7mmol/L，血肌酐 309μmol/L，尿酸 389μmol/L，24 小时尿蛋白定量 4.59g，空腹血糖 9.7mmol/L，糖化血红蛋白 7.7％。

头颅 MRI：双侧侧脑室旁及半卵圆中心脱髓鞘改变伴多发腔梗（部分病灶软化伴周围胶质增生），脑萎缩。SWI 示脑内多发微出血灶。头颅 MRA 示双侧大脑后动脉远端显影浅淡，分支减少（图 12－4）。

临床诊断：2 型糖尿病，糖尿病肾病（临床蛋白尿期）。

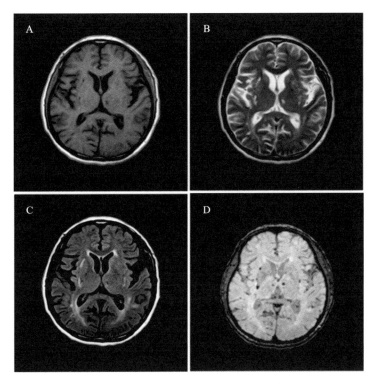

图 12-4　T2DM 肾病患者脑深部区域多发微出血灶

T1WI、T2WI 及 T2FLAIR 序列显示患者脑实质内可见多发脱髓鞘及腔梗灶(图 A、B、C)。SWI 序列显示双侧基底节区及丘脑可见多发微出血灶(图 D)。

　　脑和肾脏都存在持续接受快速流动性血液的低阻力终末微细血管结构,高灌注使小动脉壁长期受到高压的影响容易产生损伤。其次,它们两者具有相似的病理学基础,即血管壁存在多种细胞病变导致的功能紊乱。其中内皮细胞损伤会降低调控脑血流量调节和平滑肌细胞增殖的一氧化氮水平,导致血管舒张功能异常以及平滑肌细胞增生,最终出现脑小血管病和肾损伤。基于以上病理生理学基础,提示 T2DM 肾病患者可能存在更为明显的脑小血管损伤性改变。

　　CMB 是脑小血管疾病的特征性表现之一。CMB 周围的顺磁性含铁血黄素沉积,可造成磁场信号不均匀,从而与周围组织产生相位差,在 SWI 上呈现出 2～5mm 的圆形低信号灶。SWI 利用组织的磁敏感性不同、血氧水平差异而成像,能够获得高信噪比、高分辨率的图像,通过提高 CMB 与周围组织的对比,能更准确、特异地检出CMB,并清晰显示其数量、分布等信息。采用这种技术能够排除苍白球钙化、血管流空效应、血管畸形、血管周围间隙扩大及其他伪影等造成的影响。研究发现糖尿病肾病患者脑内 CMB 数量明显较多,且更好发于脑深部(基底节、丘脑等部位),提示糖尿病脑小血管病颅脑 SWI 存在一定的分布规律,这或许可以为临床评估糖尿病肾病相关脑损伤提供更多的影像学依据。

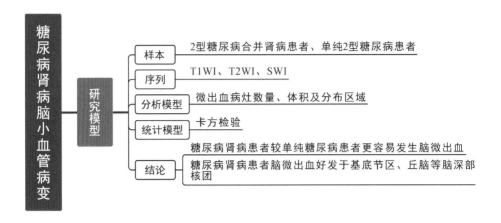

拓展

以往的研究大多以传统的实验室检查指标（如肌酐、肾小球滤过率或微量白蛋白尿）来定义肾功能不全。采用影像新技术分析糖尿病肾病患者脑小血管的影像学改变，发现患者脑内CMB的数量及分布具有一定特征。然而，对于脑内CMB是否能够预测糖尿病患者肾功能受损程度，还需要更深入的研究。纵向研究发现，存在脑CMB的肾功能减退患者认知功能损伤更为严重，新发CMB数量及其位置可能与患者不同类型的认知功能损伤有关。T2DM肾病相关的不同认知单元损伤与CMB数量及其位置的关系仍有待进一步研究。结合影像学新技术探索糖尿病患者微小血管病变与认知障碍之间的关系，对疾病的诊治及预后同样具有重要意义。

第四节　糖尿病的疗效评估

胰岛素、二甲双胍和磺酰脲类药物是目前治疗糖尿病的主流药物。近年来，新型降糖药如钠-葡萄糖协同转运蛋白2抑制剂、胰高血糖素样肽1受体激动剂（glucagon-like peptide 1 receptor agonists，GLP-1Ras）相继出现。研究发现，新型降糖药可以使糖尿病患者心血管及肾脏获益更大，但这些药物对患者认知功能会产生怎样的影响还有待进一步探讨。使用临床常用认知量表评估治疗前后认知功能的改变，难以准确客观反映患者的认识功能。fMRI技术能够通过神经元及脑网络的改变情况，评估病变早期的神经病理改变。那么神经功能影像技术能否用来评估糖尿病患者治疗前后的认知功能变化呢？

病例

患者，男，60岁。反应迟钝半年余。

病史：确诊糖尿病 5 年，患病期间口服"二甲双胍肠溶片、阿卡波糖"进行治疗，近期血糖控制不佳。自诉反应减慢半年余，三个月前行 GLP-1Ras 治疗，口服利拉鲁肽，剂量从 0.6mg/d 开始，2 周内增加到 1.8mg/d，服药至今。既往史无特殊。

治疗前后相关检查如下：

(1)查体：临床无相关并发症。

治疗前：身高 172cm，体重 64kg，BMI 为 22kg/m^2，腰围 88cm，臀围 96cm。认知量表：MMSE 评分为 26 分，MoCA 评分为 24 分。

治疗后：身高 172cm，体重 63kg，BMI 为 21.3kg/m^2，腰围 86cm，臀围 96cm。认知量表：MMSE 评分为 28 分，MoCA 评分为 28 分。

(2)生化检查：具体如下。

治疗前：HbA1c 8.9%、空腹血糖 8.1mmol/L、餐后 2 小时血糖 12.3mmol/L，甘油三酯 1.8mmol/L，胆固醇 4.6mmol/L，高密度脂蛋白 1.1mmol/L，低密度脂蛋白 2.7mmol/L。

治疗后：HbA1c 6.4%、空腹血糖 6.7mmol/L、餐后 2 小时血糖 10.5mmol/L，甘油三酯 1.6mmol/L，胆固醇 4.3mmol/L，高密度脂蛋白 1.1mmol/L，低密度脂蛋白 2.6mmol/L。

(3)头颅 MRI：患者行头颅常规 T1WI、T2WI、T2FLAIR 及 MRA 检查，治疗前后脑实质及脑血管均未见明显改变。

该患者认知功能及部分生化检查在治疗前后发生了变化，MoCA 及 MMSE 评分均有所增高，BMI 及糖尿病相关实验室检查指标有所减低，这些变化是否归因于药物利拉鲁肽的作用呢？

GLP-1Ras 对神经系统疾病有一定的治疗作用，除了可以诱导体重减轻、改善葡萄糖水平和心血管功能外，GLP-1Ras 还能够跨越血脑屏障并发挥神经保护作用。研究表明 GLP-1Ras 可以部分逆转阿尔茨海默病中脑葡萄糖代谢并延缓认知功能的下降，降低 2 型糖尿病患者对食物刺激的脑激活反应。那么，该药物对 T2DM 患者认知功能会产生怎样的影响呢？

利用气味诱导的 fMRI 研究发现，相对于健康对照者，糖尿病患者一般认知功能减低，左侧海马激活降低，左侧海马激活通过嗅觉功能影响一般认知功能。以左侧海马为 ROI 的功能连接发现，左侧海马与右侧岛叶功能连接下降。在 GLP-1Ras 治疗 3 个月后，T2DM 患者一般认知功能和嗅觉功能均有改善，糖尿病患者右侧海马旁回激活显著增加；基于种子点的功能连接未见明显增加(图 12-5)。然而，当 BMI 或 HbA1c 作为协变量纳入时，GLP-1Ras 对 MoCA、记忆、嗅觉测试总分和气味诱导的功能激活的显著作用减弱或消失，表明这种 GLP-1Ras 相关的改善可能部分是通过控制血糖和减轻体重而产生的。GLP-1Ras 这种神经保护作用可能与葡萄糖稳态或其自身对神经产生的影响有关。

气味诱导的脑激活

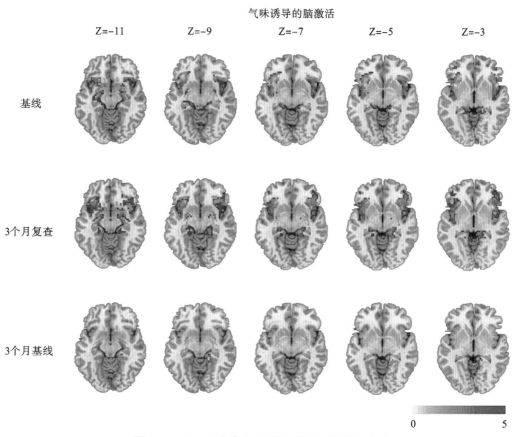

图 12 - 5　T2DM 患者 GLP-1Ras 治疗后脑激活改变

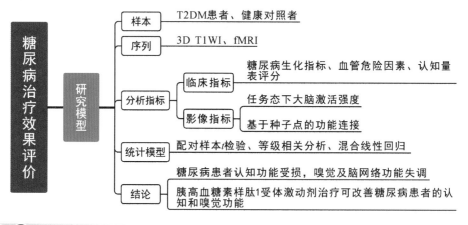

拓 展

　　该研究发现 T2DM 患者接受 GLP-1Ras 治疗后，认知功能得到了改善，但 GLP-1Ras 是否在所有糖尿病患者中能表现出普遍的神经保护作用尚不能确定，需要影像学的研究进一步提供证据。fMRI 通过检测大脑神经元的变化，能够显示药物引起的神经反馈，为评估药物对认知功能的改善情况提供了技术手段。为了确定 GLP-1Ras 治疗改善糖尿病患者认知功能的确切疗效，需要进行多中心、大样本的长期纵向研究。此外，探讨不同 BMI 及不同血糖控制水平的 T2DM 患者对 GLP-1Ras 治疗后脑功能及脑网络的改变情况，可能会进一步揭示 GLP-1Ras 改善糖尿病患者认知功能的神经机制。

本章小结

应用常规 MRI 技术，通过对脑实质 WMH 的数量及分布特点可以对 T2DM 相关脑损伤进行定量评估，然而颅脑一旦出现这些比较明显的病变，提示患者可能已经出现了较为严重的认知功能损伤，错失了治疗的关键时间窗。影像学诊断的优势在于早期预警及发现病变，为临床治疗提供影像学依据。MRI 新技术在此方面具有极大的优势，通过 DTI 研究能够在脑实质没有明确异常的情况下发现患者白质纤维束的损伤特征，而静息态 fMRI 则能够早期发现患者认知功能损伤的环路及脑网络的异常改变，通过多模态 MRI 技术，联合结构及功能研究，能够多角度、全方位地反映 T2DM 相关认知功能损伤的神经病理学机制。针对近年来比较关注的糖尿病并发症问题，采用 SWI 也能有效评估患者脑小血管病变的损伤程度。此外，本章所述研究还采用 fMRI 技术探讨了接受 GLP-1Ras 治疗后患者认知功能改善可能存在的神经机制，为药物疗效评估提供了一种新的方法。

今后研究中，不仅要重视常规 MRI 技术在探讨糖尿病脑损伤中的价值，以最简单的方法解决常见临床问题，同时也要充分利用 MRI 新技术的优势，采用新技术解决常规 MRI 技术不能解决的临床问题。对于 T2DM 患者认知功能损伤的研究，应当探讨不同亚组、不同时期、不同病程的糖尿病患者的神经网络模式，采取纵向自身对照研究观察 T2DM 患者神经活动的动态变化过程，可能对揭示 T2DM 相关认知功能损伤的神经机制提供更多帮助。

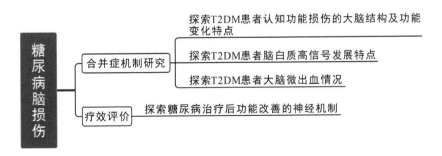

参考文献：

[1] CHO N H，SHAW J E，KARURANGA S，et al. IDF Diabetes Atlas：Global estimates of diabetes prevalence for 2017 and projections for 2045[J]. Diabetes research and clinical practice，2018，138：271 - 281.

[2] American Diabetes Association. Diagnosis and classification of Diabetes Mellitus

［J］．Diabetes Care，2013，36（Suppl 1）：67－74．

［3］ CURB J D，RODRIGUEZ B L，ABBOTT R D，et al． Longitudinal association of vascular and Alzheimer's dementias，diabetes，and glucose tolerance［J］． Neurology，1999，52（5）：971－975．

［4］ PANTONI L，SIMONI M． Pathophysiology of cerebral small vessels in vascular cognitive impairment［J］． International Psychogeriatrics，2003，15（Suppl 1）：59－65．

［5］ CHARIDIMOU A，FRIEDRICH J O，GREENBERG S M，et al． Core cerebrospinal fluid biomarker profile in cerebral amyloid angiopathy：A meta-analysis［J］． Neurology，2018，90（9）：e754－e762．

［6］ BIESBROEK J M，KUIJF H J，VAN DER GRAAF Y，et al． Association between subcortical vascular lesion location and cognition：A voxel-based and tract-based lesion-symptom mapping study． The SMART-MR study［J］．PLoS One，2013，8（4）：e60541．

［7］ ZHANG J Y，WANG Y X，WANG J，et al． White matter integrity disruptions associated with cognitive impairments in type 2 diabetic patients［J］． Diabetes，2014，63（11）：3596－3605．

［8］ HOOGENBOOM W S，MARDER T J，FLORES V L，et al． Cerebral white matter integrity and Resting-state functional connectivity in middle-aged patients with type 2 Diabetes［J］． Diabetes，2014，63（2）：728－738．

［9］ LIU D H，DUAN S S，WEI P，et al． Aberrant brain spontaneous activity and synchronization in type 2 diabetes mellitus patients：a resting-state functional MRI study［J］． Frontiers in aging neuroscience，2020，12：181．

［10］ ZHANG D S，QI F，GAO J，et al． Altered cerebellar-cerebral circuits in patients with type 2 diabetes mellitus［J］． Frontiers in neuroscience，2020，14：571210．

［11］ SARAN R，ROBINSON B，ABBOTT K C，et al． US renal data system 2016 annual data report：epidemiology of kidney disease in the United States［J］． Am J Kidney Dis，2017，69（3 Suppl 1）：A7－A8．

［12］ KELLY D，ROTHWELL P M． Disentangling the multiple links between renal dysfunction and cerebrovascular disease［J］． Journal of neurology，neurosurgery，and psychiatry，2020，91（1）：88－97．

［13］ JIANG Z X，WANG Y，DING J L，et al． Susceptibility weighted imaging （SWI） for evaluating renal dysfunction in type 2 diabetes mellitus：a preliminary study using SWI parameters and SWI-based texture features［J］． Annals of translational medicine，2020，8（24）：1673．

［14］ ZHANG Z，ZHANG B，WANG X，et al. Olfactory dysfunction mediates adiposity in cognitive impairment of type 2 diabetes：insights from clinical and functional neuroimaging studies［J］. Diabetes Care，2019，42（7）：1274－1283.

第十三章 注意缺陷多动障碍（儿童多动症）

注意缺陷多动障碍（attention deficit hyperactivity disorder，ADHD）也称儿童多动症，是以与发育水平不相称的注意缺陷、多动、冲动为特征的一种神经发育障碍。国内学龄期 ADHD 儿童的患病率一般为 4%～5%，其中 40%～66% 的患儿症状可持续至成年。然而，ADHD 确切病因和发病机制至今尚不明确，目前多数学者认为该病是环境与遗传因素共同影响所致，是一种影响终身的慢性疾病。

ADHD 是一种临床诊断，主要依赖于一系列量表进行，需要详细评估当前和以前的症状以及相关功能障碍。美国精神病学协会的《精神疾病诊断与统计手册》（第 5 版）中多动症的诊断标准是儿童（小于 17 岁）出现 6 个或更多的注意力不集中或活动过度、冲动症状，而成人 ADHD 的诊断需要的症状数少一些（即两个域中至少有 5 个症状）。然而，这些临床诊断标准存在一定的人为主观性，因此 ADHD 迫切需要客观可靠的诊断方法为早期、精准诊断与治疗提供更科学的依据。近年来，神经影像学的发展在理解 ADHD 的生物学基础以及它与临床症状的关系方面展示出了巨大的潜力。从长远来看，神经成像技术有助于识别 ADHD 核心神经生物学标志物，以辅助临床诊断和治疗。

神经影像学提供了关于潜在神经结构和功能的有价值的信息，包括灰质和白质的形态、白质束的强度和方向、大脑激活模式、区域和网络之间的连通性等。当前，有关 ADHD 的影像学研究存在两个核心目标：①寻找稳定、可靠的神经生物学标志物，用于改善/辅助临床诊断。这个生物学标志物不需要针对疾病的病因，但它必须可靠地预测并准确地将患有 ADHD 的儿童与没有这种疾病的儿童区分开来。这点主要是考虑到当前使用基于行为学量表诊断的局限性，而更客观和可量化的影像学标志物可以减少漏诊，并可以预测高危儿童，从而得到早期预防性治疗。②确定 ADHD 的异常神经机制，包括神经回路，从而对个体进行针对性治疗。这一目标主要指如何以针对性和可控性的方式评估所建立的大脑-行为联系。例如，通过衡量一些异常神经指标来指导后续药物治疗或其他干预方法的实施。

针对 ADHD 的神经影像学研究的数量急剧增加，人们对神经影像研究的方法和研究结果的临床意义进行了越来越多的讨论。通过研究，为 ADHD 患者开发更广泛、更有效的临床方法是该领域的重要目标。将神经影像技术应用于临床以辅助诊断、临床建议和治疗实施是大有可为的。然而，整合神经影像、临床诊断和治疗方面的挑战依然存在。

第一节 注意缺陷多动障碍的诊断

一、注意缺陷多动障碍不同临床亚型脑灰质结构的差异

神经影像学中结构磁共振的研究因为能更客观地反映各个脑区的形态学特征而被广泛应用。针对 ADHD 的研究显示，ADHD 患者可存在较为显著的脑萎缩。荟萃分析显示，ADHD 患者可出现基底节区和前额叶区体积缩小。然而，大部分关于 ADHD 脑结构改变的研究结果并不一致（例如一个荟萃分析显示仅有 $25\% \sim 50\%$ 关于 ADHD 的研究得到了一致的结果）。导致这些结果不一致的其中一个原因可能是由于样本的选择不同。因为高达 60% 的 ADHD 患者可共患对立违抗障碍和品行障碍。另外，ADHD患者根据临床症状可分为 3 个亚型：注意力缺陷型、多动冲动型及混合型。当前研究认为，ADHD 不同亚型的病理生理过程可能不同。那么，排除共患病后的 ADHD 不同临床亚型间会存在脑结构差异吗？这种差异是否能客观地反映临床表现呢？

病例 1

患儿，女，8 岁。发现上课易走神，学习积极性下降 1 年。

现病史：近 1 年来，上课经常走神，与同学交头接耳；在家中写作业时总是一会儿要上厕所，一会儿要喝水，无法长时间安静写作业，需要家人"看住"，但自己感兴趣的东西能专注很长时间，如玩乐高、看动画片等。写作业时会漏字或漏题，粗心导致的小错误多。精神状态尚可，表情淡漠，语言表达清晰，语言理解能力可。

既往史：无特殊。

临床量表测评结果：行为量表评估表现为中度注意缺陷，具有轻度学习问题，存在轻度家庭、学习和学校、生活技能及社会活动功能损害，注意力较差，控制力尚可，智力发育水平正常。

临床诊断：注意缺陷多动障碍（注意力缺陷型）。

病例 2

患儿，男，11 岁。多动，易暴躁 3 年。

现病史：参加学校团体活动时总是离开队伍，跟小朋友容易推搡，总说是对方先打自己，老师评价其"是学校里最调皮的孩子"。家人觉得其脾气大，想要的东西都需要立刻满足，否则就哭喊并尖叫不停、满地打滚，家长觉得在公共场合无法处理，常常答应其要求。在家难以安静，看电视时边看边玩、跑东跑西、手舞足蹈、忙碌不停，遇事执拗、任性、冲动冒失。在家无目的地翻箱倒柜，对玩具、文具任意拆散丢失，满不在乎，毫不爱惜。

既往史：无特殊。

临床量表测评结果：行为量表评估表现为中度多动/冲动，具有轻度学习问题，存在家庭、学习和学校、生活技能及社会活动功能损害，控制力差，智力发育水平正常。

临床诊断：注意缺陷多动障碍（冲动多动型）。

病例 3

患儿，男，9岁。发现好动、脾气大5年，专注力差3年。

现病史：患儿自幼好动，4岁在幼儿园上课时，老师发现其上课难安静，精力旺盛，不爱午睡。出门游玩时总是"一下子就不见了，到处乱跑"，总是离开家长要求其待的地方，家人的要求"左耳朵进右耳朵出"，有时叫他名字"像听不见一样"。上小学一年级后，老师反映其上课注意力不集中，上课总是东摸西摸、摇头晃脑、做小动作，有时会离开座位。三年级后，成绩波动大，家人觉得其可能存在注意力问题。神清，精神可，接触交谈合作。

既往史：无特殊。

临床量表测评结果：行为量表评估表现为中度注意力不集中及多动/冲动，具有中度学习问题，注意力及控制力较差，存在学习和学校、生活技能功能损害，智力发育水平正常。

临床诊断：注意缺陷多动障碍（混合型）。

有研究采用影像学图论的方法评估 ADHD 不同亚型和对照组之间结构协方差特性，结果显示，ADHD 注意力缺陷型在海马、边缘回以及枕叶皮质区的节点度更高，而 ADHD 混合型在小脑、前扣带回、额中回等区域的节点度更高，提示 ADHD 注意力缺陷型和混合亚型之间临床表现的不同存在潜在的大脑结构差异。同样，研究发现，剔除共患病后的 ADHD 组与正常对照组相比双侧丘脑体积增大（图13-1）；进

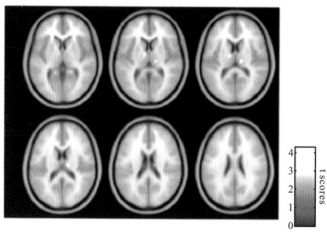

图13-1 ADHD 组与正常对照组灰质体积差异分析

与正常对照组相比，无共患病的 ADHD 患者组双侧丘脑体积增大。

一步亚型间分析显示，仅有注意力缺陷型与正常对照组相比右侧丘脑和右侧中央前回体积增大，且右侧丘脑体积增大与注意力缺陷严重程度呈正相关（图 13-2）。这意味着针对 ADHD 注意力缺陷型右侧丘脑的临床干预与其他脑区相比，可以提供更有效的帮助。

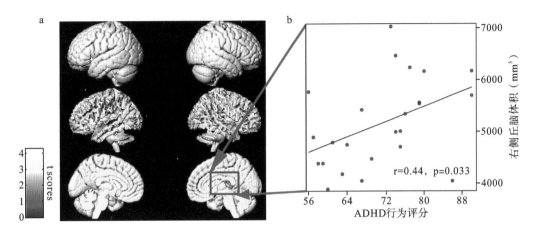

图 13-2　注意力不集中型 ADHD 亚型患者组与健康对照组灰质
体积差异分析及其与行为评分相关分析

注意力缺陷型 ADHD 亚型患者组的灰质相比于正常对照组存在右侧丘脑及右侧中央前回体积增大（图 A）；ADHD 患者右侧丘脑体积增大与注意力缺陷严重程度呈正相关（图 B）。

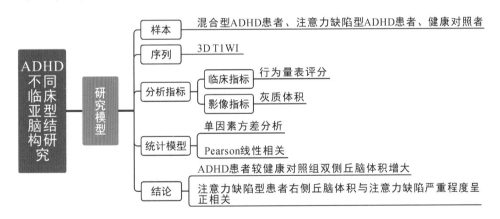

拓展

　　既往脑影像研究证实，ADHD 患者存在复杂的大脑结构异常。ADHD 患者本身易合并其他精神症状，且临床症状表型多样，是导致各类研究结果一致性较差的主要原因。注意力障碍型 ADHD 患者存在显著的丘脑体积增大，然而其是否可作为 ADHD 患者诊断的排他性依据尚需进一步研究。同时，ADHD 患者不仅存在脑灰质体积、表面积和厚度等多方面的异常，且这种改变的严重程度往往与临床症状相关。通过多模态 MRI 研究探索多动症中结构与功能之间的联系以及采用纵向研究方法阐明年龄和药物的潜在正常化作用是具有临床意义的，从发育、发展的观点有助于阐明 ADHD 在整个生命周期中临床表现演变的机制。

二、注意缺陷多动障碍白质纤维束的发育特征

除了上述内容展示的 ADHD 儿童存在脑灰质结构异常且与不同的临床亚型有关外，研究显示，脑白质微结构改变亦是 ADHD 重要的病理生理改变。目前，ADHD 中脑白质发育改变的作用尚未完全阐明。

病例

患儿，男，11 岁，贪玩，好动 3 年，自控能力差 2 年。

现病史：患儿从二年级开始学习出现困难，语文写作吃力，只能写简短的几句话；对数学应用题目理解困难，在家长帮助其解读题目的情况下，患者可快速理解并基本正确作答，但独自解题能力极差。家庭作业完成困难，常需家长在旁帮忙解释、引导才勉强完成。考试成绩显著下降，语文、数学经常不及格。语言表达清晰，语言理解能力可，精神状态良好。

既往史：无特殊。

临床量表测评结果：行为量表评估表现为轻度冲动/多动，具有轻度学习问题，存在家庭、学习和学校及生活技能功能损害，存在认知灵活缺陷，注意力及控制力较差。智力发育水平正常。

头颅 MRI 检查：常规 T1WI 和 T2WI 图像未见明显异常。

临床诊断：注意缺陷多动障碍。

采用 TBSS 分析显示，与正常发育的对照组相比，ADHD 儿童组存在白质微结构改变。最近的研究还报道了连接大尺度脑网络脑区白质纤维束微结构的改变，如半球间通路、枕叶与颞叶、胼胝体等。定量荟萃分析发现，ADHD-TBSS 研究中发现最显著的白质改变位于胼胝体、右侧矢状层以及右侧扣带回、右侧下纵束和双侧下额枕束。

长距离纤维的定义为跨不同脑叶和/或半球的区域之间的连接。研究发现，在白质微结构中，特别是在长距离纤维中，较高的平均扩散率和径向扩散率可能会影响某些精神病（如精神分裂症和自闭症）的注意力和执行功能，而注意和执行功能障碍通常被视为 ADHD 的主要问题。因此，纳入未服药的 ADHD 患儿进行长距离白质纤维的研究对于揭示 ADHD 症状的神经机制具有重要意义。与健康对照组相比，ADHD 患儿组表现出右侧胼胝体膝部、左侧下额枕束以及前、后内囊交界区的 FA 值降低；此外，在右侧胼胝体膝部，上纵束和后放射冠中观察到更高的 RD 值，且这种改变与患儿多动和冲动症状的严重程度呈正相关（图 13-3）。

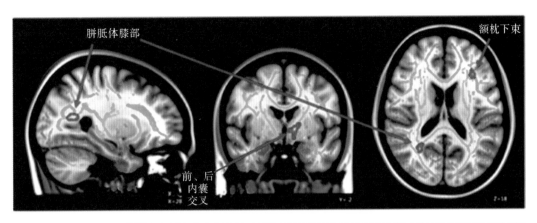

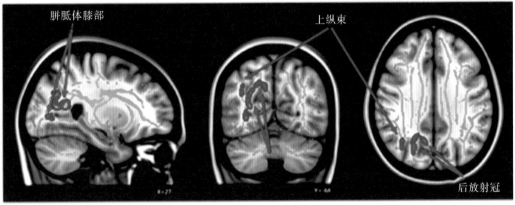

图 13-3　ADHD 组患者与健康对照组白质纤维束微结构差异

　　ADHD 患者组相较于健康对照组，表现出右侧胼胝体膝部、左额枕下束以及前、后内囊交叉处的 FA 值降低，而右侧胼胝体膝部、上纵束和后放射冠的 RD 值升高。

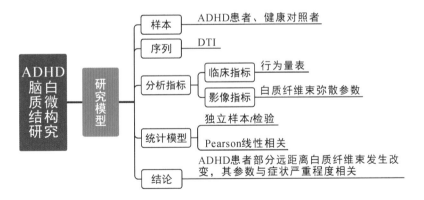

拓展

　　越来越多的 DTI 研究提示，ADHD 患者存在异常的大脑半球连接，其中连接双侧大脑半球、具有传递兴奋和抑制信号作用的胼胝体的结构改变尤为明显，其在 ADHD 的发生、发展及病理生理学中的作用在大量的研究中也得到了证实。此外，ADHD 的 DTI 研究发现，患者脑表型的改变是异常的神经网络相互作用的结果，而其中脑结构和功能异常是相互关联的。另外，越来越多的证据表明，不同性别的 ADHD 患者在临床表现上存在差异，那么其白质微结构改变是否有差异？通过大样本的 ADHD 性别差异确定 ADHD 的白质微结构的性别特异性非常重要。其次，对 ADHD 的不同临床亚型的进一步分析也是很有趣的。最后，尽管 DTI 是定量的，但扩散特性并不是生物学特异的。未来将定量 T1 和质子密度 MRI 与基于 DWI 的纤维束分割相结合的工作有望阐明 ADHD 患者神经损伤的确切生物学基础。

第二节　注意缺陷多动障碍患者的认知异常

大量的神经生理学研究证明，ADHD 患者在高级认知功能方面存在缺陷，即执行功能（executive function，EF）障碍。这是一系列高阶、自上而下的认知控制过程，可实现灵活的、目标导向的行为，如"冷"执行功能，包括运动反应抑制、工作记忆、持续注意力、反应可变性和认知转换以及时间处理等。"热"执行功能即动机控制和奖励相关决策。然而，ADHD 患者认知障碍存在相当大的异质性，一些患者没有出现或仅出现轻度的认知障碍，这可能受到不同病理生理学途径的影响。

病例

患儿，男，9 岁，好动、易怒 3 年，自控力下降 1 年。

现病史：家人感觉患儿自幼好动，难管教，经常摔跤，上小学后总是考试漏题、读书漏字，书写方面、字体偏大、结构松散、涂改多、速度慢。作业拖沓，需家人盯着。做事常常"三分钟热度"，虎头蛇尾，精力旺盛，停不下来。从三年级开始，学习出现明显困难。家长反映其平常"很聪明"，一做题就变笨，辅导他很费劲。

既往史：无特殊。

临床量表测评结果：行为量表评估表现为中度冲动/多动、中度注意缺陷，具有中度学习问题，存在家庭、学习和学校及生活技能功能损害，存在认知灵活性下降，注意力及控制力较差。智力发育水平正常。

头颅 MRI 检查：常规 T1WI 和 T2WI 图像未见明显异常。

临床诊断：注意缺陷多动障碍。

神经影像学研究表明，在 ADHD 患者中，涉及认知过程的脑区（如背外侧前额叶皮质、背扣带前皮质和顶叶区域）存在异常。其中，执行功能障碍是 ADHD 的关键特征。近期的相关研究提出任务控制的双网络模型：其一是额顶网络（fronto-parietal network，FPN），主要包括背外侧前额叶皮质、顶叶内沟、顶叶小叶和扣带回，并支持起始和调节的自适应控制；另一个网络是 DMN，主要由双侧后扣带、顶下皮质和腹侧前额叶皮质组成。DMN 例行地表现出在定向任务中的活动减少，并且在缺乏外部刺激的情况下，在自发性神经波动中表现出与 FPN 的反相关性。越来越多的证据表明，ADHD 中 DMN 与 FPN 之间的相互作用受到破坏。那么，ADHD 患者的脑网络发生了何种变化？其与 ADHD 的认知功能有何种关系呢？

将 rs-fMRI 和基于图论的方法相结合，可以观察到 ADHD 儿童的大脑网络功能连接显著降低，其中主要涉及 DMN 和 FPN，以及跨网络的远程连接，与患者的临床症状有关，对疾病分类显示出极好的能力。拓扑上，在 ADHD 患者中观察到更加隔离的网络组织，即网络效率降低和模块数量增加。总体而言，这些发现表明 ADHD 患者的网络结构受到干扰，这对于理解该疾病的执行功能障碍具有重要意义。

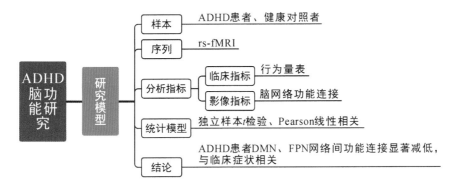

近年来，ADHD 的神经影像学研究已经将重点从离散的局部脑区异常转移到分布式的神经回路或功能网络上。通过 rs-fMRI 确定的 FC 成为寻找病理生理学线索和支持临床决策生物标志物的主流方法，包括基于种子点 FC（seed-based connectivity，SBC）、独立成分分析（independent component analysis，ICA）、图论/基于网络的分析等。这些指数主要反映了不同大脑区域是如何相互连接的，即功能整合，特别适用于大脑功能发育的研究。截至目前，ADHD FC 研究主要集中在 DMN、FPN、凸显网络和情感/动机网络等大尺度网络之间的连接变化。这些网络内和网络间的连接异常提示大脑的功能组织和完整性发生了变化，这可能解释了 ADHD 患者表现出的认知和情感功能缺陷。尽管尚不清楚 ADHD 的确切病因，但遗传因素已受到越来越多的关注。因此，未来的重要方向是确定 ADHD 风险基因如何调节大脑网络。

第三节 多巴胺代谢基因对注意缺陷多动障碍患儿脑功能连接的影响

大量 ADHD 家系、双生子和寄养子的研究表明，ADHD 具有家族聚集性，且高达 80％的表型差异可以通过遗传变异解释，提示遗传因素在疾病发生过程中起主导作用。

由于多巴胺代谢基因在突触局部多巴胺浓度维持中发挥了重要作用，尤其是多巴胺 D4 受体（dopamine receptor D4，DRD4）基因以及多巴胺转运体（dopamine-association transcription-1，DAT1)基因，是目前 ADHD 研究中最多的风险候选基因，其基因变异与 ADHD 的发病机制存在密切联系。

病例

患儿，男，10 岁，好动，自控能力差 4 年。

现病史：上课小动作不断，在书桌上乱刻乱画，学习成绩下降；做作业时注意力不集中，经常看电视一声不吭，不许别人说话，自己的东西经常丢三落四；不听父母管教，挑食，常和同学产生矛盾，偶尔打架。语言表达清晰，语言理解能力可，精神状态良好，表现欲望强，存在好动表现，不能久坐。

既往史：无特殊。

临床量表测评结果：行为量表评估表现为轻度注意力不集中、中度冲动/多动，具有中度学习问题，存在学习和学校、生活技能、自我管理及社会活动的功能损害，认知灵活缺陷，注意力及控制力较差。智力发育水平正常。

头颅 MRI 检查：常规 T1WI 和 T2WI 图像未见明显异常。

基因检测：DRD4 2R/DRD4 4R、DAT1 10R。

临床诊断：注意缺陷多动障碍。

研究表明，ADHD 患者在大脑发育、结构、功能和连接几个方面都发生了改变，且这些大脑内表型通常是中度到高度可遗传的；而 ADHD 遗传风险因素对行为的影响很可能是通过对大脑系统发育和功能的影响来实现的。探索遗传因素对这些大脑内表型的影响可以捕捉 ADHD 的潜在易感性，揭示其独特的病理生理学基础。

DRD4 基因第 3 号外显子上 48bp 的可变重复序列与 ADHD 显著相关，该等位基因频率在不同种族之间差异很大。DRD4 基因在 ADHD 患者受影响的大脑区域大量表达，包括额叶区域，如眶前皮质和前扣带回等；通过对不同基因型患儿进行组间比较可以发现，DRD4 基因多态性不仅与局部大脑活动、特定的功能连接有关（图 13-4），还和具体的脑网络改变有关，且与注意力不集中症状相关（图 13-5）。这些研究为 DRD4 风险基因影响 ADHD 的神经机制提供了新见解。

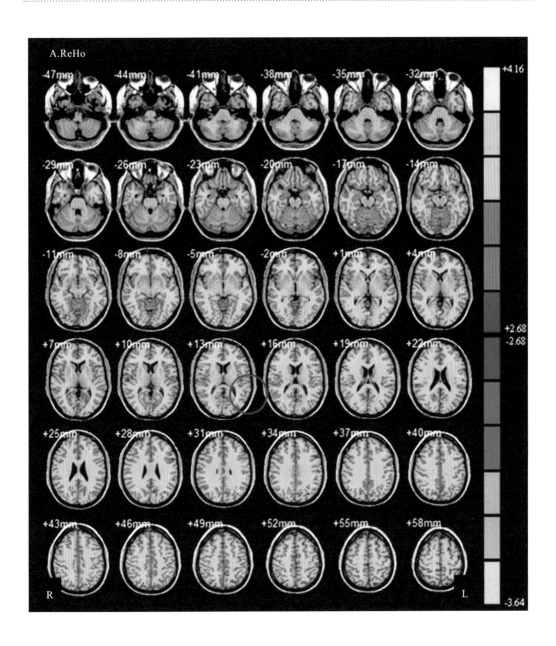

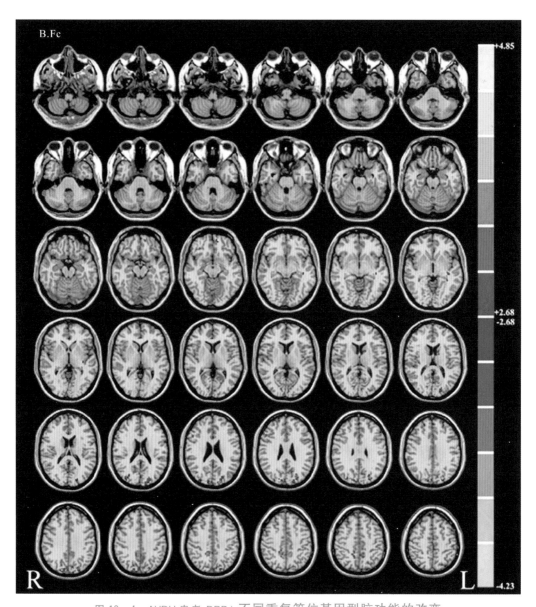

图 13－4　AHDH 患者 *DRD4* 不同重复等位基因型脑功能的改变

　　DRD4 4R 等位基因携带者和 *DRD4 2R* 等位基因携带者之间 ReHo 存在差异的脑区（图 A）。两组基因型携带者之间存在功能连接差异的脑区（左侧角回作为种子点，图 B）。

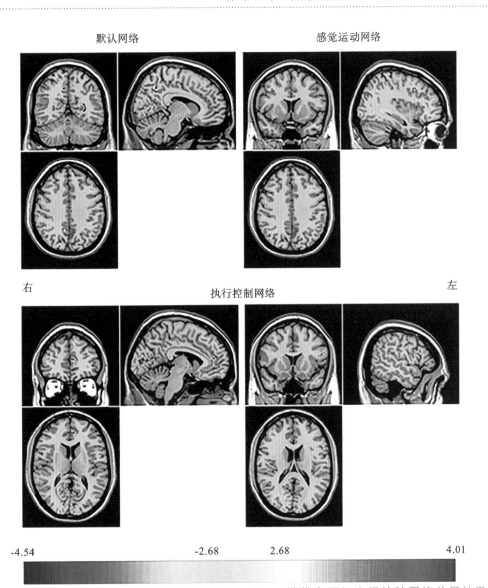

默认网络　　　　　　　　　　　感觉运动网络

右　　　　　　　　　执行控制网络　　　　　　　　　左

-4.54　　　　　　　　　-2.68　　　　2.68　　　　　　　　　4.01

图 13-5 ADHD 患者中 *DRD4 2R* 非携带者与 *DRD4 2R* 携带者两组之间的脑网络差异结果

ADHD 患者中 *DRD4 2R* 非携带者与 *DRD4 2R* 携带者之间 DMN、感觉运动网络、执行控制网络连接存在差异。

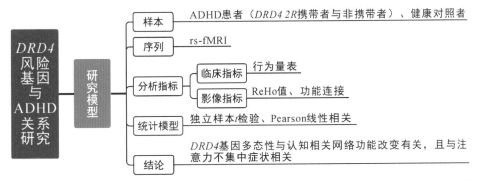

拓展

如上所述，多巴胺代谢基因作为多巴胺系统中关键的功能性基因，与 ADHD 的发病机制存在密切联系；而以往大量文献的重点在这些候选基因单基因变异和风险单倍型对大脑结构和功能的影响上。尽管这些研究都说明了影像遗传学的潜在价值，但仅靠单基因型分析并不能解决精神疾病的整体基因组或多基因结构。因为无论在行为特征、认知特征还是神经成像特征上，每个基因型解释的表型变异量都很小，而潜在疾病风险的基因区域的数量是非常大的。

近年来，多基因风险评分（polygenic risk score，PRS）观点的提出为解决这一问题带来了新的思路与方法。PRS 是一种将遗传数据转换为疾病易感性的预测性度量，通过对每个个体存在的与疾病状态相关等位基因的聚合效应进行建模，这种方法允许我们将遗传的作用最大限度地应用在小样本中。PRS 说明了个体对于特定表型的总遗传风险，可用于疾病的预测和诊断（即作为生物学标志物）。目前，有关 ADHD 的 PRS 研究显示 PRS 可以区分 ADHD 患者与健康对照者、预测症状评分及严重程度等。在 ADHD 研究中，已经尝试将遗传数据结合到神经影像特征中，在诊断分类中产生比单神经成像特征具有更高的准确性。例如，最近一项 ADHD 研究将 PRS（包括去甲肾上腺素、多巴胺和谷氨酸基因）遗传信息和多模态 MRI 特征综合到分类模型中，提高了 ADHD 患者组与正常对照组之间的分类精度（85.1%的分类准确性）。

总而言之，影像遗传学方法为揭示 ADHD 从基因到行为的大脑途径提供了更多的信息，但这一领域显然仍处于早期阶段。由于使用的样本量相对较小、ADHD 临床和生物学异质性、研究设计和分析方法学差异、结果的不一致等，因此使得很难就基因对大脑形态、功能和连接的作用得出确切的结论。单基因或多基因的作用需要在更大的样本中进行更广泛的研究。

第四节　注意缺陷多动障碍的疗效评价

哌醋甲酯（methylphenidate，MPH）是治疗 ADHD 最常用的精神刺激剂，能显著改善 ADHD 儿童注意力和执行功能。目前的主流学说认为，MPH 通过增强多巴胺和去甲肾上腺素的神经传递而发挥作用；尽管我们对 MPH 的神经生物学效应具有一定了解，但对它如何以及以什么方式产生治疗效果知之甚少，使得临床管理依赖于临床医生的经验水平。因此，通过神经影像学研究 MPH 有效治疗的分子靶点及神经机制，实现治疗前对药物治疗反应的预测，对 ADHD 药物治疗选择与评估具有非常重要的临床价值。

病例

患儿，男，9 岁，好动、易走神 5 年，学习感觉费力 1 年。

现病史：患儿 4 岁上幼儿园后，老师反映其好动、无法安静，听指令差，集体活动时易兴奋，没有耐心排队；7 岁上小学后，老师反映其上课容易走神，小动作多，喜欢抠橡皮，找同桌说话，甚至打扰同学，课堂纪律较差。平时丢三落四，记性不好，经常听不进去父母的话。

既往史：无特殊。

临床量表测评结果：行为量表表现为中重度冲动/多动和注意缺陷，具有轻度学习问题，存在家庭、学习和学校及生活技能功能损害，存在认知灵活性下降，注意力及控制力较差。智力发育水平正常。

头颅 MRI 检查：常规 T1WI 和 T2WI 图像未见明显异常。

临床诊断：注意缺陷多动障碍。

治疗方案：盐酸哌甲酯控释片，8mg/d，治疗 2 个月，2 个月后加量至 36mg/d。

ADHD 作为一种主要影响儿童、青少年的神经发育障碍，追踪 MPH 对神经发育可能产生的影响是具有重要临床意义的。目前，结构 MRI 表明，ADHD 患者在发育过程中整体和局部皮质发育异常，且精神刺激药物存在潜在正常化效应。例如，以往的研究发现，相较于对照组，未接受治疗的 ADHD 儿童在大脑成熟过程中表现为皮质厚度减少，而接受 MPH 治疗的 ADHD 儿童皮质发育与对照组相似，提示 MPH 对 ADHD 可能存在神经保护作用。另一项研究也发现，与未接受治疗的 ADHD 患者相比，接受 MPH 治疗的患者大脑灰质体积趋向"正常化"，其中治疗时间和伏隔核体积之间存在显著的相关性。DTI 研究已经证实，ADHD 患者的脑白质存在微结构异常，但有关 MPH 治疗后的白质结构研究较少（图 13-6A）。fMRI 研究同样关注药物是否能使大脑功能"正常化"，研究主要针对药物诱导的脑功能改变，包括 ReHo 值及 ALFF 值的动态变化（图 13-6B）。但重要的是，在讨论 MPH 对 ADHD 关键脑区结构或功能可能存在的"正常化"之前，必须确认和完善对这些影像学研究结果的解释。

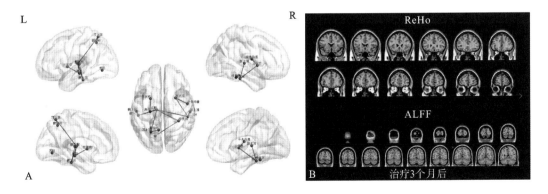

图 13-6 ADHD 患者 MPH 治疗前、后脑结构与功能的变化

ADHD 患者 MPH 治疗后脑白质网络结构连接降低的脑区（图 A）；静息状态下，用药前 ADHD 患儿组与用药后 ADHD 患儿组 ALFF 值、ReHo 值变化的脑区（图 B）。

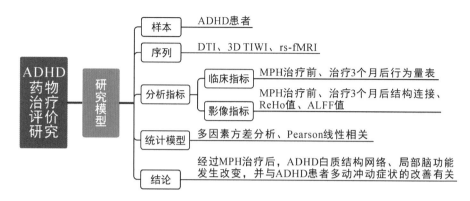

将神经影像学，特别是 MRI 作为生物学标志物应用于精神药物治疗反应的评估具有独特的优势。尽管 MPH 具有接近 70% 的有效率，但如果能够在治疗前或早期通过神经影像学进行疗效预测以及评价，可以让疗效不佳的患者避免药物带来的不良反应，并指导临床医生调整治疗方案。例如，一项 rs-fMRI 研究采用功能连接的方法分析 MPH 治疗反应良好和反应不佳的 ADHD 患者之间在脑影像上是否存在差异，结果显示在 MPH 治疗期间，纹状体亚区和大脑皮质区之间的连接较低的 ADHD 患者获得更好的认知评分，提示治疗反应更好。相反，注意缺陷和冲动评分较差的患者在这些脑区之间显示出更强的连接性。这些结果表明不同脑区在认知任务中承担的作用不同，rs-fMRI 在预测治疗反应上也具有足够的敏感性和特异性。然而，大多数研究都是基于群体样本的统计数据，很难应用于个体的疗效预测。因此，未来的研究应该尝试使用纵向的大样本数据，通过自动识别技术对 ADHD 儿童进行个性化诊断分类及疗效的预测。

另外，尽管 ADHD 本质上是慢性的，并且通常会进行数年的治疗，但疾病的病程可能因患者而异。纵向研究表明，至少有四种发展轨迹的可能性：学龄前儿童注意缺陷多动障碍（3～5 岁），中等年龄段儿童（6～14 岁）持续发作，中等年龄段儿童青春期出现偏移以及青少年或成人发病（16 岁及 16 岁以上）。治疗方法和特定药物在这些轨迹上基本重叠，但预后可能有所不同，了解这些疾病的病程可能有助于更好地制订治疗计划。

本章小结

关于 ADHD 的神经影像学研究超过了 25 年，已经有了一些明确的发现，但仍有许多悬而未决的问题。神经成像研究表明，ADHD 患者和健康人的大脑在结构、功能和连通性方面存在显著差异。虽然信息量很大，但现有的研究存在几个主要的局限性。

第一，儿童期和青春期是神经生长和发育的动态期，从儿童到成年期间发生了重大的神经生物学变化，如全脑体积、灰质、白质发生呈显著增长趋势，这导致了即使相隔几岁的儿童之间也存在着不可忽视的差异。另外，对于 ADHD，其核心症状显示出随着发育成长不同的变化（即多动症状得到缓解，而注意缺陷改善不明显）；这就暗示不同年龄阶段的儿童在神经结构、组织和连通性方面存在显著差异，包括在神经成像研究中参与者的年龄和发育阶段将会对研究结果产生重大影响。目前大多数 ADHD 相关研究都属于横断面研究，考虑到整个生命周期或者纵向的 ADHD 研究很少见，因此我们需要更多地关注以发育性为导向的研究，这对于全面理解 ADHD 的神经生物学基础的发育进程至关重要。将纵向研究与对高危个体的前瞻性调查相结合，在识别诊断和干预的预测性标记物方面显示出巨大的前景。

第二，异质性在神经发育障碍中普遍存在。在 ADHD 儿童中，有注意缺陷、多动、冲动以及不同严重程度相互组合形成的亚型；因此，具有相同诊断的 ADHD 儿童在能力、功能水平、症状特征和发育轨迹上可能会有巨大的差异，这可能解释了不同神经成像研究结果的差异性，这些研究的临床样本有显著的不同。传统的临床病例对照研究也可能模糊了各亚组的明显神经特征，识别这些亚组可以进一步了解不同神经发病障碍，并揭示干预的目标；但是试图招募同质样本，没有混杂因素，其发现的结果也很难推广到整个临床人群。解析神经发育障碍异质性的一个有用的方法是将基于数据驱动的技术应用于大的、不同的样本，以识别在神经结构上不同且与临床表现相关的亚组。

第三，大多数 ADHD 研究样本量小，重复性有限，原因可能是很难从参与者那里获得高质量的数据。神经影像学研究中样本量较小除了不能检测到真实效应外，低统计能力还会夸大测量的效应大小并增加错误报告概率。例如，一项荟萃分析包含了 55 项 ADHD 任务态 fMRI 研究，其样本量从 7 到 30 不等，结果显示，当在大样本中测试时，从这些小样本研究中获得的结果并不总是保持不变。通过荟萃分析和多中心合作将现有研究的数据结合起来，可以得出更可靠的结果。值得一提的是，神经影像学研究数据也会存在一定的偏移性，这点在 ADHD 患者中相对明显。例如，在 MRI 扫描中，只有能够适应扫描环境、听从指示并保持高度静止的 ADHD 儿童才能完成神经影像学数据的采集。最终，控制能力较强的儿童影像学数据被保留，这减少了样本的异质性，但却不能代表完整的研究样本，也极大地阻碍了研究结果的推广。因此，重要的是改进扫描方法和加快扫描速度，将具有严重症状的参与者包括在内。此外，对于 rs-fMRI、sMRI 和 DTI 的临床研究，可以进行扫描前对流程的熟悉、适应或者在实验设计允许的情况下使用镇静剂。

总体而言，神经影像学研究显示了 ADHD 患者存在的相关脑结构和功能异常，包括大脑的体积、表面积和结构连通性，以及任务态和静息态时脑代谢活动的差异。使用神经成像技术来识别生物学标志物，作为 ADHD 的客观诊断工具是具有很大前景的。然而，重要的是应注意结果的异质性，这可能是由于方法学上的差异（如样本特点、神经影像学扫描参数）所致，也说明了 ADHD 的复杂性，提示其本身具有高度的异质性。通过多模态研究去探索 ADHD 中结构与功能之间的联系以及纵向研究阐明年龄和药物的潜在正常化作用是有必要的。另外，发育性研究有助于阐明或解释ADHD整个生命周期临床表现演变的机制。最后，评估药物对大脑相关结构或功能的影响对于明确药物摄入后的神经改变很重要，有助于排除短期或长期药物摄入对脑可塑性的潜在副作用。

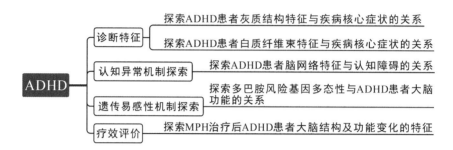

参考文献：

[1] POSNER J，POLANCZYK G V，SONUGA-BARKE E. Attention-deficit hyperactivity disorder[J]. Lancet，2020，395(10222)：450－462.

[2] PEREIRA-SANCHEZ V，CASTELLANOS F X. Neuroimaging in attention-deficit/ hyperactivity disorder[J]. Current opinion in psychiatry，2021，34 (2)：105－111.

[3] SAMEA F，SOLUKI S，NEJATI V，et al. Brain alterations in children/ adolescents with ADHD revisited：a neuroimaging meta-analysis of 96 structural and functional studies[J]. Neuroscience and biobehavioral reviews，2019，100：1－8.

[4] FRODL T，SKOKAUSKAS N. Meta-analysis of structural MRI studies in children and adults with attention deficit hyperactivity disorder indicates treatment effects[J]. Acta psychiatrica scandinavica，2012，125 (2)：114－126.

[5] SAAD J F，GRIFFITHS K R，KOHN M R，et al. Regional brain network organization distinguishes the combined and inattentive subtypes of attention deficit hyperactivity disorder[J]. NeuroImage-clinical，2017，15：383－390.

[6] SILK T J，BEARE R，MALPAS C，et al. Cortical morphometry in attention deficit/hyperactivity disorder：contribution of thickness and surface area to volume[J]. Cortex，2016，82：1－10.

[7] HOOGMAN M，MUETZEL R，GUIMARAES J P，et al. Brain imaging of the cortex in ADHD：a coordinated analysis of large-scale clinical and population-based samples [J]. The American journal of psychiatry，2019，176 (7)：531－542.

[8] CHEN L，HU X，OUYANG L，et al. A systematic review and meta-analysis of

tract-based spatial statistics studies regarding attention-deficit/hyperactivity disorder[J]. Neuroscience and biobehavioral reviews，2016，68：838 - 847.

[9]　SUBRAMANIAM K，GILL J，FISHER M，et al. White matter microstructure predicts cognitive training-induced improvements in attention and executive functioning in schizophrenia[J]. Schizophrenia research，2018，193：276 - 283.

[10]　KOOLSCHIJN P C，CAAN M W，TEEUW J，et al. Age-related differences in autism：the case of white matter microstructure[J]. Human brain mapping，2017，38 (1)：82 - 96.

[11]　RUBIA K. Cognitive Neuroscience of Attention deficit hyperactivity disorder (ADHD) and its clinical translation[J]. Frontiers in human neuroscience，2018，12：100.

[12]　CASTELLANOS F X，PROAL E. Large-scale brain systems in ADHD：beyond the prefrontal-striatal model[J]. Trends in cognitive sciences，2012，16 (1)：17 - 26.

[13]　DOSENBACH N U，FAIR D A，COHEN A L，et al. A dual-networks architecture of top-down control[J]. Trends in cognitive sciences，2008，12 (3)：99 - 105.

[14]　SHA Z，WAGER T D，MECHELLI A，et al. Common dysfunction of large-scale neurocognitive networks across psychiatric disorders [J]. Biological psychiatry，2019，85 (5)：379 - 388.

[15]　CASTELLANOS F X，AOKI Y. Intrinsic functional connectivity in attention-deficit/hyperactivity disorder：a science in development [J]. Biological psychiatry：cognitive neuroscience and neuroimaging，2016，1 (3)：253 - 261.

[16]　TAO J J，JIANG X Y，WANG X，et al. Disrupted control-related functional brain networks in drug-naive children with Attention-deficit/hyperactivity disorder[J]. Frontiers in psychiatry，2017，8：246.

[17]　CORTESE S，AOKI Y Y，ITAHASHI T，et al. Systematic review and meta-analysis：resting-state functional magnetic resonance imaging studies of attention-deficit/hyperactivity disorder[J]. Journal of the American Academy of Child and Adolescent Psychiatry，2021，60 (1)：61 - 75.

[18]　FARAONE S V，LARSSON H. Genetics of attention deficit hyperactivity disorder[J]. Molecular psychiatry，2019，24 (4)：562 - 575.

[19]　KLEIN M，ONNINK M，VAN DONKELAAR M，et al. Brain imaging genetics in ADHD and beyond—mapping pathways from gene to disorder at different levels of complexity[J]. Neuroscience and biobehavioral reviews，2017，80：115 - 155.

[20]　BONVICINI C，CORTESE S，MAJ C，et al. DRD4 48 bp multiallelic variants

as age-population-specific biomarkers in attention-deficit/hyperactivity disorder [J]. Translational psychiatry，2020，10（1）：70.

［21］ IKEDA M，SAITO T，KANAZAWA T，et al. Polygenic risk score as clinical utility in psychiatry：a clinical viewpoint[J]. Journal of human genetics，2021，66（1）：53 - 60.

［22］ DEMONTIS D，WALTERS R K，RAJAGOPAL V M，et al. Risk variants and polygenic architecture of disruptive behavior disorders in the context of attention-deficit/hyperactivity disorder[J]. Nature communications，2021，12（1）：576.

［23］ YOO J H，KIM J I，KIM B N，et al. Exploring characteristic features of attention-deficit/hyperactivity disorder：findings from multi-modal MRI and candidate genetic data[J]. Brain imaging and behavior，2020，14（6）：2132 - 2147.

［24］ ZIMMER L. Contribution of clinical neuroimaging to the understanding of the pharmacology of methylphenidate[J]. Trends in pharmacological sciences，2017，38（7）：608 - 620.

［25］ SHAW P，SHARP W S，MORRISON M，et al. Psychostimulant treatment and the developing cortex in attention deficit hyperactivity disorder［J］. The American journal of psychiatry，2009，166（1）：58 - 63.

［26］ VILLEMONTEIX T，DE BRITO S A，KAVEC M，et al. Grey matter volumes in treatment naïve vs. chronically treated children with attention deficit/hyperactivity disorder：a combined approach[J]. European neuropsychopharmacology：the journal of the European college of neuropsychopharmacology，2015，25（8）：1118 - 1127.

［27］ HONG S B，HARRISON B J，FORNITO A，et al. Functional dysconnectivity of corticostriatal circuitry and differential response to methylphenidate in youth with attention-deficit/hyperactivity disorder［J］. Journal of psychiatry and neuroscience，2015，40（1）：46 - 57.

［28］ BEDNARZ H M，KANA R K. Advances，challenges，and promises in pediatric neuroimaging of neurodevelopmental disorders［J］. Neuroscience and biobehavioral reviews，2018，90：50 - 69.

［29］ HOMBERG J R，KYZAR E J，STEWART A M，et al. Improving treatment of neurodevelopmental disorders：recommendations based on preclinical studies[J]. Expert opinion on drug discovery，2016，11（1）：11 - 25.

［30］ CORTESE S，KELLY C，CHABERNAUD C，et al. Toward systems neuroscience of ADHD：a meta-analysis of 55 fMRI studies［J］. The American journal of psychiatry，2012，169（10）：1038 - 1055.

第十四章　孤独症谱系障碍

孤独症谱系障碍（autism spectrum disorders，ASD）是一种以社会沟通和社会交往缺陷以及局限的、重复的行为、兴趣或活动为特征的复杂发育障碍，多起病于发育早期，若不能在 3 岁前对患者尽早进行确诊并实施合理、高效的康复干预和治疗，将导致其终生残疾。ASD 的患病率男性高于女性[（4～5）∶1]。2013 年发布的《精神疾病诊断与统计手册（第 5 版）》（*Diagnostic and Statistical Manual of Mental Disorders，Fifth Edition*，DSM-Ⅴ）去除了 Rett 综合征，而将孤独症、阿斯佩格综合征、儿童期瓦解性障碍和未分类的广泛性发育障碍统称为 ASD，并将其根据病情的严重程度分为轻、中、重三级。另外，DSM-Ⅴ 还新增了感觉输入的过度或不足反应（包括疼痛、温度、声音、嗅觉、触觉、视觉等）。为了提高全社会对 ASD 的认识，消除歧视，促进 ASD 患者及其家庭更好地融入社会，联合国大会于 2007 年规定自 2008 年开始，将每年的 4 月 2 日设定为"世界孤独症关注日"。

美国心理医生 Leo Kanner 在 1943 年首次描述了婴儿孤独症，该病于 20 世纪 70 年代以前都是一种罕见病，但 50 余年来，随着诊断标准与技术的改进，父母、医生对 ASD 认识的增强以及环境等因素的作用，越来越多的儿童被诊断为 ASD。全球对 ASD 的患病率报道：1975 年约为 1/5000，1985 年约为 1/2500，1995 年约为 1/500，2001 年约为 1/250，2004 年约为 1/166，2007 年约为 1/150，2018 年约为 1/44。据 2019 年 4 月 2 日我国官方媒体报道，我国 12 岁以下的 ASD 患者已达 200 万例，并且以每年 10％～14％的速度递增。

ASD 的确切病因至今尚未明确，但基本上达成了共识：即 ASD 患者的表现主要由脑生物学因素导致，而造成脑生物学改变的原因可以从医学生物学（如遗传因素、免疫因素、生化因素、孕产期因素等）、神经心理学（如心理理论缺陷、中枢性统合不足、执行功能缺陷）和生态学（如 ASD 不单纯是个体内部的静态症状，而是发生在个体与环境相互作用中的一个发展过程）等方面进行分析。另外，超过 70％的 ASD 患者会伴有发育和精神障碍（表 14-1）。

目前，ASD 已经成为一个重大的公共卫生问题和社会挑战，如何准确诊断、合理高效地干预和治疗迅速增加的 ASD 患者并客观评价其预后，已成为全世界关注的焦点。然而，由于缺乏具有鉴别意义的客观体征及实验室检查指标，ASD 的临床诊断主要依据细致、可靠的病史收集和行为观察，因此主观经验在诊断过程中发挥重要作用，

表 14-1 ASD 患者伴有的发育和精神障碍

类型		比例
发育障碍	语言障碍	占多数
	智力残疾	≤45%
	运动功能障碍	≤79%
	注意缺陷多动障碍	28%~44%
	抽动障碍	14%~38%
普通疾病	癫痫	8%~30%
	睡眠障碍	50%~80%
	胃肠道功能异常	9%~70%
	免疫失调	≤38%
	遗传综合征	≤5%
精神疾病	焦虑	42%~56%
	抑郁	12%~70%
	强迫症	7%~24%
	精神分裂症	12%~17%
	物质使用障碍	≤16%
	对立违抗性障碍	16%~28%
	进食障碍	4%~5%
人格障碍	偏执型人格障碍	≤19%
	分裂样人格障碍	21%~26%
	分裂型人格障碍	2%~13%
	边缘型人格障碍	≤9%
	强迫型人格障碍	19%~32%
	回避型人格障碍	13%~25%
行为问题	攻击行为	≤68%
	自伤行为	≤50%
	异食癖	≤36%
	自杀观念与企图	11%~14%

从而可能出现不同医生给出不同诊断结果的现象。另外，ASD 患者主要依靠心理和教育的干预来改善其核心缺陷，但由于干预人员经验和知识水平以及干预方法选择的差异，常导致 ASD 患者出现不同的预后。在预后评价方面，依然主要依靠

主观经验来判断行为观察的结果，从而无法确定干预方法是否会改善 ASD 患者的大脑发育轨迹。为解决这些问题，研究者从 19 世纪 80 年代开始已将研究重点转向神经影像学，并发现 ASD 的发生与大脑局部结构和功能的缺陷有着密不可分的联系。然而，常规 CT 和 MRI 的检查结果常为阴性，这就急需引入影像学检查新技术来对高危 ASD 人群进行早期预测和诊断，并跟踪分析 ASD 患者的干预、治疗效果及预后。

第一节　孤独症谱系障碍患者脑部异常特征与其核心症状

国内外针对 ASD 的诊断主要依靠详细病史收集和行为观察，其最新的国际通用诊断标准包括国际疾病分类第十一次修订本及 DSM-V，国内还常用《中国精神障碍分类与诊断标准》（第 3 版）。由于以上诊断方法主观经验占很大比重，一旦出现误诊或漏诊，将会延误 ASD 患者的最佳治疗时间，从而对其预后造成不可逆的伤害。

随着前期大量 ASD 患者脑部尸检研究发现其存在脑结构和脑功能的异常后，人们试图通过可在活体进行无创检测的常规 MRI 技术对 ASD 患者进行扫描以期发现可以诊断 ASD 的脑部生物学标记物。然而，常规 MRI 技术常常无法发现 ASD 的特异性影像学表现，这就需要引入多模态影像学检查新技术，如采用 DTI 从白质微观结构方面，采用 rs-fMRI 从功能连接方面来进一步探索 ASD 患者的脑部异常，并深入分析其与 ASD 核心症状的关系。

病例

患儿，男，4 岁，语言发育、社交互动和沟通发育迟缓 2 年余。

现病史：患儿自出生后拒吃母乳，两年半之前，突然丧失语言功能，不会唱 1 岁时的歌，不看人，叫名无反应。经特殊康复机构实施教育和行为干预后，2 年前，可说两到三个单字，但语音平板、欠清晰，兴趣单一，常自己玩。1 年前，又开始唱 1 岁时会的歌，偶尔会看别的小朋友。现患儿语言表达较清晰，语言理解力偏弱，存在语用错误和自言自语的现象，只能听懂简单的问话和指令；缺少自发的社交互动及假扮游戏的能力，存在长时间的视觉凝视和把玩具放到嘴里、把东西排成一排的现象。在遇到困难时，表现为不回应或不与测评者合作。注意力短暂、表情淡漠、运动及平衡能力差、认知理解力弱且难以久坐。

家族史：母亲孕期受过重大精神刺激（丈夫出车祸）。母亲曾各做过 1 次药物和人工流产，本次怀孕 3 个月出现先兆流产，口服黄体酮保胎。有家族遗传病史，大姨家的表哥是 ASD 患者。

临床测评结果：严重孤独症；轻度智力发育迟滞；存在就寝习惯异常、入睡潜伏期异常、睡眠时间异常、睡眠焦虑和夜醒问题；存在做事不持久、注意短暂、遇到困难易受挫、不多动但不安静的表现；气质为启动缓慢型；认知、语言表达、语言理解、小肌肉、大肌肉、模仿、情感表达、社交互动和沟通、个人自理、适应性行为等领域发育水平均落后于同龄儿童。

头颅 MRI 检查：常规 T1WI 和 T2WI 未见明显异常。ASL 显示左侧枕叶脑血流量灌注较右侧略增高(图 14-1)。

临床诊断：孤独症谱系障碍。

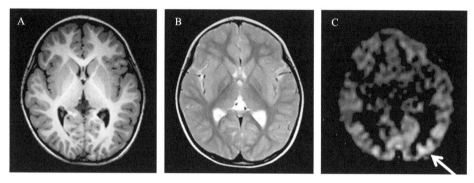

图 14-1　ASD 患儿头颅 MRI 检查

T1WI 未见明显异常(图 A)；T2WI 未见明显异常(图 B)。pcASL 显示左侧枕叶脑血流量灌注较右侧略增高(白箭头所示，图 C)。

一、ASD 白质微观结构特征与 ASD 核心症状的关系

DTI 是近些年在常规 MRI 技术的基础上发展起来的一个神经科学新技术，是脑功能成像技术的主流方法之一。它通过增加梯度方向磁场来无创地测量活体大脑水分子在各个方向上的扩散程度，以判断白质纤维束的走行和完整性，从而了解白质纤维束受压移位、浸润与破坏的程度，为疾病的诊断与鉴别诊断提供更多信息，为后期治疗方案的制订及预后评价提供依据。因为正常的白质纤维束可维持良好的功能性神经网络连接，如连接布洛卡区(语言运动中枢)和威尔尼克区(听觉性语言中枢)的弓状束可巩固语言处理，扣带、下纵束和弓状束可能与促进情绪处理的边缘网络相连，额枕下束和弓状束可能和参与视觉空间处理的神经区域相连，所以白质微观结构异常可能导致功能性神经网络的连接不足，进而导致功能异常。

为了探究 ASD 患者是否存在白质微结构的异常，对 ASD 患者和健康对照者同时进行 DTI 扫描，分析后发现，与健康对照组相比，ASD 组出现胼胝体的膝、体和压部，以及双侧前、后放射冠和双侧丘脑前辐射的 FA 值降低(图 14-2)；另外，与健康对照组相比，ASD 组还存在右上纵束、胼胝体额部辐射和枕部、左扣带、下纵束和额眶下束的 FA 值降低。受影响的白质区域及异常百分比依次为联合纤维束(扣带73.4％、额枕下束12.1％、下纵束13.9％、上纵束33.2％、钩束1.5％)、投射纤维束

（丘脑前辐射 9.6%、皮质脊髓束 2.1%）、连合纤维束（胼胝体枕部辐射 21.6%、胼胝体额部辐射 21.1%）。ASD 组在任何白质区域的 FA 值均不高于健康对照组，但各组间在轴向扩散系数、RD 值及 MD 值上均无显著差异。

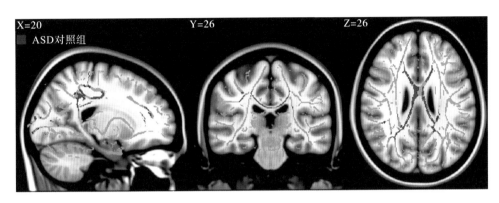

图 14 - 2　FA 值的组间差异

ASD 组 FA 值降低的区域用红色表示。

此外，ASD 患者左丘脑前辐射 FA 值与年龄存在显著相关的线性关系（图 14 - 3），即 ASD 组随着年龄的增长 FA 值显著增加，而健康对照组则无此类变化。这表明 ASD 的白质组织受损在很大程度上可归因于 ASD 的白质发育迟缓，而这种发育迟缓可至成年期。

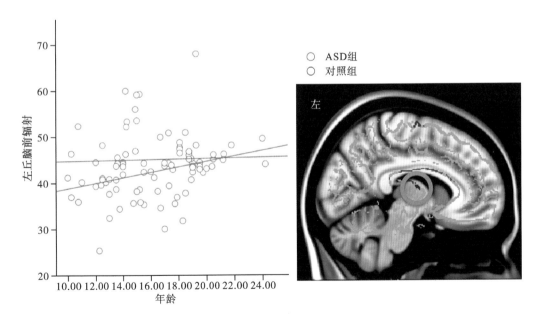

图 14 - 3　左丘脑前辐射 FA 值的年龄组间的关系

左丘脑前辐射区域显示 FA 值年龄分组交互作用的部分以橙色圈出。

将 ASD 组的白质微观结构异常与其核心症状进行相关性分析，发现双侧胼胝体、右丘脑前辐射和左前放射冠 FA 值的降低与更严重的社会交往障碍（social communication deficits，SCD）相关。更多局限重复的行为（restricted repetitive behaviours，RRB)与右胼胝体和右上纵束的低 FA 值相关。单样本 t 检验显示所有区域的 FA 值与 SCD 及 RRB 均显著呈负相关。

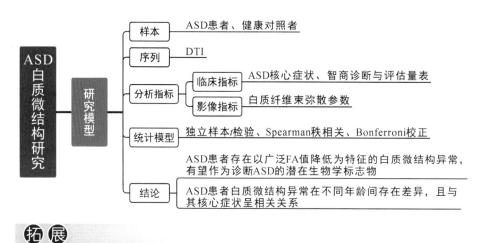

拓 展

FA 值降低被广泛认为代表脱髓鞘、轴突损伤或白质相干性降低；AD 值降低被认为是轴突完整性异常的反映，RD 值增高被认为是脱髓鞘的标志，MD 值增高被认为是脱髓鞘和轴突丢失的表现，所以比较 ASD 组与健康对照组的 FA 值、AD 值、RD 值和MD 值可以帮助我们分析 ASD 患者可能存在的白质微观结构异常。由于 ASD 组的 FA值随年龄增长而增加，因此日后的研究应扩大样本的年龄范围，以探索 ASD 患者白质纤维束的发育轨迹。另外，研究发现，与 ASD 的功能连接缺陷有关的胼胝体、丘脑前辐射和放射冠等几个显著的白质纤维束存在异常的结构连接，从而推测受损的白质纤维束可能导致异常的功能连接。之后，我们需要进一步探讨是否可以引入 rs-fMRI 来探索 ASD 患者的脑功能异常，并深入挖掘这些异常与 ASD 核心症状的关系，以发现可以用来诊断 ASD 的生物学标志物。

二、ASD 的非典型功能连接特征与核心症状的关系

rs-fMRI 是用 fMRI 技术监测并分析静息状态下的血氧水平依赖信号的自发性波动以揭示自发脑活动的过程。相比传统任务态 fMRI，rs-fMRI 的优势为实验设计简单、依从性高、适用年龄及人群广泛且容易在临床研究中实施。

基于 rs-fMRI 的大量研究发现，ASD 患者脑区间存在非典型功能连接，所以推测ASD 是一种以脑区非典型功能整合为特征的神经发育障碍。不同年龄段的研究显示，ASD 儿童表现出过度连接，而 ASD 成人则表现出连接不足，这与结构神经影像学研究发现的 ASD 学龄前儿童存在白质连接增加及 ASD 成人显示结构连接减少的非典型结构连接模式相对应。因此，探索 ASD 的非典型功能连接特征将有益于 ASD 的临床

诊断。

比较全脑连通性值可揭示 ASD 的非典型功能连接脑区，然而由于这一测量方法将 ASD 中正常和异常的功能连接值进行了平均，因此 ASD 中某些具有非典型功能连接的脑区会变得模糊。为了解决此问题，可使用循环寻找策略（图 14-4），即若一个区域显示出缺陷，那么与该区域相连的区域将极有可能受到影响。与健康对照组相比，从发现左边缘上回的功能连接改变开始采用循环寻找策略，最终发现 ASD 组的 23 个 ROI 存在非典型功能连接。利用 *K*-means 方法将发现的 ROI 分为两个聚类：聚类 1 主要包含社交和认知关联区域，这些区域包括默认模式网络区域，如与社交功能相关的内侧前额叶皮质和楔前叶皮质，与语言处理相关的颞叶以及与工作记忆功能相关的海马。聚类 2 主要由感觉运动和视觉区域组成，包括中央前回、中央后回和缘上回。聚类 1 和聚类 2 中存在共同区域，如额叶和枕叶。之前的大规模纵向研究显示，这些区域的非典型发育过程可能导致这些区域的非典型功能连接。有趣的是，在这些区域都观察到连接不足和过度连接的现象。以往探索局部功能连接特征的研究发现，ASD 的额叶和枕叶也存在非典型功能连接。局部连通性的降低可能会导致这些区域功能的异常分离，从而影响功能连通性的平衡，促进这些区域连接不足和过度连接的共存。

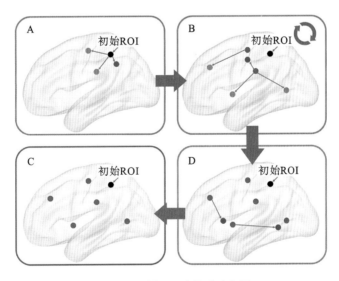

图 14-4　循环寻找策略流程图

对于功能连通性图显示的 ROI（黑色），基于初始 ROI 应用种子-功能连接分析，通过选取 ASD 中非典型簇的峰值点（扩展到半径为 6mm 的球体），揭示显现非典型功能连接的新 ROI（图 A）。新显示的 ROI 过于接近现有的 ROI 则被排除（红色）。对于剩余新显示的 ROI（绿色），应用种子-功能连接分析来显示新的 ROI（图 B）。重复步骤 B，直到没有发现新的 ROI（图 C）。ASD 中伴有非典型功能连接的 ROI 被揭示并用于后续分析（图 D）。

比较 ROI—ROI 功能连接矩阵后发现，ASD 组聚类 1 中的 ROI 之间存在较低的功能连接，即健康对照组表现出正向连接，而 ASD 组表现出较弱的连接；在聚类 2 中的

ROI 之间存在较高的功能连接，即 ASD 组表现出较强的正向连接，健康对照组表现出较弱的或负性连接（图 14-5）。通过线性支持向量机回归方法发现，聚类 1 的功能连接矩阵与孤独症诊断访谈量表修订版的社交得分相关，而聚类 2 中的功能连接矩阵与孤独症诊断访谈量表修订版的 RRB 得分相关。

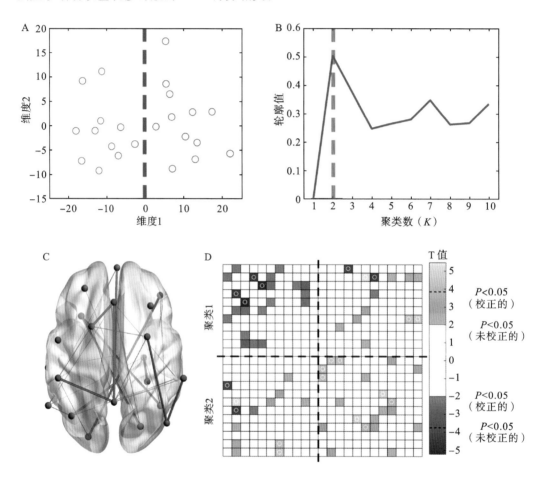

图 14-5 ASD 的非典型功能连接矩阵

二维散点图中的点代表经过多维尺度变换后的 23 个 ROI。图中的近点表明功能连接的模式相似。红点代表属于聚类 1 的 ROI，蓝点代表属于聚类 2 的 ROI（图 A）。K-means 聚类的轮廓图中，这 23 个 ROI 在多维标度和轮廓图上均表现出较高的一致性（图 B）。ASD 组中 ROI 的位置和非典型的 ROI—ROI 连接。红色 ROI 代表属于聚类 1 的区域，蓝色 ROI 代表属于聚类 2 的区域。在连接方面，细线表示在显著水平上（未校正的）健康对照组和 ASD 组之间的连接具有显著性差异；粗线表示在显著水平上（Bonferroni 校正的）健康对照组和 ASD 组之间的连接具有显著性差异（图 C）。ASD 组中 ROI—ROI 矩阵的非典型功能连接矩阵中，黄色块代表 ASD 存在较高的功能连接，而蓝色块代表 ASD 存在较低的功能连接，带圆圈的方块表示未被 Bonferroni 校正的连接。

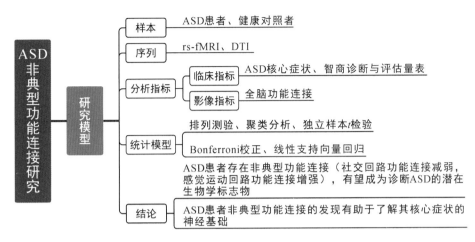

拓展

　　针对不同年龄 ASD 的功能连接研究发现，年龄与大脑连接不足和连接过度有着密切的关系。由于 ASD 是一种早发性疾病，研究 ASD 幼儿的功能连接模式对于理解行为改变首次出现时伴随的神经生物学变化具有重要意义，而对年龄较大 ASD 患者的研究则可能只反映脑功能连接的因果或代偿性差异，而不是与疾病相关的差异，因此应用 rs-fMRI 对年龄较小 ASD 患者进行尽早扫描及分析十分重要。另外，ASD 儿童还常存在语言障碍、运动及平衡能力问题、情感高涨或淡漠以及认知理解能力弱等与小脑功能相关的表现。在幼年阶段，小脑在与其他大脑区域形成功能环路中起到了重要作用，且几乎大脑皮质的每个区域都与小脑存在同源或投射区域。ASD 患者的小脑缺陷会从生长发育时期一直延续到成人阶段，所以研究范围还可以进一步由大脑区域扩展到小脑区域，如分析大脑-小脑间的功能连接以及其对脑内神经递质代谢和 ASD 认知/行为的影响。

第二节　孤独症谱系障碍患者的认知/行为异常

　　Samuel Wang 等人提出的发育神经功能联系不能假说认为，在发育时期，特定脑结构，如小脑，其异常的活动会影响其他远程脑组织的结构和功能。因为小脑不仅主管运动与协调，而且参与认知、情感及语言等的调控，所以会出现小脑半球损伤导致语言发育迟缓、视觉和词汇推理的缺陷，以及小脑蚓部的损伤导致孤僻的社会行为、眼神对视缺少和刻板、焦虑行为的现象。出生时的小脑损伤被认为是仅次于同卵双胞胎的高危因素，它使 ASD 的发病风险相对于一般人群提高了 36 倍。研究发现，小脑对新皮质回路调节的改变可能是 ASD 某些认知/行为表型出现的潜在机制，且 ASD 患者小脑中主要的抑制性神经元——浦肯野细胞数量存在变少的现象。由于浦肯野细胞向小脑深部核发送投射，随后深部核又向新皮质发送对侧经丘脑投射，因此 ASD 患者浦肯野细胞输出的减少可能会改变大脑-小脑回路中的神经网络动力学，而由兴奋性的谷氨酸（glutamate，Glu）能和抑制性的 γ-氨基丁酸（gamma-aminobutyric，GABA)能系统发生的病理生理改变而导致的神经环路兴奋/抑制 (excitation/inhibition，E/I)失衡可能是神经网络动力学变化的基础。那么，ASD 大脑-小脑功能连接改变、小脑 E/I 失衡与认知/行为异常是否有关，则需要在认知/行为测评的基础上，联合 rs-fMRI 和氢质子磁共振波谱(^{1}H magnetic resonance spectroscopy，^{1}H-MRS)共同进行分析。

病例

患儿，男，6岁，语言发育迟缓4年余。

现病史：三年半前，患儿出现叫名不应、不会说话、拉大人的手去拿东西、踮脚尖走路、害怕听理发器和鞭炮的声音以及进入陌生环境会大哭且不睡觉的表现。2年前，接受特殊康复机构的心理和教育干预后，可说单字、偶尔与人对视、环境适应能力稍有提高。现患者语言发育落后、发音不清、常常自言自语并重复某些话语；缺少社交互动和假扮游戏的能力；眼神交流差、学习能力差、常自己玩耍；频繁嗅和触摸多种东西；喜欢玩旋转的玩具；喜欢把东西放到缝隙里、盯着某个地方长时间观看、反复开关电器、把书或玩具排成一排、在楼梯上爬上爬下以及破坏东西；有时活动量过大，无法安坐。

家族史：母亲怀孕前曾服用"可以生男孩"的中药，孕期只爱吃土豆且孕吐严重；生产史无异常；家族无相似症状。患者有一个姐姐，各项发育正常。

临床测评结果：轻至中度孤独症(儿童孤独症评定量表评分为33分)；轻度智力发育迟滞(皮博迪图片词汇测验的言语智商为57)；存在就寝习惯异常和睡眠焦虑(儿童睡眠习惯问卷结果为53分)；存在轻微品行障碍、明显的学习问题以及明显的冲动和多动(Conners 父母症状问卷中，品行问题为1.58分，学习问题为2.50分，心身问题为0分，冲动为2.25分，焦虑为0.75分，多动指数为2.30分)；气质为难养型(3～7岁儿童气质问卷评分为279分)；认知、语言表达、语言理解、小肌肉、大肌肉、模仿、情感表达、社交互动和沟通功能减弱(社交沟通问卷评分为29分；社交反应量表评分为145分)、个人自理、适应性行为等领域发育水平均落后于同龄儿童。

头颅 MRI 检查：常规 T1WI 和 T2WI 图像未见明显异常。

临床诊断：ASD 合并智力低下，以及注意缺陷多动障碍、语言和睡眠障碍。

由于 ASD 存在遗传异质性，因此 ASD 患者的临床表现常存在个体差异，且伴有不同程度的合并症，如语言障碍、智力残疾、运动功能障碍、注意缺陷多动障碍、睡眠障碍以及攻击行为和自伤行为等。为了全面了解 ASD 患者的认知/行为表型特征，临床常使用相关的神经心理学工具来对其进行评估，如皮博迪图片词汇测验、韦氏智力测验、社交沟通问卷、社交反应量表、儿童睡眠习惯问卷、Conners 父母症状问卷、

3～7岁儿童气质问卷、异常行为量表、一般社会结果测量及语言能力测验等。然而，以上评估方式的结果多受患儿或其家长主观报告的影响，从而不同报告人存在评分差异。为了对 ASD 患者进行更客观且具有生理意义的评估，急需尽快分析其脑部异常改变与认知/行为异常的相关性。

　　基于小脑后外侧半球的异常可能与 ASD 受损的高阶认知领域最相关，特别是语言和社交方面，所以将主要感兴趣区域定为已被证实与 ASD 病理有关的左侧背外侧前额叶皮质（left dorsolateral prefrontal cortex，L DLPFC）和右侧后外侧小脑半球（right posterolateralcerebellar hemisphere，R Cereb Hemi）（图 14 - 6）。随后，采用 rs-fMRI 来获取 L DLPFC 和 R Cereb Hemi 之间的大脑-小脑功能连接；采用[1]H-MRS 技术测定 L DLPFC 和 R Cereb Hemi 区域的谷氨酰胺复合物（glutamate and glutaminecomplex，Glx）和 GABA 浓度；采用社交反应量表、异常行为量表、一般社会结果测量及语言能力测验分别评估 ASD 相关社交症状的严重程度、适应不良行为、社会技能进展及高阶语言交流。通过在 ASD 组与健康对照组中进行的相关分析发现，仅 ASD 患者的大脑-小脑功能连接与小脑 E/I 和听力理解能力呈正相关，且 ASD 组的低功能连接亚组表现出 E/I 的降低和听力理解的受损。

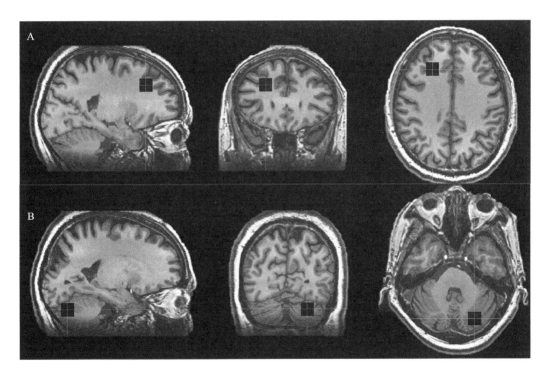

图 14 - 6　体素定位

一个示例大脑上显示的 L DLPFC（图 A）和 R Cereb Hemi（图 B）20mm× 20mm× 20mm 区域。

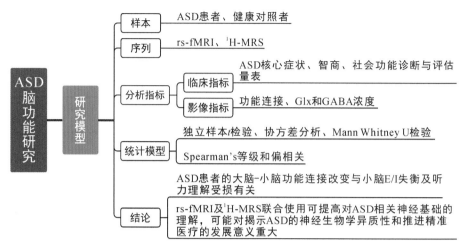

ASD 的发病可能是由与社交、情绪、记忆及感觉等有关的局部神经环路的兴奋和抑制失衡引起的。为了探究 ASD 患者是否存在 E/I 失衡，相比于检测其与健康对照者血液中的 Glu、Glx 及 GABA 浓度，^{1}H-MRS 技术可以很好地屏蔽掉血脑屏障的影响，而对 ASD 患者及健康对照者进行非侵入性和非放射性的脑内 Glu、Glx 及 GABA 浓度测定，并且能更客观地指导 ASD 患者的临床治疗。然而，脑区选择、磁场强度、样本量、被试基因、被试年龄与智商等的不同可能会导致研究结果的差异，所以日后研究应扩大样本量、分年龄段与智商等级对 ASD 进行多脑区的影像遗传学研究。另外，还可以引入 PET 和 SPECT 来定量检测脑内神经递质受体的密度以及通过经颅磁刺激（transcranial magnetic stimulation，TMS）对 ASD 患者的中枢神经系统抑制信号转导进行检测，从而探究 rs-fMRI 发现的大脑-小脑功能连接与这些新技术结果间的联系，为 ASD 的诊断和治疗提供更有力的依据。

第三节　孤独症谱系障碍患者的疗效及预后评价

从 1943 年 Leo Kanner 首次报道 ASD 以来，人们就在不断探索治疗 ASD 的方法，根据时间大致可分为 4 个阶段。①20 世纪 60 年代以前：对 ASD 缺乏了解，认为 ASD 是"不治之症"；②20 世纪 60—80 年代：出现了结构化教学及应用行为分析（applied behavioral analysis，ABA）疗法等，带来有效治疗 ASD 的希望；③20 世纪 80 年代末至 21 世纪初：逐渐加深对 ASD 的认识，各流派新的干预方法不断涌现；④近 12 年来：干预与治疗方法已进入循证科学阶段，且融合各种方法的综合干预和治疗模式日渐凸显。然而，由于 ASD 患者与其家人、教师及相关专业人员在选择干预方法时往往缺乏参考依据且具有随机性，常导致患者出现不良预后，因此我们需要探索能对 ASD 患者各种干预与治疗方法进行有效性评判的客观指标。

目前，ASD 干预和治疗的预后效果评价主要通过临床观察及测评工具和量表的结

果进行不同阶段的对比，但主观性较强，且对评估者的要求较高。若无法准确地对
ASD 患者的症状和行为进行评估，将会误判其预后效果。随着大量研究发现，ASD 患
者存在白质异常，从而改变了 ASD 患者轴突方向的连贯性。那是否对 ASD 患者进行
合理且有针对性的干预和治疗后其白质异常区会出现改善呢？这就需要我们引入可以
量化白质完整性和描述轴突异常的 DTI 影像学检查新技术来进一步探究。

病例

　　患儿，男，3 岁，因语言发育迟缓入院。

　　现病史：2 年前，患儿会叫"爸爸、妈妈"及展示自己的鞋子给别人看。1 年前，父
母带患儿住进人少的居所后，其语言突然消失，出现叫名不应。在儿童医院经心理和
教育康复干预后，半年前，开始会仿说。现患儿语言理解能力薄弱，只能听懂简单的
问话和指令；发音不清，仅能与他人进行比较简单的沟通（与自己的需求有关），存在
偶尔自言自语的现象，缺少自发的社交互动及假扮游戏的能力，会频繁出现咬东西的
现象；情感较淡漠，且注意力持久性差；运动及平衡能力一般。

　　家族史：患儿的姥姥曾被诊断为精神分裂症。患儿的父亲说话反应慢，需边思考
边说。患儿的母亲孕期及生产时无异常。患儿有一个妹妹，各项发育正常。

　　临床测评结果：轻至中度孤独症，轻度智力发育迟滞，存在异态睡眠，存在做事
不持久、易分心、注意短暂、遇到困难容易挫折，气质为易养型，认知、语言表达、
语言理解、小肌肉、大肌肉、模仿、情感表达、社交互动和沟通、个人自理、适应性
行为等领域发育水平均落后于同龄儿童。

　　头颅 MRI 检查：常规 T1WI 和 T2WI 图像未见明显异常。

　　临床诊断：孤独症谱系障碍。

　　临床问诊中发现，ASD 患者大多因语言发育异常而引起家长的关注。为探索该异
常与 ASD 患者大脑的联系，研究者发现位于大脑皮质额下回、优势半球在左侧且主要
负责语言讯息处理及话语产生的布洛卡区，在 ASD 患者中出现体积减小且多为右脑偏
侧化的现象。DTI 研究发现，ASD 患者存在额叶语言区通路 FA 值的降低（白质结构完
整性降低），且该降低与语言及症状的严重程度有关。另外，位于颞上回、优势半球在
左侧且主要负责理解话语意义的威尔尼克区，在 ASD 患者中出现右脑偏侧化以及幼年
期增大、青少年和成年期左侧颞叶结构退化（如 FA 值降低、皮质变薄、白质密度降低
等）的现象。这两个区的异常可能是 ASD 患者出现语言发育迟缓、发音不清、语言理
解和表达障碍的病理生理基础。为了系统地评估 ASD 患者的语言和相关技能，临床常
会使用整合了 ABA 及语言行为分析教学理论的语言行为里程碑评估与安置项目（verbal
behavior milestones assessment and placement program，VB-MAPP）。在对初诊的 16
例 ASD 患者进行 VB-MAPP 测评后，采用早期干预和 ABA 治疗对其进行 6 个月或 12

个月的康复训练后发现，ASD患者的VB-MAPP得分均有提高。

将初诊的17例ASD患者与7例健康对照者的DTI扫描结果采用TBSS方法对FA值、MD值、AD值及RD值进行测量和组间比较后发现，ASD患者白质多个区域存在异常（图14-7A、B）；将初诊的17例ASD患者与经过早期干预和ABA治疗12个月后的9例ASD患者的DTI扫描结果进行比较后发现，在多个脑区出现了白质完整性的改善（图14-7C）。

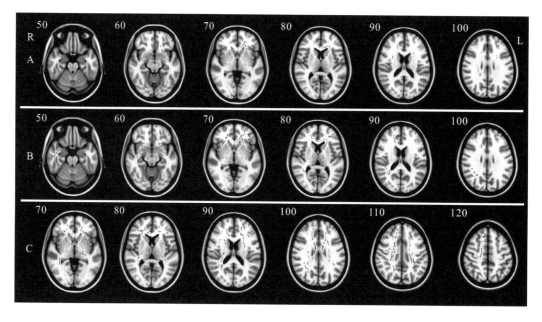

图14-7 ASD患者白质异常及预后改善的情况

主要白质神经束的TBSS分析显示，治疗前ASD患者（组1）和健康对照相比，在红色部分存在明显区域FA值的降低，包括左钩状束、右钩状束、左额枕下束、右额枕下束、右上纵束、胼胝体额部辐射、左额枕上束、左前放射冠、右前放射冠、左外囊（图A）。主要白质神经束的TBSS分析显示，治疗前ASD患者（组1）和健康对照相比，在蓝色部分存在区域RD值的增高，包括胼胝体额部辐射、左额枕上束、右额枕下束、左钩状束、右钩状束、右上纵束（颞部）、左前放射冠、右前放射冠和左外囊（图B）。主要白质神经束的TBSS分析显示，组2的ASD患者与组1的ASD患者相比，在蓝色部分存在区域FA值的增高，包括左上纵束、右上纵束、左额枕下束、右额枕下束、左皮质脊髓束、右皮质脊髓束、左丘脑前辐射、右丘脑前辐射、胼胝体枕部辐射、胼胝体额部辐射、左外囊、放射冠、双侧前后内囊肢、左大脑脚、右穹窿嵴、终纹，以及胼胝体压部、膝和体（图C）。

依据DSM-V阐述的ASD症状对相关脑区进行分析后发现，初诊时ASD患者的额枕下束（连接枕叶腹侧和眶额皮质并参与阅读、注意和视觉处理）和钩状束（边缘系统的一部分，涉及情绪处理、记忆和语言功能）的FA值降低，但在干预和治疗12个月后出现FA值增高，从而提示ASD患者出现额枕下束的发育和髓鞘形成的改善。组2相比于组1,重组了从丘脑到大脑皮质、从额顶叶皮质到皮质下核再到脊髓的纤维,并在参与知觉、运动和高级认知功能形成的辐射冠处出现FA值增高、RD值降低的现象,从而说明了早期干预和ABA疗法的有效性及其对辐射冠所控制的知觉和运动功能产生的积极影响。上纵束及其与皮质区域的连接与威尔尼克区主管的语言理解和布洛卡区主管的语言产生有关,且右上纵束的RD值较高。经过12个月的语言治疗后,与治疗前相比,ASD患者在VB-MAPP得分和上纵束的FA值均增高。另外,FA值在初诊ASD患者胼胝体(连接两个半球并与运动技能、工作记忆、复杂信息和快速处理有关)中降低,而在治疗后增高,可能表明白质异常会导致两半球皮质连接受损,从而使轴突髓鞘形成减少,但在早期干预和ABA治疗后改善。最终,DTI的结果和患者临床症状的改善证实了干预和治疗对白质神经束完整性和临床结果的积极影响。

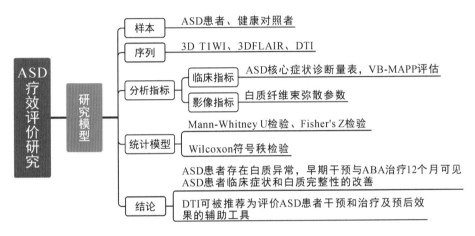

拓展

ASD康复与治疗的新概念包括3个关键点,分别是早期干预、个体化的综合干预及终身照管。本研究主要涉及的是早期干预和ABA治疗且研究年龄较小,日后需要继续通过DTI技术协助临床症状与行为评估手段来探索以循证医学为基础的个体化的综合干预手段对不同年龄段大样本ASD患者预后效果的影响。另外,我们还可以通过fMRI、rs-fMRI、pcASL及^{1}H-MRS等影像学检查新技术对比干预和治疗前、后ASD患者的脑部差异,从而更全面地判断干预和治疗手段的有效性,为临床干预与治疗方案的选择提供更有力的依据。最后,对于那些无法接触干预和治疗的孩子同时进行纵向跟踪,进一步通过影像学检查新技术分析无干预与有干预ASD患者的预后特点。

本章小结

通过本章的学习,我们发现在ASD患者常规MRI阴性检查结果的基础上,引入DTI和rs-fMRI影像学检查新技术可以发现ASD患者存在白质异常及功能连接改变,这些改变有望作为帮助 ASD 诊断的生物学标记物。将白质异常及功能连接改变与 ASD 的行为表型进行相关性分析后发现，特定脑区结构与功能的异常与 ASD 的核心症状有关。另外，将 rs-fMRI 与[1]H-MRS 新技术相结合，发现 ASD 大脑-小脑功能连接的改变与小脑 E/I 失衡及认知/行为异常有关，从而经多角度探讨了 ASD 的发病机制及其相关合并症的病理生理学基础，并可为 ASD 的诊断和治疗提供思路。为了更客观地评价 ASD 患者的预后效果，将 DTI 新技术与临床评估工具相结合，从而可以更好地判断干预与治疗方法的有效性。

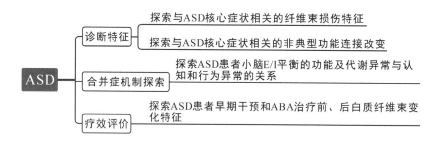

目前，由于不同研究纳入的研究对象存在年龄、性别、人数、利手、智商、合并症等的差异，常导致研究结果的不一致，因此在日后的研究中应在扩大样本量的同时做好参数匹配，并通过纵向研究方法来跟踪分析 ASD 的脑部发育轨迹。另外，由于 ASD 的遗传异质性可能导致不同群体间的比较出现不同的结果，因此若能把基因遗传和 DTI、rs-fMRI、^{1}H-MRS、pcASL、TMS 等影像学检查新技术相结合并引入深度学习方法，发挥好影像遗传学的作用，将更有利于发现 ASD 的病理生理机制，以帮助其进行诊断、治疗和预后评价。

参考文献：

[1] American Psychiatric Association. Diagnostic and statistical manual of mental disorders[M].5th ed. Arlington，VA：American Psychiatric Association，2013.

[2] WEINTRAUB K. The prevalence puzzle：autism counts[J]. Nature，2011，479（7371）：22 - 24.

[3] MAENNER M J，SHAW K A，BAKIAN A V，et al. Prevalence and characteristics of *Autism Spectrum Disorder* among children aged 8 years—autism and developmental disabilities monitoring network，11 Sites，United States，2018[J]. Morbidity and mortality weekly report，Surveillance summaries，2021，70(11)：1 - 16.

[4] 杨玉凤，杜亚松 . 儿童孤独症谱系障碍康复训练指导[M]. 北京：人民卫生出版社，2020.

[5] LAI M C，LOMBARDO M V，BARON-COHEN S. Autism[J]. Lancet，2014，

383(9920)：896－910.

［6］ 张嵘，张晨. 孤独症谱系障碍：医学前沿与研究进展［M］. 北京：北京大学医学出版社，2018.

［7］ WOLFF J J，JACOB S，ELISON J T. The journey to autism：insights from neuroimaging studies of infants and toddlers ［J］. Development and psychopathology，2017，30(2)：479－495.

［8］ BJØRKLUND G，KERN J K，URBINA M A，et al. Cerebral hypoperfusion in *Autism Spectrum Disorder*［J］. Acta neurobiologiae experimentalis，2018，78(1)：21－29.

［9］ FITZGERALD J，GALLAGHER L，MCGRATH J. Widespread disrupted white matter microstructure in *Autism Spectrum Disorder*［J］. Journal of autism and developmental disorders，2019，49(7)：2664－2674.

［10］ KANA R K，UDDIN L Q，KENET T，et al. Brain connectivity in autism［J］. Frontiers in human neuroscience，2014，8：349.

［11］ CHEN H，WANG J，UDDIN L Q，et al. Aberrant functional connectivity of neural circuits associated with social and sensorimotor deficits in young children with *Autism Spectrum Disorder*［J］. Autism Research：official journal of the International Society for Autism Research，2018，11(12)：1643－1652.

［12］ ZIELINSKI B A，PRIGGE M B，NIELSEN J A，et al. Longitudinal changes in cortical thickness in autism and typical development［J］. Brain，2014，137(6)：1799－1812.

［13］ DAJANI D R，UDDIN L Q. Local brain connectivity across development in *Autism Spectrum Disorder*：a cross-sectional investigation ［J］. Autism Research：official journal of the International Society for Autism Research，2016，9(1)：43－54.

［14］ UDDIN L Q，DAJANI D R，VOORHIES W，et al. Progress and roadblocks in the search for brain-based biomarkers of autism and attention-deficit/hyperactivity disorder［J］. Translational psychiatry，2017，7(8)：e1218.

［15］ WANG S S，KLOTH A D，BADURA A. The cerebellum，sensitive periods，and autism［J］. Neuron，2014，83(3)：518－532.

［16］ FATEMI S H，ALDINGER K A，ASHWOOD P，et al. Consensus paper：pathological role of the cerebellum in autism［J］. Cerebellum，2012，11(3)：777－807.

［17］ HUSSMAN J P. Suppressed GABAergic inhibition as a common factor in suspected etiologies of autism［J］. Journal of autism and developmental disorders，2001，31(2)：247－248.

［18］ STOODLEY C J，SCHMAHMANN J D. Evidence for topographic organization in the cerebellum of motor control versus cognitive and affective processing［J］. Cortex，2010，46(7)：831－844.

［19］ HEGARTY J P，WEBER D J，CIRSTEA C M，et al. Cerebro-cerebellar functional connectivity is associated with cerebellar excitation-inhibition balance in *Autism Spectrum Disorder*［J］. Journal of autism and developmental disorders，2018，48(10)：3460－3473.

［20］ SAAYBI S，ALARAB N，HANNOUN S，et al. Pre- and post-therapy assessment of clinical outcomes and white matter integrity in *Autism Spectrum Disorder*：*Pilot Study*［J］. Frontiers in neurology，2019，10：887.

第十五章　抑郁症

抑郁症是最常见的抑郁障碍，以显著而持久的情绪低落为主要临床特征，是心境障碍的主要类型之一，临床可见情绪低落与其处境不相称，情绪的消沉可以从闷闷不乐到悲痛欲绝，可有自杀企图或行为，甚至发生抑郁性木僵；部分病例有明显的焦虑和运动性激越；严重者可出现幻觉、妄想等精神病性症状。每次发作持续 2 周以上，甚或数年，多数病例有反复发作的倾向，每次发作大多可以缓解，部分可有残留症状或转为慢性。抑郁症具有患病率高、自杀率高、疾病负担重等特点。据世界卫生组织报告，2017 年全球约 3.5 亿人遭受抑郁症的困扰，其中约 80 万人死于自杀，相当于每 40 秒就有一个人自杀死亡。抑郁症是 15～29 岁年轻人群的第二大死因。抑郁症在我国的患病率达 2.1％左右(约 3000 万人)，但目前识别率仅有 30％，就医率不到 10％。尽管研究者们对抑郁症的发病机制进行了大量的研究，提出了各种机制假说，但抑郁症的具体发病机制尚无统一结论。此外，目前抑郁症的诊断主要依靠患者的临床症状以及心理学量表评估，具有一定的主观性。

表 15-1 总结了我国对抑郁症的诊断标准。抑郁症以心境低落为主，从闷闷不乐到悲痛欲绝，甚至发生木僵，严重者可出现幻觉、妄想等精神性症状。某些病例的焦虑与运动性激越症状很显著。

表 15-1　抑郁症的诊断标准

项目	诊断标准
A. 症状标准	以心境低落为主，并至少包含下列 4 项： 1. 对日常活动丧失兴趣，无愉快感 2. 精力明显减退，无原因的持续疲乏感 3. 精神运动性迟滞或激越 4. 自我评价过低，或自责，或有内疚感，可达到妄想程度 5. 联想困难，自觉思考能力显著下降 6. 反复出现想死的念头或有自杀行为 7. 失眠或早醒，或睡眠增多 8. 食欲不振或体重明显减轻 9. 性欲明显减退
B. 严重标准	社会功能受到不同程度的损害，给本人造成痛苦或不良后果

续表

项目	诊断标准
C. 病程标准	符合症状标准和严重标准至少已持续 2 周，可存在某些分裂性症状，但不符合精神分裂症的诊断。若同时符合精神分裂症的症状标准，在分裂症状缓解后满足抑郁症发作标准至少 2 周
D. 排除诊断	排除器质性精神障碍、精神活性物质或非成瘾物质所致的抑郁

对于抑郁症的诊断，目前主要依靠症状学以及精神科医生对患者的问诊，依靠症状的诊断方法具有一定的局限性，如诊断的主观性以及与其他精神疾病的症状重叠进而影响诊断的准确性。医生的问诊也会受到医生诊疗能力和诊疗责任心的影响。因此，探寻一种影像学标志物来提高抑郁症的诊断准确率和预测抑郁症患者的治疗反应，是当前亟待解决的问题。

现阶段，抑郁症治疗主要有 3 种方式：药物治疗、物理治疗和心理治疗。抑郁症的治疗要达到 3 个目标：①提高临床治愈率，最大限度地减少病残率和自杀率，减少复发风险。②提高生存质量，恢复社会功能，达到稳定和真正意义上的痊愈，而不仅仅是症状的消失。③预防复发。药物治疗虽非病因治疗，却可以减少复发风险，尤其对于既往有发作史、有家族史、女性、产后、伴慢性躯体疾病、缺乏社会支持和物质依赖等高危人群的治疗有显著效果。

抑郁症在治疗过程中除了纠正患者低落的情绪、恢复患者消极的思维方式外，最重要的是如何降低患者的自杀率。目前，对抑郁症的预后缺乏敏感且有效的客观指标。如何去预测抑郁症患者自杀的方法也是我们临床科研的工作重点。我们可以试图通过影像学技术探寻与自杀相关的脑区结构磁共振/功能磁共振信号，来预测抑郁症患者自杀的可能性大小。

因此，进行抑郁症患者脑磁共振检查和研究对排除脑器质疾病所致的抑郁症状、探寻抑郁症的发病机制、筛选抑郁症的客观生物学标志物、预测抑郁症预后状态、推动抑郁症由主观诊断转向主观＋客观综合诊断等都具有重要的意义。

第一节　影像新技术探索抑郁症患者结构磁共振检查的价值

病例

患者，男，27 岁，因情绪低落，言语明显减少 1 年余就诊。

现病史：患者自 1 年前起无明显诱因出现情绪低落，言语明显减少，不愿与人交流，社交孤立，对生活毫无兴趣，成天觉得没有什么快乐的事情，对曾经感兴趣的事情已失去快感。夜间睡眠差，以早醒为主。患者想自己调节，未就诊。近 1 个月来，情绪低落加重，整日忧心忡忡，无故对家人发脾气，觉得周围人都在含沙射影地说自己，背后总觉得有人议论自己，认为自己被监控和控制，觉得脑子也变慢了，感觉压力很大，夜眠差，有时整晚不睡，有消极想法，为求进一步治疗，在母亲陪伴下就诊。

既往史：患者平素健康状况良好，否认重大躯体疾病史。

个人史：无特殊，病前性格开朗。

家族史：否认两系三代以内有精神病史。

精神状态检查：神志清，年貌相符，衣着整齐，检查合作，接触一般，对答切题，定向力正常；可获及被害妄想，思维迟缓；情绪低落，情感反应基本协调；病理性意志活动减弱，有自杀想法，智能正常，记忆力下降，自知力部分存在。

脑电图：界限性脑电图显示各导联以低至中幅 $9\sim10\,Hz$ α 节律背景电活动为主，调节欠佳，调幅、对称可；$15\sim30\,Hz$ 低波幅活动少量；各区中幅 $4\sim7\,Hz$ 活动轻度增多。视反应节律基本抑制，过度换气无特殊。

临床量表评分：抑郁自评量表（SDS）评分为 72 分（患者情绪压抑，思维稍微减退，睡眠差，伴有自杀想法）；汉密尔顿抑郁量表评分为 35 分；住院患者自杀风险评定量表评分为 8 分；自杀的风险等级评估结果为低至中度风险。

头颅 MRI 检查：脑实质内未见明确器质性病变。

临床初步诊断：抑郁症伴精神病性症状。

抑郁症患者常规磁共振结构像检查结果往往显示为阴性。然而，随着先进的神经影像技术的发展及其在大规模数据中的应用，尤其在近十年的发展中，高清 3D 结构磁共振在结合物理、神经生物学和数学方法等方面都获得了巨大的进步。结构连接可以依靠真实的白质纤维束追踪来描述，也可以通过数据统计计算得到。其中，前者利用脑结构、脑形态学数据刻画脑区之间的相关性或协调性（该脑结构、形态协调性主要是通过测量受试间的相关性得到）；后者得益于 DTI 的兴起，基于水分子于髓鞘中各异的扩散属性，根据各向异性的方向，可以追踪白质纤维束的走向。

大量研究结果发现，抑郁症患者存在显著的灰质体积减小，主要集中在前额叶、眶额回、扣带回等皮质-边缘网络区域，后扣带回、楔前叶、顶下小叶、内侧前额叶等默认网络区域，以及以杏仁核和丘脑为主的皮质下核团区域（图 15-1）。

皮质-边缘网络参与调节人体的本能和情感行为；默认网络是整合初级感知功能网络及高级认知功能网络信息的基础，其中扣带回在这两个网络中都起到了十分重要的作用。然而，前、后扣带回却参与不同临床症状的产生。比如，前扣带回主要跟自我控制以及情绪的管控有关，而后扣带回主要跟睡眠早醒、自省能力、记忆能力以及思维灵活性有关。边缘网络涉及人脑情绪加工、自我控制功能，通过 pezi 环路可以间接连接影响额叶的重要区域，主要与皮质-纹状体-苍白球-丘脑神经解剖环路相关联。新的证据表明，海马和前扣带体积与大脑活动在膝以下的扣带回和杏仁核的连接强度可能预测抑郁症的治疗反应。一项多中心研究发现单、双相抑郁障碍患者的边缘结构-额

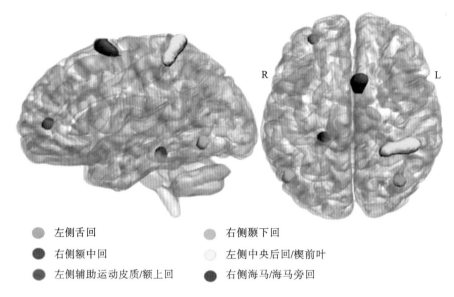

● 左侧舌回	● 右侧颞下回
● 右侧额中回	○ 左侧中央后回/楔前叶
● 左侧辅助运动皮质/额上回	● 右侧海马/海马旁回

图 15 - 1　抑郁症患者灰质密度显著降低的区域

叶-纹状体-丘脑情感环路存在异常。另一方面，通过弥散张量成像（DTI）方法，发现抑郁症患者的扣带回白质 FA 值显著下降。有文献报道，抑郁症患者扣带回白质减少，可能是抑郁症特异性的改变。因此，对抑郁症患者进行 3D T1WI 和 DTI 扫描来评估治疗前扣带回灰质和白质微结构异常的情况，并用回归分析评估其结构异常与疗效的关系，判断扣带回微结构异常度能否预测患者的预后。这不仅能帮助患者避免药物的不良事件并对抑郁症预后的判断具有参考意义，而且在治疗方案的选择、新药研发等方面亦具有指导价值。

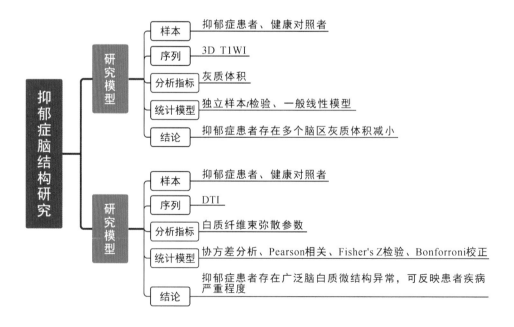

拓展

　　常规影像检查在抑郁症诊断过程中主要用于排他性诊断，尚无特异征象，但采用影像新技术对常规磁共振征象的深层次定量评价可以加深我们对部分抑郁症患者扣带回结构微改变临床意义的认识。结构磁共振通过测量人脑内部质子分布来获取脑的结构图像和大脑形态学数据，比如灰质密度、灰质体积及皮质厚度等，提供了丰富的大脑形态学信息。基于脑形态学的结构连接是用脑区之间的形态学数据的相关性或者协调性来定义的。这种基于脑形态学的结构连接现已广泛用于研究阿尔茨海默病、精神分裂症、抑郁症及癫痫等疾病的脑结构网络失连接模型及正常人发育等认知领域，但是此法目前只能基于多个被试构建网络，还无法刻画个体脑连接。此外，它还不能直接描绘人脑白质纤维束连接。

　　虽然研究人脑白质纤维束结构连接网络的组织模式还处于初步阶段，但是目前的研究还是细致地探讨了大脑结构网络与性别、脑体积及认知能力等的内在联系。目前的研究结果虽然倾向于支持扣带回微结构异常并非诊断抑郁症的特异性指标，但对于扣带回灰质减少以及白质纤维受损的定量研究在抑郁症诊断上显示出了极大的诊断效能和临床应用潜能。然而，此征象是否能应用于临床还需要大量的后续研究的验证。同时，考虑到磁共振场强对图像分辨率的影响，未来 7T 的临床应用以及 PET-MRI 在临床的应用对于发现上述微结构的异常将具有更大的优势。另外，常用的确定性纤维追踪法和概率性纤维追踪法都有其不可避免的缺点。例如，现存的纤维束追踪方法在重建交叉纤维束以及较长的纤维束时仍有困难，这可能导致描绘的脑区之间结构连接的遗失，即使基于概率的纤维束追踪方法可以克服上述缺点，但却不可避免地重建出一些并不存在的伪连接。而采用影像新技术结合新的数学方法对常规磁共振征象的进一步研究仅是目前探索抑郁症特征性诊断标记物的一个方向，抑郁症患者是否存在更为精准的脑结构异常，并可作为有助于抑郁症诊断的标记物，也是目前研究的热点。

第二节　影像新技术探索抑郁症患者功能磁共振检查的价值

　　我们为什么要关注抑郁症患者的脑功能呢？前面我们介绍了抑郁症患者脑结构存在异常。结构是功能的基础，功能可以反作用于结构的重塑。在我们的临床诊疗工作中也常常会遇到抑郁症患者脑功能的异常，而并没有发现抑郁症患者脑结构的改变，比如近红外影像学检查常常发现抑郁症患者脑额叶外侧功能信号降低，而结构磁共振并未发现异常。因此，我们假设抑郁症患者的脑功能存在异常，并且异常脑功能指标可能作为一种脑影像学标记物用于协助诊断抑郁症。

病例

　　患者，女，56 岁，出现抑郁相关症状 6 年余。

现病史：患者于 2016 年无明显诱因出现情绪转变，心情低落，食欲差，夜间睡眠差，独自发呆；自 2019 年以来愈发孤僻，少与人沟通，兴趣丧失；曾于 2020 年 1 月出门走失，2 个月后对个人卫生不在意，不洗澡，蓬头垢面；偶有自言自语，无故发笑；常因小事发脾气，有冲动毁物的行为；可疑轻生倾向，偶会站在阳台上，面容愁苦。之后家属带其找中医就诊，服用过半月中药，具体用药不详，睡眠有所改善。今年在家仍然情绪低落，冲动行为稍有减少。家属为改善其病情，遂来我院就诊。起病以来，患者饮食减退，睡眠差，大小便未诉异常，体力可，体重无明显改变。

既往史：患者平素健康状况良好，否认重大躯体疾病史。

个人史：无特殊，病前性格内向。

家族史：否认两系三代以内有精神病史。

精神状态检查：神清，自行步入病房，年貌相符，接触被动，问话不答，定向力完整；思维暴露不明显，未获及感知觉障碍，未获及妄想内容，家属诉其记忆力减退，智力正常；表情愁苦，情感平淡，情绪低落，情感反应与外界环境欠协调；意志行为下降，兴趣下降，个人卫生意识减退，可疑轻生观念。

汉密尔顿抑郁量表：29 分。

自杀的风险等级评估：中度风险。

临床初步诊断：抑郁症。

从 19 世纪的 Franz Joseph Gall 将人的性格特征与脑结构联系起来的颅相学到 Paul Broca 定位发现左额叶具体负责语言形成，再到 Brodmann 利用组织染色法对大脑皮质的划分，无不表明不同的大脑功能投射到皮质引起功能-结构分离，意味着不同的功能位于不同部位的大脑皮质区域。

任务态是指在采集数据的过程中被试需要执行特定的任务，例如被试进行运动、思维活动、认知活动等，通过执行特定的任务，反馈到相关的大脑区域，对应的大脑区域活动增强，将会引起对应的脑区的血氧含量中氧合血红蛋白和脱氧血红蛋白的比例变化，从而引发大脑局部磁场变化，通过磁场的变化来反映相关的大脑功能活动的变化。利用频谱分析法和贝叶斯分类器提取出的功能信号成分能很好地将抑郁症患者和健康者区分开，整体识别准确率达到 77.27%，抑郁症患者识别准确率达到 83.33%，健康者识别准确率达到 70%。

fMRI 由于具有无侵入、结果较为稳定、重复性高及高空间分辨等优点，在人脑影像研究领域已经逐渐成为研究、应用前景较为广阔的技术，近年来被广泛地用于动物、正常人脑功能及神经精神疾病等的研究中，在认知功能领域方面具有独特优势。采用 rs-fMRI 方法发现抑郁症患者扣带回功能连接存在异常（图 15 - 2），然而其扣带回功能连接异常不一，有些研究发现抑郁症患者扣带回功能连接下降，也有相反的结果被报道出来。这种不一致的结果可能跟研究的样本量、分析方法等有关。尽管我们通过机器学习方法研究抑郁症患者的扣带回功能连接情况发现其抑郁症识别率达到 87%，但这并不能完全排除其他疾病所致的扣带回功能连接异常。因此，应用扣带回功能连接的异常度来评价抑郁症并不能特异性地识别抑郁症患者。

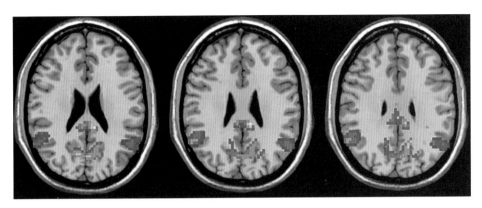

图 15 - 2　抑郁症患者功能连接改变

抑郁症患者组双侧角回功能连接降低，双侧楔前叶和后扣带回功能连接增强（蓝色
表示功能连接降低，橘红色表示功能连接升高）

大脑是一个复杂的网络，人类通过对大脑功能分离和功能整合两个最基本、最重要的原则来理解和研究大脑功能活动，而功能整合方法研究认知功能将有助于较全面地探索其神经功能调控机制。

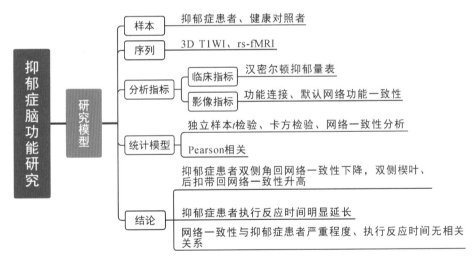

拓展

　　尽管功能连接和结构连接能对人类认知和疾病的认识带来变化，但是功能和结构融合分析更为重要。结构和功能是密不可分的，大脑结构连接是功能连接的物质基础，而大脑功能连接是结构连接的外在表征。对许多神经、精神疾病的研究也表明，病患大脑结构的异常往往伴随着相应的功能退化。不仅如此，大脑的结构和功能连接间的紧密关系在网络拓扑组织上也不例外：结构连接能够部分预测功能连接，也能约束和

限制功能连接；功能连接也是结构连接的直接反映。如何理解功能和结构连接之间的关系？比如，神经活动在不停地变化、改变，就像溪流一样，生生不息；而脑结构连接决定了神经活动流动的路线，所以结构连接就像河床一样。河床是流水的导向，也是结构连接对功能连接的约束和限制。反过来，经过较长时期的冲刷，流水也会对河床进行重塑，即功能连接通过可塑性对结构连接予以影响。再比如，短期或长期的学习过程都在改变着、塑造着大脑中的轴突束彼此的连接。最后，功能和结构连接网络间的紧密耦合关系可以随着年龄增长而增长，也能在脑疾病状态下有所降低。如何结合二者全面定量评价脑功能-结构连接的精确性、敏感性和特异性，以达到更好的效果，仍然是研究的重要方向。

常规影像检查在抑郁症诊断中主要用于排他性诊断，尚无特异征象，但采用影像新技术对常规磁共振征象的深层次定量评价可以加深我们对部分抑郁症患者扣带回影像学的认识。这些成像方法的原理各不相同，观察范围和适用特点上亦各有优劣。脑成像技术具有不同的时空维度，上述不同成像技术可分别从不同维度来研究脑科学。然而，此征象是否能应用于临床，还需要大量的后续研究进行验证。

第三节　应用影像新技术预测抑郁症患者自杀风险

据世界卫生组织最新估计，全世界共有 3 亿多名抑郁症患者。抑郁症患者不仅身心健康、社会功能会受到影响，而且还有很高的自杀风险。据统计，三分之二的抑郁症患者曾出现过自杀的意念或者自杀的行为。抑郁症自杀已成为全世界重要的社会公共卫生问题，抑郁症自杀风险的早期预测水平有赖于了解抑郁症自杀行为发生的神经生物学机制。目前尚没有一种预测抑郁症自杀的方法，那我们是否可以通过影像学技术探寻与自杀相关的脑区结构磁共振/功能磁共振信号来预测抑郁症自杀的可能性大小呢？

病例

患者，男，21 岁，出现抑郁状态 5 年余。

现病史：患者于 2017 年开始无明显诱因出现有自杀的想法，有自残行为，曾用刀片割伤自己的手腕，心情欠佳，少语，高兴不起来，对什么都提不起兴趣，疲乏，不想动，食欲下降，平时不能集中注意力，其间有半个月左右不想与别人交流，有自残想法，无行为。2020 年 10 月 16 日，自行在当地医院门诊就诊，被诊断为"抑郁状态"，医生给予对症治疗，但患者不愿服药，认为自己通过意志力可以使自己的病情好转，后将自己的诊断结果告知老师，并在学校有自残行为，老师通知其父母后，其被送来我院，以"抑郁状态"收入。治疗过程中，患者饮食、睡眠可，大小便正常，体力、体重无明显变化。

既往史：患者平素健康状况良好，否认重大躯体疾病史。

个人史：无特殊，病前性格内向。

家族史：否认两系三代以内有精神病史。

体格检查：手腕处可见多处割伤，均已愈合。神经系统检查未见阳性体征。

精神状态检查：意识清楚，步入病房，年貌相符，衣着尚整，接触一般，问话对答切题，时间、地点、人物定向力正常，自知力缺乏；接触交谈合作，问话少答，思维内容暴露不充分，未引出明显感觉增强、感觉减退及感知综合障碍，未引出妄想，智能大致正常，远、近记忆力基本正常，注意力欠集中，对自身精神状态及精神症状缺乏认识，无自知力；情绪明显低落，表情及情感活动协调；病理性意志活动增强，存在自伤及自残行为。

抑郁自评量表（SDS）评分为 74 分；汉密尔顿抑郁量表评分为 28 分；自杀的风险等级评估结果为高度风险。

临床初步诊断：抑郁症。

治疗后好转出院。

研究发现，额叶-顶叶-小脑环路中的脑区包括前额叶、顶叶、边缘系统和小脑等脑区局部神经活动异常与自杀行为之间具有相关性，这项研究结果显示额-顶网络、额叶-边缘系统环路以及脑默认网络参与了自杀发生的神经功能网络基础（图 15 - 3）。这表明自杀行为可能具有潜在的特异的神经网络环路，采用脑影像学新技术或许能定位找到这样的脑区，从而预测抑郁症患者的自杀风险高低。同时，也有一些研究采用影像学脑皮质结构的异常来预测抑郁症患者自杀的可能性大小。然而，自杀相关抑郁症的脑功能磁共振研究无论在结构上还是功能上的结论并不完全一致，较多出现在额叶、纹状体、杏仁核及海马等边缘区域，需要进一步探究。抑郁症损害和改变并不局限于某个脑区或某一点，很难从单个脑区来预测自杀的发生。采用影像学新技术结合物理、神经生物学和数学方法等方面的知识可以做出进一步的判断。

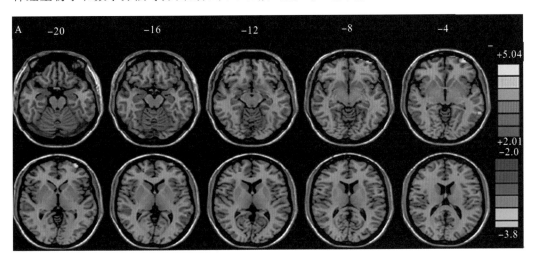

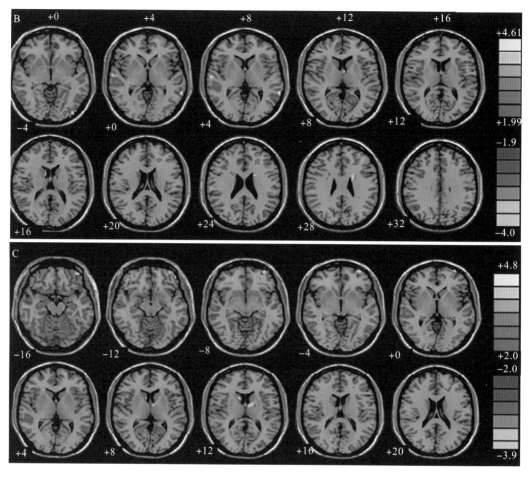

图 15-3 伴有自杀风险的抑郁症患者的大脑功能变化

图 A 显示的是伴有自杀未遂的青少年抑郁症患者组与不伴有自杀未遂的青少年抑郁症患者组比较 ALFF 值有显著差异的脑区；图 B 显示的是伴有自杀未遂的青少年抑郁症患者组与正常对照组比较有显著差异的脑区；图 C 显示的是不伴有自杀未遂的青少年抑郁症患者组与正常对照组比较有差异的脑区。图中红色显示 ALFF 值增高的脑区，蓝色显示的是 ALFF 值降低的脑区。

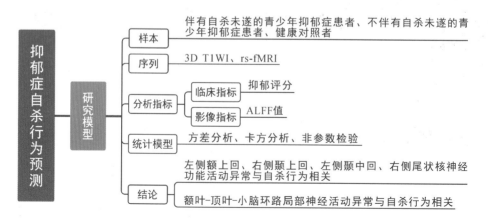

拓 展

人类的大脑是一个复杂的网络。在解剖学上，神经元相互连接并相互作用，在全脑组成一个庞大的结构网络。该网络在功能层面可促进区域间的信号传递，表现为同步和共激活的模式；同时，也支持包括神经传递和细胞代谢所需的分子传输。总之，大脑白质"连接体"的结构从根本上塑造了大脑的发育和功能。虽然强大的网络系统在通信效率和资源共享方面有很多好处，但也容易受到破坏，因为神经元之间的连接会导致病态的干扰在多个节点之间传播。研究人员在抑郁症中也观察到广泛的大脑组织体积减小，但其起源仍不清楚，并认为抑郁症皮质变薄模式受到特定网络的限制，提高了通过大脑连接体促成病理过程发生的可能性。其原因是结构上的连接可能会潜在地允许病原体在区域之间传播。此外，如果脑白质投射受损，区域间营养因子的运输也可能中断。这两种机制都会反映在白质结构的形变和皮质及皮质下的形变模式上。最近的几项研究发现了与这一观点一致的证据，例如在抑郁症患者中，皮质变薄和皮质下白质分解似乎是同时发生的；此外在脑灰质协方差较强的区域，皮质变薄更为显著。总之，有相当多的证据表明连通性影响大脑组织形变的模式。

先进的神经影像技术的发展及其在大规模数据中的应用，使得对功能和结构的脑网络架构的研究达到了前所未有的细致程度。无论是在时间尺度还是在空间尺度上，网络神经科学已经成为研究焦点，寻求对大脑网络有意义的可描述和可解释性的网络特征已经成为构成健康功能和疾病功能障碍的基础。然而，传统的网络科学工具虽然可以对大脑功能进行基本的特征描述，却通常无法识别病理生理机制，也无法将系统层面的表型与大脑功能的多层次联系起来。

许多脑磁共振和数学、物理技术源于复杂系统和网络科学的进步。这些技术有可能克服上面所说的局限性，从而为神经解剖学、功能动力学和病理学提供机制方面的见解。强调精神疾病可以被概念化为跨越传统诊断边界的神经回路功能紊乱，进而阐明基于网络的方法如何与药理学、中间表型、遗传学以及磁刺激研究相结合，来探索精神病理学的机制。神经影像学仍然是在大规模系统水平上研究这些相互作用的核心方法。分析影像数据的概念框架已经从单一分析发展到了现代神经网络科学。这类研究与精神疾病极其相关，大脑脑区间相互作用的改变是神经病理学的核心。这些方法可以从局部视角和全局视角来探索网络的组织。近年来，在这些新的影像学背景下，研究者们得到了健康人脑的大规模结构网络和功能网络的详细架构图谱，已经证实这种网络架构的组织特征出现在不同物种的大脑中，并能够描述认知。另外，有研究报告了这些网络架构在疾病中的变化。尽管这些组织特征的发展程度和速度让人印象深刻，但其在临床上的应用却受到了限制。缺乏临床转化能力是因为目前的方法主要是描述性的，因而最终无法提供功能/功能损伤的解释机制。解决这一局限性对于精神疾病干预和治疗的前瞻性发展以及增强在健康和疾病中的认知功能至关重要。通过这样做，这些新工具可以被用来探索神经、精神疾病患者的脑环路功能和功能障碍机制。

本章小结

神经影像技术是理解神经影像学的关键工具，可用于研究精神疾病的脑回路神经机制。过去几年中，先进的神经影像技术已帮助研究神经、精神疾病患者脑结构和功能的变化。通过 MRI 检查新技术，我们能够以不同的视角理解整个神经系统的特征，并能协助抑郁症的诊断和治疗。

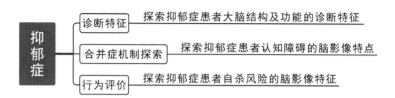

尽管神经成像技术已成为一种新型的研究神经、精神疾病的有效工具，但其结果通常不一致，显示出明显的可变性，这可能会带来识别特定生物标志物的困难。其结果的不一致可能由于缺乏确定的生物标志物的变量、数据分析的多样性、使用的技术以及 MRI 固有的限制，例如在获取阶段，监测患者真实心理状况的可能性很小。未来的研究应包括样本量的扩大、减少样本的异质性以及抑郁症临床亚型的选择等。时空融合成像以及临床和分子数据结合起来也可能会改善与精神疾病相关脑回路的识别和疾病的治疗反应。此外，多模态成像工具的组合，如 PET、NIRS、MEG 和 EEG 结合起来，可以更好地帮助理解大脑环路的结构和功能。这些新技术结合起来对于精神病患者的诊断和治疗预测至关重要，或许新的影像学技术可以用于临床，帮助阐明抑郁症患者的神经环路病理机制以及探寻一种影像客观标记物来提高抑郁症的诊断准确率和预测抑郁症患者的治疗反应。

参考文献：

[1] 塞姆普. 牛津临床精神病学手册[M]. 北京：人民卫生出版社，2006.

[2] GUO W B, CUI X L, LIU F, et al. Increased anterior default-mode network homogeneity in first-episode, drug-naive major depressive disorder: a replication study[J]. Journal of affective disorders, 2018, 225: 767-772.

[3] 肖晶，朱雪玲，罗英姿，等. 抑郁症的脑结构异常——结构性磁共振成像研究进展[J]. 中国临床心理学杂志，2011, 19 (5): 589-590, 608.

[4] FANG P, ZENG L L, SHEN H, et al. Increased cortical-limbic anatomical network connectivity in major depression revealed by diffusion tensor imaging[J]. PLoS One, 2012, 7(9): e45972.

[5] RAMASUBBU R, MACQUEEN G. Using neuroimaging to predict outcome in

patients with major depressive disorder[J]. Mind and brain，2010，1(2)：59 - 68.

[6] CORPONI F，ANMELLA G，VERDOLINI N，et al. Symptom networks in acute depression across bipolar and major depressive disorders：a network analysis on a large，international，observational study[J]. European neuropsychopharmacology，2020，35：49 - 60.

[7] JIANG R，ABBOTT C C，JIANG T，et al. SMRI biomarkers predict electroconvulsive treatment outcomes：accuracy with independent data sets[J]. Neuropsychopharmacology，2018，43 (5)：1078 - 1087.

[8] HOOGENBOOM W S，PERLIS R H，SMOLLER J W，et al. Limbic system white matter microstructure and long-term treatment outcome in major depressive disorder：a diffusion tensor imaging study using legacy data[J]. World journal of biological psychiatry，2014，15 (2)：122 - 134.

[9] 刘刚，江海腾，刘海燕，等. 基于任务态和静息态功能核磁共振信号的抑郁症识别[J]. 东南大学学报(自然科学版)，2011，41(1)：67 - 71.

[10] GAO Y，WANG M，YU R Q，et al. Abnormal default mode network homogeneity in treatment-naive patients with first-episode depression[J]. Frontiers in psychiatry，2018，9：697.

[11] 操军. 青少年自杀未遂患者静息态脑功能磁共振研究[D]. 重庆医科大学，2014.

第十六章　精神分裂症

　　精神分裂症是一种重型精神障碍，多发病于青少年及青年早期，由一系列症状群组成，如幻觉、妄想等阳性症状，情感淡漠、思维贫乏、意志减退等阴性症状，以及注意力、执行力、工作记忆、精神运动速度、视觉运动协调能力等认知功能损害。该病累及约1%的人口，致残率高，相当比例的患者存在症状迁延不愈或渐进性功能衰退。精神分裂症的发病机制仍未阐明，该病的诊断、治疗反应、疗效预测主要靠临床医生的主观判断，迄今仍缺乏客观的生物学标志物协助诊断及预测早期治疗应答情况。尽管目前国际、国内有关精神分裂症的诊疗指南并未明确影像检查在其中的作用，但近年快速发展的神经影像技术为"在体"探究该病诊断、疗效预测相关的神经生物学标志物提供了新的诊疗思路。

　　针对该病的发病机制，本章将在前三节展开脑影像新技术探索纹状体功能及连接异常、额叶低功能、脑网络连接异常等在精神分裂症中的诊断价值。目前的研究结果虽然倾向于支持精神分裂症的上述低额叶假说、纹状体多巴胺假说、脑网络连接异常假说等，但这些假说并未能完全涵盖每一个患者的神经病理特征，最可能的原因可能还在于精神分裂症主要由一组临床综合征构成，症状群复杂，很难用某一个假说解释所有精神分裂症患者的神经病理变化。日后精神分裂症研究需要将患者群体按照特征性的症状来分类，如主要受命令性幻听症状困扰的患者为一组，受被害妄想困扰严重的患者为一组，展开每一个特征性症状的神经病理学研究。

　　目前精神分裂症的病理机制研究主要集中在精神病理症状的发生基础上，而认知功能损害的神经病理基础仍是一个有待关注的议题。精神分裂症患者认知功能损害程度可在一定程度上决定其长期的功能结局。脑白质纤维连接的完整性与精神病理症状可能相关，其在调节精神分裂症受损的多个认知模块，如注意力、工作记忆、信息处理速度等方面亦发挥重要作用。本章第四节将重点从脑白质纤维连接完整性及网络拓扑属性的证据视角介绍精神分裂症患者认知功能障碍的脑影像特征。

　　抗精神病药物治疗仍是精神分裂症的主要治疗方法。然而，大约1/3的精神分裂症患者对一线治疗产生耐药性，成为难治性患者，其治疗费用大大增加了社会和家庭的经济负担。研究表明：早期抗精神病药物治疗应答情况是该病长期症状和功能结局的最强有力的预测因素之一。然而，迄今仍缺乏客观的生物学标志物来预测患者的早期治疗应答。抗精神病药物治疗早期的疗效预测亦是当前神经影像学研究的热点之一。因此，亟待开发客观的生物标志物在发病初期尽早预判患者急性期治疗应答情况，从而提供个体化精准治疗指导：对于那些对常规一线药物治疗反应较好的个体而言，依从性是关键，而心理教育、社会支持等辅助治疗可能为药物治疗最大化增效；相反，对于那些预测反应较差的个体，治疗早期阶段应尽早引入更全面的治疗方案，如优先考虑联用常规抗精神病药物或其他非药物治疗手段。皮质下结构，包括基底神经节和部分边缘系统，近年来成为精神分裂症研究的焦点之一。此外，鉴于脑白质纤维连接完整性在调节精神分裂症认知功能损害中所发挥的重要作用，本章第五节将重点阐述皮质下结构，以及脑白质纤维连接完整性在预判精神分裂症治疗效果中的作用。

综上，精神分裂症症状表现复杂，缺乏客观的病理以及与疗效相关的生物学标志物。尽管有关精神分裂症的诊疗指南并未明确影像检查在其中的作用，但近年快速发展的神经影像技术结合多模态脑网络构建技术有望推进"在体"探究该病病理以及与疗效相关的神经生物学标记物的研究步伐。

第一节　纹状体功能异常在精神分裂症中的诊断价值

20 世纪 60 年代，精神分裂症的多巴胺（dopamine，DA）假说首次被提出。该假说认为，中枢系统 DA 功能亢进或 DA 受体数量过度增加导致其对 DA 敏感性异常增加是精神分裂症的发病机制，但该假说没有明确阐述其与任何特定症状维度（如阳性、阴性症状）的关系，没有明确表明 DA 异常在活体大脑中的哪个位置，这个时期的 DA 假说被后人称为传统的 DA 假说或第一版 DA 假说（图 16 - 1）。20 世纪 90 年代，精神分裂

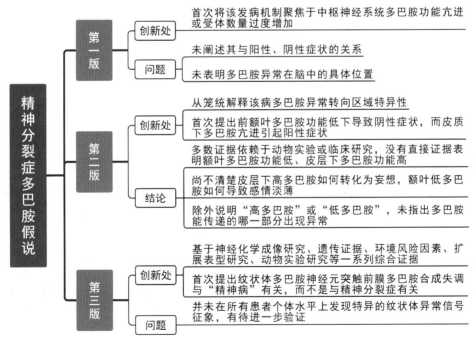

图 16 - 1　3 个版本的精神分裂症多巴胺假说特点

症 DA 假说第二版问世，该版的主要创新点及所面临的问题详见图 16-1。随后，第三版 DA 假说聚焦到纹状体异常上，提出纹状体多巴胺神经元突触前膜多巴胺合成失调与"精神病"(psychosis)有关，而不是与精神分裂症有关。这一修正版的 DA 假说确切地说应该是精神分裂症纹状体 DA 假说，一经提出，便受到学者的广泛关注。

既然精神分裂症有以上较强的纹状体 DA 紊乱假说的支撑，那么纹状体区域是否存在有助于精神分裂症诊断的影像学特点呢？

病例

患者，男，21 岁。情绪不稳、敏感、疑人害 3 年，再发 2 个月。

现病史：患者 3 年前(2018 年 4 月)因工作压力大渐起头晕、失眠、整晚无法入睡，伴紧张，担心外单位人员状告自己公司，觉得别人谋害自己，于某精神病医院门诊就诊，被诊断为"睡眠障碍"，给予治疗后，睡眠改善，但多疑、敏感症状明显，仍有被跟踪、被监视感，两年半前(2018 年 12 月)患者至当地精神病医院住院治疗，被诊断为"精神分裂症"。2 个月前，患者再次发作，伴有情绪低落、孤僻被动，不愿与人接触。

既往史：无特殊。

体格检查、脑电图检查及头颅 MRI 检查：未见明显异常。

诊断：精神分裂症。

患者各类临床症状及检查均指向精神分裂症的诊断，但常规头颅 MRI 检查并未显示患者纹状体区域存在信号异常。基于既往纹状体 DA 紊乱假说，那么精神分裂症患者纹状体区域是否存在功能异常，可否协助精神分裂症的诊断呢？

一项 fMRI 研究借助计算机信息技术，通过将首发未经治疗的精神分裂症患者与 38 例健康对照进行组间比较，发现患者组左侧尾状核的 fALFF 和 ReHo 等指标存在显著升高(图 16-2)，提示患者纹状体区域存在脑功能活性异常。然而，目前 fMRI 研究并未在患者个体水平上广泛发现特异性的纹状体异常信号征象，有关精神分裂症的自

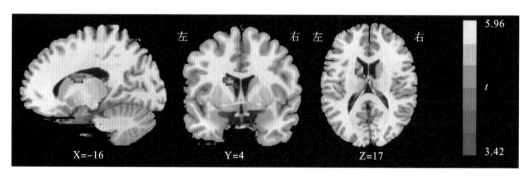

图 16-2　首发未经治疗的精神分裂症患者与健康对照组间 fMRI 表现的对比

首发未经治疗的精神分裂症患者与健康对照组间比较，患者组左侧尾状核显示分数低频振幅 fALFF 值升高。

发脑功能研究主要是探测精神分裂症患者组和健康对照组的自发脑功能的组水平上的差异。此外，精神分裂症患者纹状体 ReHo、fALFF 异常升高、降低或不变均有报道；纹状体 ReHo、fALFF 改变作为纹状体功能异常的一个病理因素，也可见于抑郁症、双相情感障碍、阿尔茨海默病、帕金森病等患者。因此，精神分裂症患者存在组水平可探测的纹状体 ReHo、fALFF 异常改变，但由于其并非精神分裂症特有，且目前尚无一致性结论，因此并不能作为诊断精神分裂症的个体化特异性指标。

除外纹状体的自发脑功能研究，纹状体与皮质区域之间、纹状体内部各亚区之间的功能连接异常也是精神分裂症纹状体 DA 假说的关注点。国内 A. Li 等学者于 2020 年发表在 *Nature Medicine* 上的一项研究通过将 560 例精神分裂症患者与 540 例健康对照组间纹状体功能连接进行比较，发现患者纹状体与纹状体外部即皮质各区域间的功能连接较对照组显著异常。另外，本研究将纹状体分为 12 个亚区，分别为左、右侧半球的腹侧尾状核（ventral caudate，vCA），背侧尾状核（dorsal caudate，dCA），苍白球（globus pallidus，GP），伏隔核（nucleus accumbens，NAC），腹内侧壳核（ventromedial putamen，vmPu），以及背外侧壳核（dorsolateral putamen，dlPu），进一步构建各亚区之间的功能连接，发现患者纹状体内部 12 个亚区间的功能连接较对照组显著改变。这些研究结果提示：通过借助脑网络构建新技术，有望深入挖掘精神分裂症患者纹状体功能连接异常在精神分裂症诊断中的价值。

然而，目前的纹状体功能连接的算法暂不能提供一种可涵盖正常状态到高度病态的连续范围的个体化指数，不能综合评价纹状体的功能异常综合水平，而且纹状体内部各亚区之间的功能连接异常以及纹状体与皮质之间的功能连接异常作为纹状体功能连接异常的一个病理因素，亦可见于其他神经精神疾病，如阿尔茨海默病、帕金森病、抑郁症、双相情感障碍等患者。因此，对于组水平上探测到的纹状体功能连接异常，目前仍不能作为诊断精神分裂症的个体化特异性指标。

上述研究均只是分别从局部及全局的层面探索了精神分裂症患者纹状体功能及连接特点。为了综合反映纹状体的自发脑活动 ReHo、fALFF，以及纹状体内部、外部功能连接属性，国内学者率先开发了一种新型的基于精神分裂症纹状体 DA 假说的神经影像学标记物，即纹状体功能异常分数（functional striatal abnormalities，FSA）。研究者在 7 个不同的研究中心通过多中心间交叉验证 fMRI 图像（$n=1100$ 例），发现 FSA 能准确地鉴别出精神分裂症患者和健康对照，准确率超过 80%（敏感度为 79.3%，特异度为 81.5%）；FSA 分数可以呈现出纹状体功能紊乱的一个连续谱系，即精神分裂症患者纹状体功能紊乱最严重，其次是双相，而抑郁障碍、强迫、多动症与健康对照没有差别。该研究的重大意义在于提供了一种个性化指数 FSA，它涵盖了正常状态到高度病态的连续范围。可见，对于纹状体功能异常特点的个体化综合指数（如 FSA）的分析，在精神分裂症诊断上显示出了极大的诊断效能和临床应用潜能。

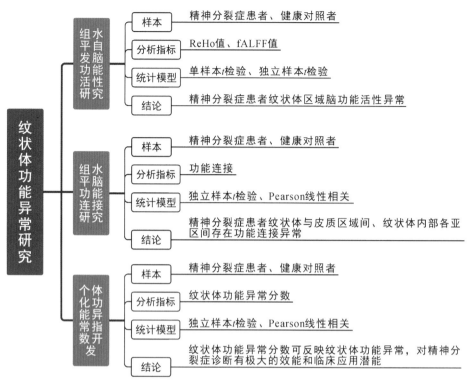

拓展

　　常规影像检查在精神分裂症纹状体异常中主要用于排他性诊断，在患者个体水平上尚无特异的纹状体异常信号征象；但采用现代脑影像技术并结合计算机信息科学的图像、信号数据处理方法，可以加深我们对精神分裂症患者纹状体功能及网络连接异常的认识。目前的研究结果虽然倾向于支持纹状体功能及网络连接异常并非诊断精神分裂症的特异性指标，但对于纹状体功能异常特点的个体化综合指数（如 FSA）的分析，在精神分裂症诊断上显示出了极大的诊断效能和临床应用潜能。然而，诸如 FSA 此类的个体化综合指数是否能应用于临床，还需要大量的后续研究的验证。同时，考虑到磁共振场强对图像分辨率的影响，未来 7T 的临床应用对于发现上述信号异常具有更大的优势。而采用现代脑影像技术并结合计算机信息科学的图像、信号数据处理方法对常规磁共振成像的进一步研究，仅是目前探索精神分裂症特征性诊断标记物的一个方向。精神分裂症患者是否存在更为细微的纹状体结构异常，比如体积异常，以及纹状体体积与皮质下其他结构间或与大脑皮质区域间的不协同的体积发育异常，即协变连接异常，亦可作为有助于精神分裂症诊断的神经生物学标记物，也是目前研究的热点。

第二节　额叶低功能在精神分裂症中的诊断价值

　　精神分裂症的低额叶假说主要由 Weinberger 于 20 世纪 90 年代提出，这个假说主要认为前额叶皮质的 DA 功能低下导致精神分裂症患者的阴性症状，主要包括显著的情感淡漠、言语贫乏、情感反应迟钝或不协调。低额叶假说一经提出，便受到学者们的广泛关注，因为精神分裂症患者的阴性症状可在一定程度上决定其长期的功能结局，迁延不愈的阴性症状是患者长期功能残疾的主要风险因素。因此，对患者阴性症状背后的神经病理基础的认识将很大程度上解决患者阴性症状的治疗靶点精准化的问题，从而加快新药研发的步伐。

额叶，尤其是前额叶这一部分，与边缘和网状激活系统有很强的皮质和皮质下双向联系；其在后感觉皮质的关联区域以及在皮质和皮质下水平的运动系统也有双向的联系，这些连接使得额叶成为内部和外部刺激与控制运动反应的系统之间的中介。人们对额叶功能的大部分了解来自早期额叶损伤的案例研究。国外学者 Domasio 在回顾这些病例时，注意到额叶损伤的临床表现具有多样性，大多数病例表现出情感淡漠、情绪不稳定、在解决问题和执行计划上有明显困难、运动减少、行为抑制解除，这些症状类似精神分裂症患者的阴性症状，因此早期的研究者将精神分裂症的病因假说聚焦到额叶低功能上来。

既然精神分裂症有低额叶假说的支撑，那么，额叶区域是否存在有助于精神分裂症诊断的影像学特点呢？

病例

患者，女，22 岁。多疑敏感，情绪不稳，发作性冲动伤人 2 年。

现病史：患者自 2019 年开始出现精神行为异常，怀疑别人跟踪自己、说自己坏话，到处寻找说自己坏话的人。情绪不稳定，易激惹、发脾气，多次与他人发生冲突，于当地医院精神科住院，被诊断为"精神分裂症"。

既往史、个人史、家族史无特殊；查体未见明显异常；实验室检查、脑电图检查及头颅 MRI 检查均未见明显异常。

诊断：精神分裂症。

患者各类临床症状及检查均指向精神分裂症的诊断，但常规头颅 MRI 检查并未显示患者额叶区域存在信号异常，那么精神分裂症患者额叶区域是否存在有待进一步数据挖掘的脑功能及连接异常呢？

近年快速发展的神经影像学技术氢质子磁共振波谱（[1]H-magnetic resonance spectroscopy，^{1}H-MRS）为"在体"研究受试者的神经化学物水平提供了条件，目前[1]H-MRS 可评估神经元功能发育状况及神经递质系统的变化。既往[1]H-MRS 研究已广泛发现精神分裂症慢性患者存在脑代谢物水平改变，如 N-乙酰天门冬氨酸（N-acetyl aspartic acid，NAA）、肌酸（creatine compounds，Cr）、胆碱（choline，Cho）、谷氨酸（glutamate，Glu）、谷氨酰胺（glutamine，Gln）等。NAA 主要反映神经元的数量或功能状况；Cr 为能量代谢产物，因在脑内较稳定，故常被作为参照物衡量其他代谢物的含量；Cho 可调节星形胶质细胞的有机渗透压；Glu 和 Gln 是脑内重要的谷氨酸能神经递质，参与神经发育过程，如神经元迁移、分化。然而这些研究所报道的结果目前仍不一致，原因可能在于：评估和计算脑代谢物的方法不一致；所使用的分析工作站各有不同；或是由于既往报道中以慢性患者为研究对象，这就使得慢性迁延病程以及长期药物治疗成为主要混杂因素而影响结果的一致性。尽管有研究在首发精神分裂症患者中检测到了前额叶皮质内侧区（medial prefrontal cortex，mPFC）脑代谢物水平的异常改变，但结果亦不尽相同。有一项研究采用公认的[1]H-MRS 数据分析平台 LC-Model 频谱定量软件，为了最大限度地排除长期治疗、慢性病程演变等混杂因素的影响，招募从未服过抗精神病药物的首发精神分裂症患者 42 例，以及 38 例健康对照者，比较两组脑代谢物水平的差异，未发现两组 mPFC 区脑代谢物（如 NAA 等）存在显著组间差异（图 16-3）。

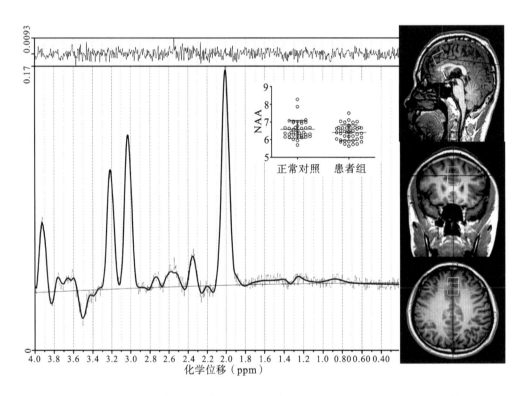

图 16-3　首发未经治疗精神分裂症患者与健康对照组间脑代谢物水平比较

两组间前额叶皮质内侧区 NAA 代谢物水平未见显著组间差异。

上述前额叶皮质脑代谢物水平的[1]H-MRS 研究案例，主要检测额叶区域本身的脑代谢功能水平，而前额叶皮质作为一块功能区域，其与该区域以外的大脑皮质之间有广泛的功能联系，这就牵涉到以额叶为中心区域的脑网络研究。用于脑网络的功能连接的主要计算方法有 ROI 法，即脑网络内部某个感兴趣区域与其余的一个或多个脑区（或节点）之间不同时间点的 BOLD 信号时间一致性或简单时间相关性，以及基于数据驱动 ICA。一项研究通过采用 ICA 这种基于数据驱动的高效的信号处理分析方法，提取默认网络的各个成分（包括前额叶皮质，作为默认网络中的两个重要枢纽之一），通过比较精神分裂症患者与健康对照组间默认网络各个成分与该网络整体的功能连接强度发现患者 mPFC 区与默认网络其他区域之间的功能连接强度显著减弱（图 16-4）。这一结果支持精神分裂症的低额叶假说。然而，该研究并未检测到患者 mPFC 的功能连接强度与阴性症状之间的显著关联，而是检测到后扣带回/楔前叶（PCC/PCUN）的功能连接强度值与患者阴性症状之间的关联。综上，本项研究结果部分支持精神分裂症的低额叶假说。除此项研究外，仍有一些研究并不能检测到额叶的功能连接、代谢水平异常与患者阴性症状之间的关联。

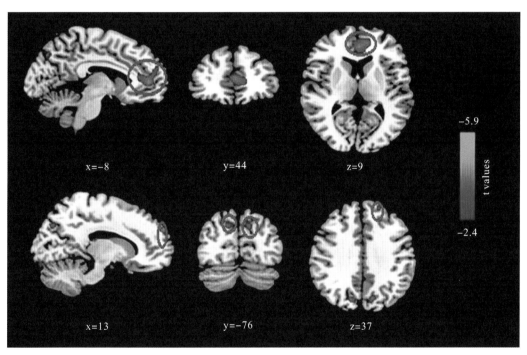

图 16-4　精神分裂症患者与健康对照组间功能连接强度比较

患者前额叶皮质内侧区（红圈内）与其余脑区间功能连接强度较对照组显著降低。

　　精神分裂症是以一系列综合征为主要表现的疾病，临床表现异质性强。根据患者的不同临床表现，该病可分为不同亚型：以阳性症状（如幻觉、妄想）为突出表现的偏执型精神分裂症，以阴性症状（如情感淡漠、思维贫乏）为突出表现的单纯型精神分裂症等。不同亚型之间临床症状有部分交集。这将有可能成为混杂因素，从而影响到各项研究结果的一致性。

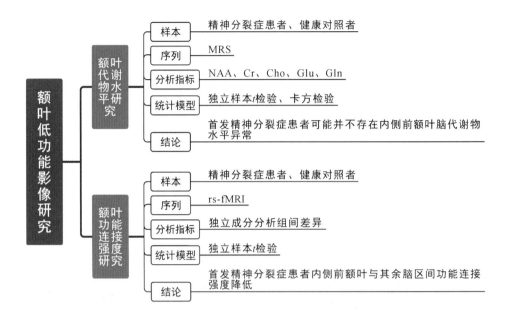

拓展

　　尽管精神分裂症有额叶低功能假说的支撑，神经功能成像研究提供了精神分裂症额叶损伤的初步证据，但目前研究结果仍有不一致，精神分裂症患者额叶低功能的脑影像证据可重复性并不高，而且都是从群体水平上发现的额叶功能异常，在患者个体水平上尚无特异的额叶异常信号征象。常规磁共振成像技术在精神分裂症额叶低功能中主要用于排他性诊断，采用现代脑影像技术并结合计算机信息科学的图像、信号数据处理方法，可以加深我们对精神分裂症患者额叶低功能及额叶与其余脑区之间网络连接异常的认识。目前的研究结果虽然倾向于支持额叶自发脑功能活性低下及额叶与其余脑区之间网络连接异常并非诊断精神分裂症的特异性指标，但对于额叶功能异常特点的个体化综合指数，诸如上一节提到的 FSA，在精神分裂症诊断上有望具备极大的诊断效能和临床应用潜能。然而，这类有关额叶功能异常特点的综合指数目前仍未开发，并需要大量的多中心独立数据进行验证，来探寻可反映额叶功能异常的综合水平且可经重复验证的影像标记物。此外，未来有关精神分裂症低额叶假说的神经功能成像研究还应充分考虑患者症状的异质性，招募不同亚型的大样本量的患者，将患者症状进一步细化。

第三节　脑"三网"功能及结构连接评价患者脑网络异常

　　人脑是由空间上相互独立的区域通过特殊的连接方式所组成的复杂网络。早在 100 多年前就有学者提出精神分裂症并非由单独几个脑区损害引起，而是由诸多脑区间连接紊乱所致。随着脑影像技术的日渐发展，越来越多的"在体"脑影像研究结果进一步提示精神分裂症是一种以异常脑网络连接为特点的神经发育障碍。研究者借助现代脑影像技术及计算机信息学科的图像、信号数据处理方法，已经检测到了诸多种脑网络，其中在精神分裂症中研究较为广泛的是脑"三网"模型，包括默认网络（default mode network，DMN）、突显网络（salience network，SN）和中央执行网络（central executive network，CEN）。DMN 指人脑在静息状态下仍有一些脑区处于激活状态以维持大脑与"自我"相关的脑活动，这些脑区所组成的网络即 DMN，以 mPFC、PCC/PCUN 为主要区域，还包括双侧内侧颞叶（medial temporal lobe，mTL）、角回等。CEN 以前额叶皮质背外侧区和顶下小叶为主要区域，其与 DMN 有功能竞争关系，即 DMN 处于活跃状态时会抑制 CEN，反之亦然。SN 由双侧前岛叶、背侧前扣带回为主要区域，还包括皮质下部分区域，其可使特定的脑区对突显刺激做出适当反应。SN 可调节 DMN 与 CEN 间的功能竞争。有研究表明，在大脑执行任务时，SN 不能有效地下调 DMN 而注重于上调 CEN，将注意过度集中于内部体验，导致患者出现精神症状（如幻觉、妄想）。目前已有大量研究表明精神分裂症患者脑"三网"存在功能连接异常，亦存在结构连接异常，那么，"三网"区域是否存在有助于精神分裂症诊断的影像学特点呢？

病例

　　患者，女，19 岁。多疑、自笑、懒散、被动 2 年余，再发 1 个月。

　　现病史：患者于 2 年余前无明显诱因渐起懒散、被动，不愿出门，跟亲人之间缺乏交流，没有亲情感，无故自笑，不能正常上学。发病后，在当地精神病医院住院治疗 1 周，诊断、治疗不详，症状未见明显改善；出院后，坚持于我院门诊随诊治疗，病情控制尚可。2020 年 2 月因疫情期间停药后再发上述症状，家人强制给其喂药后，患者情绪不稳，发脾气，冲动，摔东西。

　　既往史、个人史、家族史：无特殊。查体：未见明显异常。

　　实验室检查、头颅 MRI 检查：未见明显异常。

　　诊断：精神分裂症。

　　患者各类临床症状及检查均指向精神分裂症的诊断，但常规头颅 MRI 检查并未显示患者"三网"区域（如 mPFC、PCC/PCUN、mTL、角回、前额叶皮质背外侧区、顶下小叶、前岛叶、背侧前扣带回等区域）存在信号异常，那么精神分裂症患者"三网"区域是否存在有待进一步数据挖掘的功能及结构多模态连接异常呢？功能与结构网络异常之间有着什么样的关系呢？下文选取默认网络为例子展开讲解。

　　有一项精神分裂症默认网络功能连接的研究，通过采用 ICA 这种基于数据驱动的高效的信号处理分析方法，并结合自由效应分析（random-effect analysis）方法，在患者及健康对照组中均识别出来相似的个体水平上的默认网络空间独立成分图（图 16-5）。

两组人群的默认网络成分集合体中各检测到 8 个默认网络空间独立成分，即 mPFC 区、PCC/PCUN、双侧岛叶、双侧内侧颞叶及双侧颞下回（图 16-5）。两组间功能连接强度比较显示 PCC/PCUN 以及 mPFC 区两个关键成分与默认网络内部其余区域之间功能连接强度显著降低。

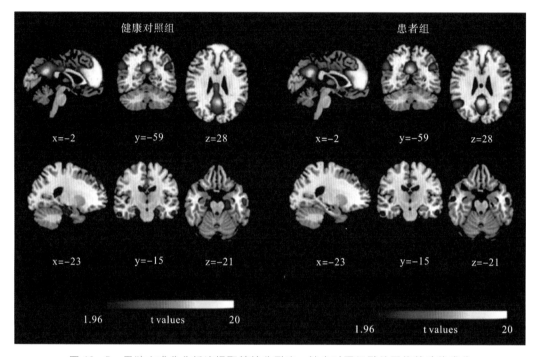

图 16-5　用独立成分分析法提取精神分裂症、健康对照组默认网络的功能成分

既然患者组出现上述 DMN 功能连接异常改变，那么这些异常是否跟患者的精神病理症状相关呢？该项研究接着采用多元回归分析法，统计患者基线期阳性及阴性症状测评量表（positive and negative syndrome scale，PANSS）分数分别与 mPFC 区以及 PCC/PCUN 为种子点的功能连接图之间的相关性。经统计发现：左侧 PCC/PCUN 与右侧岛叶间的功能连接，以及右侧 PCC/PCUN 与定位在右侧岛叶间的功能连接强度均与患者阴性症状存在显著的负相关（图 16-6）。

既然精神分裂症患者出现上述 DMN 功能连接异常改变，那么，白质连接作为功能连接背后的结构基础，其在患者发病早期是否出现异常改变？接下来，上述研究团队继续采用"三步法"提取默认网络内部纤维连接（图 16-7），并将各连接束的 FA 值进行组间比较。其中，PCC/PCUN 与 mPFC 之间，以及 PCC/PCUN 与双侧 mTL 之间这三条纤维连接束几乎在所有受试者中均能通过"三步法"追踪到。但经过组间比较，患者与健康对照组间 FA 值的差异没有显著性（图 16-7）。

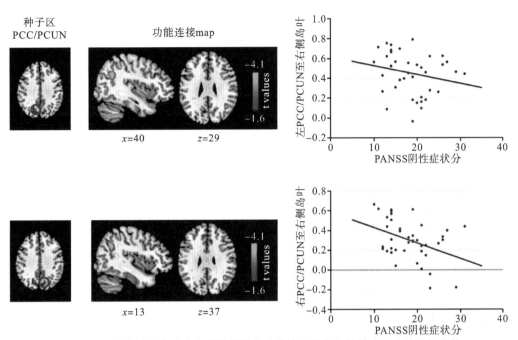

图 16 - 6　首发精神分裂症患者默认网络功能连接异常与精神病理症状的相关性

左、右侧 PCC/PCUN 与右侧岛叶间的功能连接均与患者阴性症状存在显著的负相关。PCC/PCUN—后扣带回/楔前叶；map—图；PANSS—阳性及阴性症状测评量表。

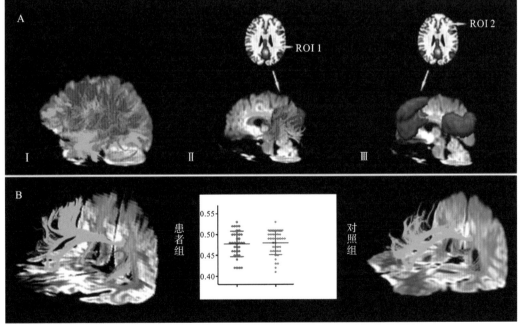

图 16 - 7　"三步法"提取默认网络内部纤维连接及两组间 FA 比较

第一步，追踪全脑纤维，识别出连接第一个 ROI 的纤维；第二步，识别出连接第二个 ROI 的纤维；第三步，筛选出同时连接两个 ROI 的纤维（图 A）。图 B 为患者组及对照组默认网络纤维连接。ROI—感兴趣区。

既然精神分裂症患者出现 DMN 功能连接异常改变而未出现结构连接改变，那么，功能和结构连接之间的耦合性会不会受到影响？接下来，上述研究团队继续采用 Pearson 关联分析探讨患者 DMN 功能与结构连接耦合性与正常对照组间的差别（图 16 - 8），发现患者组的耦合值显著下降。将功能和结构两个模态同时在一组人群中进行构建分析，能提供更多有价值的信息，会成为日后研究的导向。

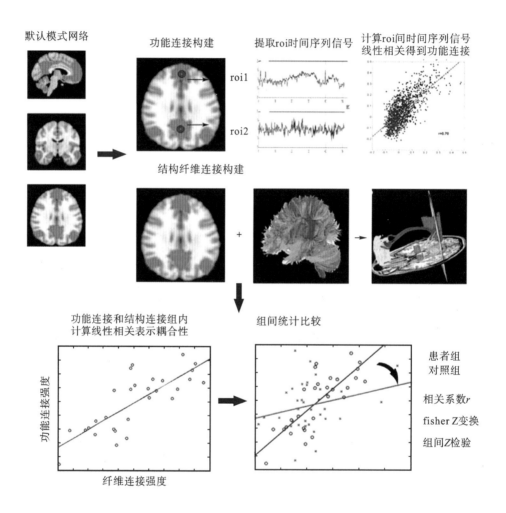

图 16 - 8　默认网络功能及结构连接耦合构建示意图

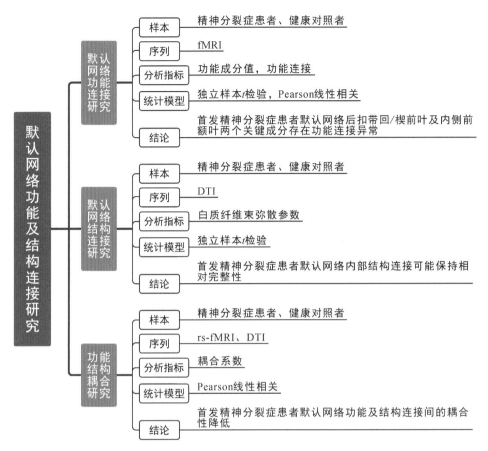

拓 展

神经功能及结构成像研究初步支持精神分裂症是一种以异常脑网络连接为特点的神经发育障碍疾病，但目前研究结果仍缺乏广泛的、大样本量的研究验证。尽管大量研究已发现精神分裂症存在脑"三网"功能或结构连接异常，而且发现了"三网"功能及结构连接异常可能与患者行为学表现相关联，但当前的研究均是从群体水平上发现的脑"三网"连接异常，在患者个体水平上尚无特异的脑"三网"连接异常信号征象。DMN、SN、CEN 这三个网络之间的连接及信息整合传递会互相影响，虽已有少量研究开始关注脑"三网"中的个别网络(如 DMN 的功能及结构)连接的耦合模式，但目前三个网络间功能协调的互相影响的研究还较少，同时对精神分裂症患者进行上述三个网络的多模态功能及结构连接耦合模式的研究也较少。精神分裂症脑"三网"连接变化的背后是否存在相应的神经化学基础，如神经元代谢改变及神经递质水平变化，还需进一步研究。目前，^{1}H-MRS 可"在体"、无创、定量测定指定脑区神经化学物水平，可评估神经元功能发育状况及神经递质系统的变化，其可测定的脑代谢产物主要有 NAA、Cr、Cho、Glu、Gln 等，未来可将 fMRI、弥散张量成像(diffusion tensor imaging，DTI)、^{1}H-MRS 等常见成像方式相结合，研究精神分裂症患者 DMN、SN、CEN 各个网络内部区域脑代谢物水平与脑网络功能活性间的关联，Glu 与 γ-氨基丁酸两个神经递质间比例失衡与"三网"连接异常之间的关联，揭示神经元功能及神经递质水平变化是否可成为"三网"连接变化背后的"物质"基础。采用 fMRI、DTI、^{1}H-MRS 等现代脑影像技术并结合计算机信息科学的图像、信号数据处理方法，可以加深我们对精神分裂症患者脑"三网"连接异常的认识。

第四节　精神分裂症患者认知功能障碍的 DTI 证据

人类连接组计划(human connectome project)提出人脑经过漫长进化，各个区域白质纤维连接除了保持一定的完整性，还通过这些白质纤维连接进行有效整合，形成复杂的网络，确保用最快捷的方式达到最高的信息传输效率。人脑白质完整性与认知功能密切相关，那么，对于精神分裂症患者广泛存在的认知功能损害，脑白质信号是否能够作为其有效的影像学标记物呢？

病例

患者，男，21 岁。凭空闻人语、自语自笑、懒散、被动 1 年，再发 1 周。

现病史：患者于 1 年前无明显诱因渐起凭空闻人语、自言自语、无故自笑、懒散、被动，不出门，不与人交流，家属带其至当地医院精神科住院治疗。自起病以来，患者意识清，睡眠、饮食差，大小便正常，体力、体重无明显变化。

既往史、个人史、家族史：无特殊。查体：未见明显异常。

实验室检查、脑电图检查及头颅 MRI 检查：未见明显异常。

Stroop 色词干扰测验、威斯康星卡片分类测试（Wisconsin card sorting test，WCST）、数字广度测试、词语流畅性、连线测试等成绩均低于正常水平。

诊断：精神分裂症。

患者各类临床症状及检查均指向精神分裂症的诊断。认知功能测试成绩均低于正常水平，但常规头颅 MRI 检查并未显示脑白质异常，那么，精神分裂症患者脑白质是否存在有待进一步数据挖掘的异常呢？近年来，脑白质完整性、网络拓扑学渐被提出并引起广泛关注。脑白质完整性在本章第三节中提到，可通过 FA 来反映。脑网络的拓扑学结构是信息整合和分离的重要基础组成，而这种拓扑结构可借助计算机科学中的图论(graph theory)方法进行分析。复杂的脑网络通过图论分析被抽象简化成一系列由"边"连接的"节点"；其中"边"为纤维连接，"节点"为脑区。图论分析可进一步计算结构脑网络的拓扑属性，比如"度""路径长度""聚类系数""小世界属性"等指标。目前已有初步的 DTI 研究显示精神分裂症患者有脑白质结构完整性、拓扑模式改变，且与患者的精神病理症状相关。那么，对于广泛伴随精神分裂症患者的认知功能障碍，脑白质结构完整性、拓扑模式改变是否与之相关，能否成为患者认知功能障碍的神经病理基础？

有一项 DTI 研究招募首发未服药患者及健康对照组，采用一套认知功能量表评定患者治疗前、后认知功能变化，其中包括 Stroop 色词干扰测验（测执行功能）、WCST（测执行功能）、数字广度测试（顺背测瞬时记忆、倒背测工作记忆）、词语流畅性（测语言能力、执行能力）、连线测试（A 版本测动作速度、B 版本测执行能力）。经统计发现，患者右侧内侧颞叶、右侧楔叶、右侧前扣带、下顶叶白质 FA 值较正常对照者显著降低，而双侧扣带白质 FA 值显著增加。这项研究接下来采用多元逐步回归分析，探讨精神分裂症患者异常脑区 FA 值与其认知功能损害严重程度之间的关联，发现右侧顶下叶 FA 值与患者 WCST 成绩相关，右侧扣带回与患者 WCST 成绩相关，右侧内侧颞叶白质 FA 值与患者连线测试成绩相关。这项研究提示精神分裂症脑白质结构完整性可能是患者认知功能损害背后的神经生物学标志物。

精神分裂症患者脑白质结构的完整性出现异常，其拓扑属性势必受到影响，因为只有各个区域白质纤维连接保持一定的完整性，才能满足这些白质纤维连接所形成的复杂网络进行有效整合和信息传输。那么，患者的拓扑属性改变能否成为认知功能障碍背后的神经病理基础呢？有一项研究将所有首发未服药患者和对照者的 DTI 数据通过连续追踪纤维分配算法在本地弥散空间进行全脑纤维追踪，采用解剖学自动标记模板（AAL）将全脑划分为 90 个脑区（左、右大脑半球各 45 个），每个脑区作为一个节点，全脑共有 90 个节点，采用图论分析方法计算拓扑属性，构建全脑白质解剖网络。这项研究发现，首发精神分裂症患者左侧后扣带回拓扑属性与症状严重程度之间显著相关（图 16-9），但与认知功能损害之间并不相关。

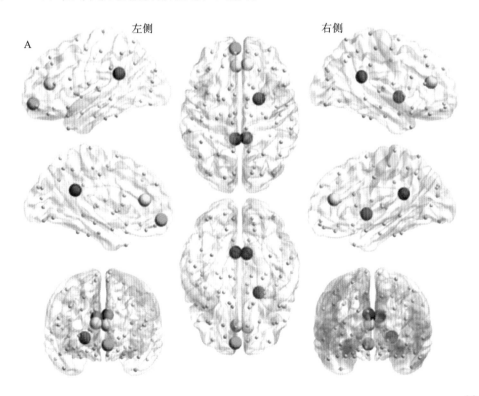

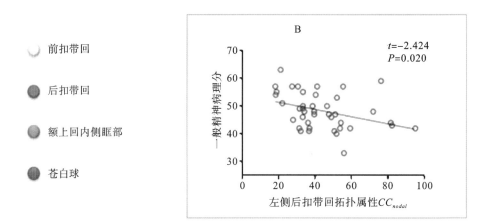

图 16-9　精神分裂症患者左侧后扣带回拓扑属性与症状之间的关联

精神分裂症患者大脑不同节点拓扑属性(图 A)。精神分裂症患者左侧后扣带回拓扑属性与症状呈负相关(图 B)。

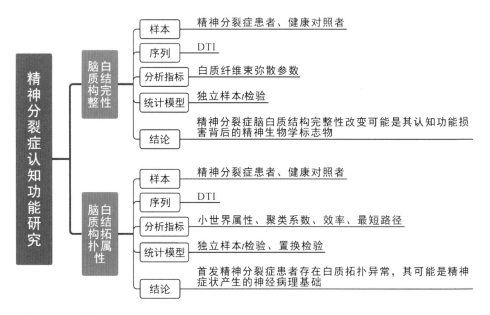

拓展

对于广泛伴随精神分裂症患者的认知功能障碍，脑白质结构完整性改变可能是其背后的神经病理基础；而拓扑模式改变，尤其是边缘系统，可能仅构成患者病理性症状的结构基础。目前有关精神分裂症认知功能障碍的 DTI 研究主要是在群体水平上的研究，在患者个体水平上尚无特异的脑白质结构完整性或拓扑结构异常的信号征象。尽管当前的研究结果并不足以支持脑白质拓扑改变与患者认知功能障碍之间的关联，但借助计算机科学中的图论方法，可以加深我们对精神分裂症患者脑白质异常的刻画和描述，使研究者不单纯局限于个别脑区的 FA 异常，而能从复杂的脑网络水平上进行研究。

第五节 皮质下结构协变、白质 FA 值预判 精神分裂症早期治疗效果

抗精神病药物治疗仍是精神分裂症的主要治疗方法。然而，大约 1/3 的患者早期药物治疗效果差；而早期治疗应答差通常预示着患者症状严重和社会功能预后差，将会给个人、家庭和社会带来沉重的负担。当前，磁共振成像结合高通量脑网络分析技术已经广泛应用于精神分裂症患者的神经病理机制的探讨中，那么，其可否应用在患者早期抗精神病药物治疗疗效预测中呢？

病例

患者，女，51岁。渐起精神异常、凭空闻人语 26 年余，加重 6 个月。

现病史：患者 26 年前在单位被领导批评后逐渐开始出现失眠，工作时不能专注，经常丢三落四，觉得同事故意与自己作对，随后出现 3 天未上班，在宿舍独自呆坐，不吃不喝，生活懒散，被送至当地医院就诊，诊断为"精神分裂症"，后接受药物治疗，症状多次反复。半年前，患者出现幻听增多、声音增大、难以入睡，诉心中想的事被别人说出来了，有躯体不适、嘴唇明显不自主抽动、双手静止时明显颤动。

既往史：无特殊。

查体：嘴唇明显不自主抽动，双手静止时明显颤动，余未见异常。

实验室检查、心电图、脑电图检查等未见明显异常。

诊断：精神分裂症；迟发性运动障碍。

此病例的特点是患者病史长达 26 年，全病程治疗中症状均未见明显缓解，病情迁延不愈，而且因为长期服用抗精神病药物导致严重的锥体外系副反应"迟发性运动障碍"。若在疾病早期能有客观的生物标志物尽早预判患者治疗应答及药物副反应情况，便有望提供个体化精准治疗指导。对于那些使用常规一线药物治疗反应较好的个体而言，依从性是关键，而心理教育、社会支持等辅助治疗可能为药物治疗的最大化增效；相反，对于那些预测反应较差的个体，通过治疗早期阶段尽早引入更全面的治疗方案，如优先考虑联用常规抗精神病药物或其他非药物治疗手段，则面临当前抗精神病药物治疗疗效预测的困境。

鉴于以上病例，我们亟待开发客观的生物标志物，在发病初期预判患者急性期治疗应答情况，从而为临床决策提供参考，并提供个体化精准治疗指导。借助磁共振成像系统 T1 加权扫描，研究者已发现精神分裂症患者的大脑皮质和皮质下结构均存在体积异常，其中皮质下结构，包括基底神经节和部分边缘系统，近来成为精神分裂症研究的焦点之一。一方面，皮质下结构与学习、记忆、高级执行功能以及许多原始功能

（如运动控制、注意力和情绪），有着不可分割的联系，其在精神分裂症常见症状（如幻觉、妄想及认知功能损害）中扮演着重要的角色。另一方面，抗精神病药物主要作用于多巴胺受体，而多巴胺受体主要集中在皮质下结构。已有研究揭示精神分裂症患者皮质下结构（如纹状体、海马、丘脑、杏仁核等）体积异常，这些异常表现包括有的脑区异常增大或减小，或是同一脑区左、右两侧体积大小有差异。这些结果提示患者皮质下各区域可能存在不协同的发育。协变连接是一种脑网络连接模式，指的是组水平上脑区之间的形态学数据，如脑区体积、厚度等的统计学相关性。它能够反映两脑区在一组人群中的同步发育和共同成熟情况，是研究精神分裂症患者脑结构协同发育异常的有力工具。

目前已有初步的脑结构协变连接研究显示，精神分裂症患者可能存在皮质下脑结构同步发育异常，且与患者的行为学表型相关。那么，皮质下结构区域的协变连接是否存在有助于预判精神分裂症患者抗精神病药物治疗效果的影像学特点呢？

有一项磁共振 T1 研究招募首发未服药患者及健康对照者，通过构建皮质下结构协变连接网络，挖掘可预测精神分裂症早期疗效的网络连接标记物。这里提到的皮质下结构协变连接网络的关键分析步骤（图 16-10）也是协变连接网络构建的常规分析流程，掌握分析流程即可以应用到更多网络（如 DMN、SN、CEN）的协变连接的构建中。接下来，通过组间差异比较，发现症状缓解组与未缓解组的左侧苍白球到右侧海马，右侧壳核到右侧海马，左侧伏隔核到左侧苍白球这 3 条"边"的协变连接存在明显组间差异，提示皮质下结构协变连接水平对精神分裂症急性期治疗应答有预测潜力（图 16-11）。

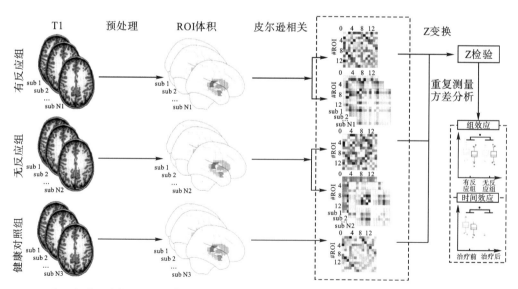

sub—皮质下结构；ROI—感兴趣区。

图 16-10　皮质下结构协变连接构建示意图

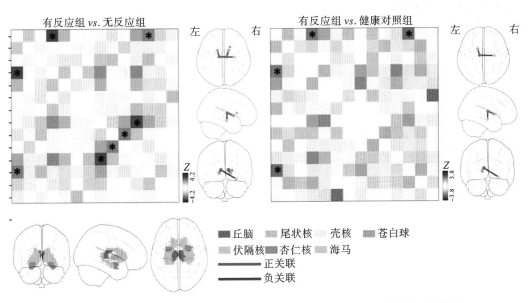

图 16 - 11　皮质下结构协变连接水平对精神分裂症急性期治疗应答有预测潜力

　　本章第四节讲到了精神分裂症患者认知功能障碍的 DTI 证据，发现了一些重要区域的 FA 值与患者执行功能、工作记忆、信息处理速度等之间显著相关。既然这些脑区的 FA 值与患者认知功能损害相关，那它们跟患者治疗后认知功能的改善有相关性吗？在第四节提到的 DTI 研究中，发现了患者右侧内侧颞叶、右侧楔叶、右侧前扣带、下顶叶白质 FA 值较正常对照者显著降低，而双侧扣带白质 FA 值显著增加。接下来，该研究采用多元逐步回归分析探讨精神分裂症患者异常脑区 FA 值与利培酮8 周治疗后认知功能改善之间的关联，发现基线期右侧顶下叶 FA 值与患者 Stroop、WCST 成绩改善相关，基线期左侧扣带回 FA 值与患者 WCST、连线成绩改善相关（图 16 - 12）。这项研究提示精神分裂症脑白质结构完整性具备预测患者认知功能改善与否的潜力。

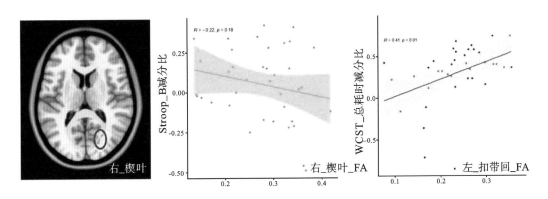

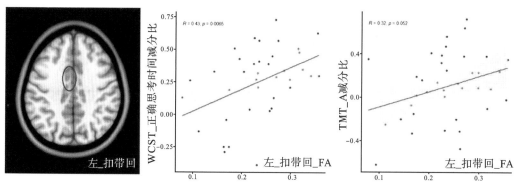

FA—各向异性分数；WCST—威斯康星卡片分类测试；TMT_A—连线测试A版；Stroop_B—色词干扰测验B版。

图 16-12 首发精神分裂症患者右侧楔叶、左侧扣带回 FA 水平预判早期认知功能转归

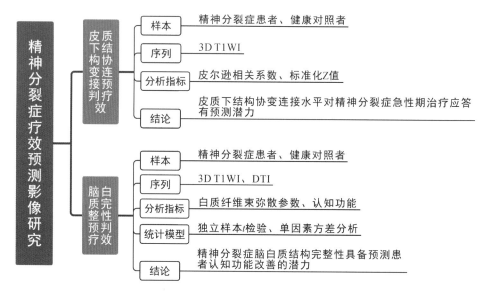

拓展

皮质下结构协变连接、脑白质FA在预测精神分裂症患者早期治疗应答上显示出了初步应用价值，目前有关精神分裂症早期治疗应答的脑影像预测标记物研究主要是在群体水平上的研究，在患者个体水平上尚无特异的脑白质结构完整性或皮质下结构协变连接异常的信号征象。未来研究需要借助人工智能，招募多中心、多个独立样本，互为训练集、测试集，借助支持向量回归（support vector regression，SVR）对训练集进行参数优化，对测试集进行性能评估，智能预判患者治疗后认知功能的成绩变化；深入挖掘极具应用价值的个体化综合指数，如同本章第一节中提到的FSA的开发一样，在精神分裂症治疗及预后中能显示出极大的预判效能的生物学标记物，最终为精神分裂症早期治疗应答（包括症状及认知功能改善）提供精准的生物学预测因子，进一步为该病的发病机制研究提供新视角。

本章小结

　　精神分裂症症状表现复杂，缺乏客观的病理以及与疗效相关的生物学标志物。本章介绍了脑影像新技术在精神分裂症这一重型精神障碍疾病的诊断、治疗反应、疗效预测中的价值。例如，探索了纹状体功能及连接异常、额叶低功能、脑网络连接异常等在精神分裂症中的诊断价值；从脑白质纤维连接完整性及网络拓扑属性的证据视角介绍精神分裂症患者认知功能障碍的脑影像特征；阐述了皮质下结构以及脑白质纤维连接完整性在预判精神分裂症治疗效果中的作用。尽管目前国内外有关精神分裂症的诊疗指南并未明确影像检查在精神分裂症诊疗中的作用，但联合神经影像及计算机科学的脑网络构建技术可为"在体"探究该病诊断、疗效预测相关的神经生物学标记物提供新的诊疗思路。

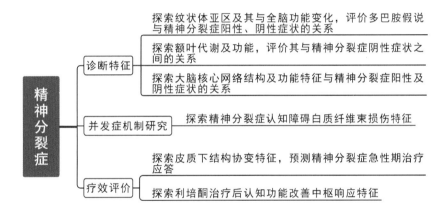

参考文献：

[1] PHILLIPS M R，ZHANG J，SHI Q，et al. Prevalence，treatment，and associated disability of mental disorders in four provinces in China during 2001 - 05：an epidemiological survey[J]. Lancet，2009，373（9680）：2041 - 2053.

[2] HOWES O D，MCCUTCHEON R，AGID O，et al. Treatment-resistant schizophrenia：treatment response and resistance in psychosis（trrip）working group consensus guidelines on diagnosis and terminology[J]. American journal of psychiatry，2017，174（3）：216 - 229.

[3] HOWES O D，KAPUR S. The dopamine hypothesis of schizophrenia：version III-the final common pathway[J]. Schizophrenia bulletin，2009，35（3）：549 - 562.

[4] LI A，ZALESKY A，YUE W，et al. A neuroimaging biomarker for striatal dysfunction in schizophrenia[J]. Nature medicine，2020，26(4)：558 - 565.

［5］ HUANG M L，GUO W Q，LU S J，et al. The relationship between the alterations in metabolite levels in the dorsolateral prefrontal cortex and clinical symptoms of patients with first-episode schizophrenia：a one year follow-up study ［J］. Oncotarget，2018，10（5）：606－615.

［6］ GALINSKA-SKOK B，MAŁUS A，KONARZEWSKA B，et al. Choline compounds of the frontal lobe and temporal glutamatergic system in bipolar and schizophrenia proton magnetic resonance spectroscopy study［J］. Disease markers，2018，2018：3654894.

［7］ ZONG X F，HU M L，LI Z C，et al. N-acetylaspartate reduction in the medial prefrontal cortex following 8 weeks of risperidone treatment in first-episode drug-naïve schizophrenia patients［J］. Scientific reports，2015，5：9109.

［8］ WU D Y，JIANG T Z. Schizophrenia-related abnormalities in the triple network：a meta-analysis of working memory studies［J］. Brain imaging and behavior，2020，14（4）：971－980.

［9］ LIAO W，ZHANG Z Q，PAN Z Y，et al. Default mode network abnormalities in mesial temporal lobe epilepsy：a study combining fMRI and DTI［J］. Human brain mapping，2011，32（6）：883－895.

［10］ ZONG X F，HU M L，PANTAZATOS S P，et al. A dissociation in effects of risperidone monotherapy on functional and anatomical connectivity within the default mode network［J］. Schizophrenia bulletin，2019，45（6）：1309－1318.

［11］ ITURRIA-MEDINA Y，SOTERO R C，CANALES-RODRÍGUEZ E J，et al. Studying the human brain anatomical network via diffusion-weighted MRI and graph theory［J］. Neuroimage，2008，40（3）：1064－1076.

［12］ STEPHAN K E，FRISTON K J，FRITH C D. Dysconnection in schizophrenia：from abnormal synaptic plasticity to failures of self-monitoring［J］. Schizophrenia bulletin，2009，35（3）：509－527.

［13］ HU M L，ZONG X F，ZHENG J，et al. Risperidone-induced topological alterations of anatomical brain network in first-episode drug-naive schizophrenia patients：a longitudinal diffusion tensor imaging study［J］. Psychological medicine，2016，46（12）：2549－2560.

［14］ VAN ERP T G，HIBAR D P，RASMUSSEN J M，et al. Subcortical brain volume abnormalities in 2028 individuals with schizophrenia and 2540 healthy controls via the ENIGMA consortium［J］. Molecular psychiatry，2016，21（4）：547－553.

［15］ YEE Y，FERNANDES D J，FRENCH L，et al. Structural covariance of brain region volumes is associated with both structural connectivity and transcriptomic similarity[J]. Neuroimage，2018，179：357 – 372.

［16］　ALEXANDER-BLOCH A，GIEDD J N，BULLMORE E. Imaging structural co-variance between human brain regions［J］. Nature reviews neuroscience，2013，14（5）：322 – 336.

第十七章　偏头痛

偏头痛是一种突发性、多发性、遗传性且具有偏侧性的中重度头痛病症的慢性神经血管疾病。偏头痛发作的神经机制尚未阐明，目前国内外较公认的偏头痛发病理论的有血管源性理论、皮质扩散抑制理论、三叉神经血管理论和中枢神经系统理论等。近些年来，世界各国的偏头痛发病率居高不下，其中女性发病率为 32%～66%，男性发病率为 7%～36%。在我国，偏头痛的患病率为 9.3% 左右。

偏头痛对患者日常生活的影响是多方面的，因此对其严重程度进行评估也有很多方法，临床上具体采用何种评估工具取决于医疗及科研的具体需要。目前常用的偏头痛评估工具包括视觉模拟评分法（visual analogue scale，VAS）、数字评分法（numeric rating scale，NRS）、偏头痛残疾程度评估问卷等。NRS 是一种非常简便的方法，可让患者直接用某一具体数字来表达疼痛的强度，根据需要可采用 11 点或 101 点数字。0 表示不痛，10 或 100 表示最严重的痛。然而，患者在自我疼痛评估时，往往受主观因素影响，如认知障碍、年老及年幼患者在理解问卷上会存在问题，无法准确地对自身疼痛情况给出评分；患者在回忆过去的疼痛时，存在对当时的疼痛体验放大的现象。因此，在偏头痛患者的疼痛评估中缺乏一种更为客观、有效的指标来避免主观因素的影响，磁共振成像技术的快速发展为这一问题的解决提供了新思路。

偏头痛根据发作频率可分为发作性偏头痛（发作频率≤15 天/月）和慢性偏头痛（发作频率＞15 天/月）。偏头痛的预后因人而异，可以分为完全或部分临床缓解，数十年发作频率、严重程度或症状无变化（如持续性），或发展为慢性偏头痛（如进展性）。有研究报道，降低头痛频率和减少异位痛是增加慢性偏头痛转变为发作性偏头痛概率的两个指标。患者在进行相同的治疗时，治疗效果存在较大个体差异。大量研究致力于探索是否患者在治疗前的某种临床行为特征或影像特征存在与疗效相关的潜在联系，而这种早期关联特征是否可帮助临床医生提前预估患者的治疗效果并做出治疗方案的个体化调整有待验证。

疼痛是由一定的伤害性刺激作用于外周感受器（伤害性感受器）换能后转变成神经冲动（伤害性信息），通过感觉传入通路（伤害性传入通路）进入中枢神经系统，经脊髓、脑干、间脑中继后到达大脑边缘系统和大脑皮质，通过各级中枢整合后，产生疼痛感觉和疼痛反应。丘脑被认为在疼痛感知中扮演着重要的角色，它可传递上行的伤害感受信息和调节下行的疼痛抑制路径。通过整合基底神经节-丘脑皮质回路的信息，基底神经节在疼痛处理的三个领域（感觉、情绪/认知和内源性/调节）中发挥着重要作用。

慢性疼痛通常被定义为持续 3 个月以上的疼痛，是一种复杂的感觉和情感体验，患者可能存在中枢神经系统结构、功能的异常改变。研究偏头痛患者的大脑功能结构异常有助于更好地理解偏头痛的发病机制。

偏头痛发作时会出现多感官的不良症状，包括视觉（畏光）、躯体感觉（异位性疼痛）、听觉（声音恐惧症）、嗅觉（嗅觉恐惧症）和内部感受（头痛和恶心）异常。这种广泛的、时间同步的感觉放大可能发生在不同的大脑区域，需要研究者考察多个脑区间的协调活动。从急性偏头痛到慢性偏头痛的转变代表了疼痛感知、疼痛处理和疼痛情感回路的功能失调。长期的疼痛输入会对患者的情绪调节甚至认知功能产生影响，增加患者发展成精神疾病的风险。反之，认知和情感因素对疼痛感知也有着至关重要的影响。影像学研究证实，注意力状态、积极情绪、消极情绪以及许多与疼痛刺激本身无关的因素都可以改变上行疼痛传导通路和下行疼痛抑制通路的活动。这种复杂的相互作用可以解释为什么长期慢性疼痛患者会进一步发展出焦虑和抑郁症状态。

针对偏头痛症状异质性、疼痛评估主观性、疗效个体差异性的问题，研究者可以利用脑影像数据来评估患者大脑结构、功能异常特征与临床特征的联系，从而更好地理解偏头痛的发病机制及优化偏头痛的临床诊疗模式。在本章中，我们将通过案例研究的方式为大家具体讲解大脑影像在偏头痛诊疗中的应用。

第一节　基于 MRI 探索偏头痛患者脑异常的个体差异

偏头痛被视为涉及多个大脑皮质、皮质下区域的功能异常的脑疾病。MRI 已被广泛应用于偏头痛的研究中，包括急性发作期和间歇期。ASL、tb-fMRI 和 rs-fMRI 均可以评估与区域神经活动相关的大脑血流动力学变化。基于 rs-fMRI 数据计算功能连通性是一种不需要研究假设而且可以评估不同大脑区域之间相互作用的数据驱动方法。在偏头痛研究中，连通性分析方法可阐明头痛发作的启动和传播机制，并揭示不同疼痛发作阶段的大脑皮质和皮质下区域的功能关联。此外，基于 3D T1WI 图像的大脑皮质的形态测量技术为了解大脑灰质和大脑白质的宏观、微观结构提供了有力帮助。

一、不同头痛频率和不同病程的偏头痛患者大脑结构差异研究

长期偏头痛可能会导致大脑中枢神经系统功能适应不良性改变，同时这种变化可能会进一步导致偏头痛的发展。那么，偏头痛患者的病程及疼痛频率信息是否可以通过大脑影像特征来表现？

病例 1

患者，男，26 岁。发作性眼花、肢麻、头痛 7 年。

现病史：患者每次偏头痛发作前，先无明显诱因出现眼花，表现为多条亮线的波

动，上下振荡，持续 10～20 分钟，继之出现一侧肢体麻木，不伴无力，时间持续约 20 分钟，有时可伴有口唇及舌尖麻木，数分钟后出现头痛，以两侧颞部跳痛为主，疼痛程度较重，活动可使头痛加重，伴有恶心呕吐，每次发作时间持续 4 小时左右，睡眠后头痛症状缓解或减轻，服"感冒清"或止痛剂后头痛亦可缓解，每月平均发作 2 或 3 次，发作间期无明显不适。

查体：无异常。

既往史：否认心脏病、高血压、糖尿病、甲亢、肝炎、肾炎等疾患。

辅助检查：未见异常。

病例 2

患者，男，32 岁，因发作性头痛入院。

现病史：患者 17 年前开始出现头痛发作，近些年每月平均发作 7～9 次，发作多于劳累、紧张后出现，多为前额部胀痛，程度中至重度，每次发作可持续半小时以上，伴有恶心呕吐，头痛在进入睡眠后消失。本次发作前半小时，出现言语表达障碍、词不达意，伴有发热，体温 38℃，睡眠后头痛消失，发作后不能回忆起发作时的事情，无肢体抽搐。

查体：体温 37℃，脉搏 77 次/分，呼吸 18 次/分，血压 112/64mmHg。神志清，言语流利，颅神经(−)，高级神经功能正常，四肢肌张力正常，腱反射(＋＋)，双侧病理征(−)，感觉正常，无共济失调。

既往史：平素体健，否认肝炎、结核等传染病史，否认外伤手术及输血史，否认药物过敏史。

辅助检查：颅脑 MRI 及磁共振血管成像未见异常。

比如上述两个病例，偏头痛的临床特征具有较大异质性，病程长短可能影响患者大脑中枢对疼痛信息的感受与加工，而不同偏头痛发作频率也伴随着不同程度的大脑结构异常。

为了探索不同亚组患者之间大脑结构是否存在差异，研究者可借助结构 MRI 来评估不同亚组患者大脑形态学个体特征，将偏头痛发作频率高的患者与发作频率低的患者、病程长的偏头痛患者与病程短的偏头痛患者的大脑结构数据进行组间比较，以评估偏头痛发作频率和病程对脑形态学的影响。例如，在下述研究中，研究者共招募了 28 名偏头痛患者及 28 名健康对照者(表 17－1)。

表 17－1　28 名偏头痛患者及 28 名健康对照者

项目	偏头痛组	健康对照组
年龄/岁(方差)	43.50(8.21)	42.50(9.31)
平均病程/年(方差)	30.50(11.43)	—
偏头痛平均每月发作频率(方差)	3.50(1.97)	—

除了进行患者与健康对照的组间分析，还可对患者亚组进行分析。按照偏头痛的头痛频率高低、病程长短分亚组，并对比组间的人口统计学差异（如年龄、性别、教育程度等）。结果表明，不论按照哪种分组标准，两组患者的人口统计学指标都不存在显著组间差异。采集所有被试的大脑 3D T1WI、DTI 数据，计算大脑灰质、白质密度、ADC 和 FA 值，在患者与健康对照、不同患者亚组之间进行差异分析，寻找不同亚组患者间大脑结构差异特点。与健康对照者相比，研究者发现偏头痛患者大脑多处脑区存在微结构异常，如额叶、边缘系统、顶叶、基底神经节（苍白球和壳核）、脑干和小脑；与病程较短患者相比，长病程患者大脑脑干灰质密度较低；与头痛频率较低患者相比，高频率患者大脑海马、额叶灰质密度较低。

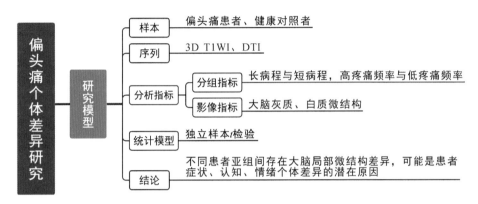

拓展

亚组患者对比可探索患者大脑结构个体差异特性，但研究存在局限性。

上述研究的主要思路是收集一批临床诊断为偏头痛的患者，然后根据某一临床特征按照合理的标准对患者进行亚组划分，针对不同的患者亚组进行差异分析，探索不同的疾病表现对应的脑损伤差异。需要指出的是，上述结果可能受研究对象人数、MRI 图像质量、年龄、性别、统计方法等因素的影响，仅供参考。此外，我们可有几点思考：所招募者均为年龄偏大的患者，所得脑异常结果是否会受年龄的影响？在患者分组时，划分标准是否有科学依据？划分之后的亚组比例差距大时，是否会对结果有影响？如果有影响，应该如何避免？当前研究被试量较小，当增加更多患者时，结果是否会改变？如何验证所发现结果的科学性和稳定性，是否可进行推广？

患者亚组间的差异分析为我们提供了探索疾病异质性的有效手段，帮助研究者识别疾病不同表征与大脑异常个体差异的关联，但是当前研究仅仅考虑单个症状指标不同分组患者的差异，在临床评估中，患者往往在多项临床测量中表现出差异特性。因此，上述分组研究存在较大的局限性。借助多变量分析方法，可寻找多个临床测量与影像特征的关联，实现偏头痛患者个体差异的综合研究。

二、基于 rs‑fMRI 大脑功能连接特征的偏头痛患者不同头痛频率分类研究

若缺乏有效的干预，插曲式偏头痛患者的发作频率可能会增加，甚至会发展为慢性偏头痛。有研究指出，发作频率增加是头痛进展的风险因素之一，预防性治疗可能会降低患者发展为慢性偏头痛的风险。在临床环境中，偏头痛发作频率通常根据患者自述报告测得，这一过程可能严重依赖于患者的记忆。然而，记忆可能会被不同程度地增强，导致发作频率的测量变得不可靠或不准确，即回忆的发作频率可能高于其真实发作频率。因此，偏头痛发作频率的客观测量可能有助于偏头痛患者预防性药物治疗的决策过程。

在上述内容中，基于分组间对比，我们发现不同偏头痛发作频率的患者存在大脑局部微结构组间差异。在 MRI 研究中，研究者还可以通过机器学习方法来建立患者临床表现与脑影像特征之间的联系，从而探索更为客观的影像标签。以研究偏头痛的发作频率高低为例，通过脑影像数据可计算患者的大脑功能特征，基于这些特征建立机器学习模型，实现对患者的头痛发作频率高低的分类识别，以探索偏头痛发作频率的脑影像生物标记物。

例如，在下述研究中，研究者共招募了 179 名偏头痛患者，并采集患者的 rs-fMRI 图像，计算全脑功能连接特性。研究者将影像数据分为两个数据集，其中一个数据集作为训练/测试集（151 名患者）来训练分类头痛发作频率高低的机器学习模型，另一个数据集作为独立验证集（28 名患者）以对所得模型进行外部可靠性验证。将 8 天/月的头痛发作频率作为分组阈值，即每月头痛天数大于等于 8 天的被试被分到高发作频率组，每月头痛天数小于 8 天的被试被分到低发作频率组。据此，在训练集中，高发作频率组包含 49 名被试，低发作频率组包含 102 名被试（表 17 - 2）。在训练集中，研究者借助 Logistic 回归模型寻找到可区分高、低头痛发作频率患者脑功能连接特征，并以此构建不同头痛发作频率患者分类模型；在独立验证集中，进一步考察训练/测试集中所发现特征是否可区分独立验证集中不同患者分组（图 17 - 1）。

表 17 - 2　训练/测试集被试人口统计学信息

项目	低发作频率组（$N=102$）	高发作频率组（$N=49$）
年龄（岁）	28.04 ± 0.99	30.04 ± 1.51
性别（男/女）	23/79	16/33
受教育程度（年）	15.13 ± 0.20	15.36 ± 0.29
病程（月）	96.19 ± 7.40	97.51 ± 10.13
磁共振扫描前 4 周偏头痛发作天数	3.37 ± 0.15	10.45 ± 0.40
头痛平均持续时间（小时）	9.71 ± 1.10	11.12 ± 1.36
平均头痛强度	5.43 ± 0.17	5.63 ± 0.23
焦虑评分（SAS）	45.06 ± 0.88	48.58 ± 1.55
抑郁评分（SDS）	43.33 ± 1.07	47.42 ± 1.60

头痛发作频率分组阈值：8 天/月。数值：均数±标准误。

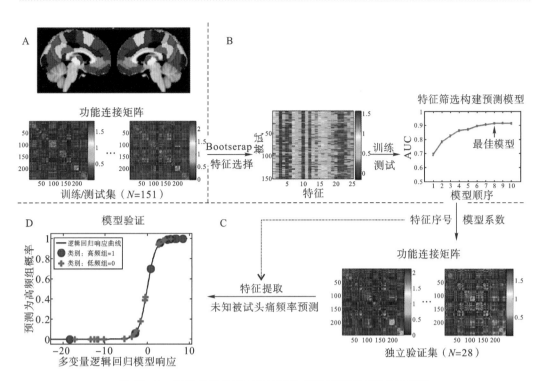

图 17 - 1　基于机器学习方法的偏头痛发作频率高低分组研究

　　Mu 所在研究团队将 8 天/月的头痛发作频率作为分组阈值，将所有患者分为高头痛发作频率组与低头痛发作频率组。在训练/测试集中，基于所计算大脑功能连接特征（图 A），借助机器学习方法寻找可区分患者分组的敏感影像特征（图 B）；在独立验证集中，考察训练/测试集中所发现特征是否可区分独立验证集中不同患者分组（图 C、图 D）。

　　如表 17 - 2 所示，高、低头痛发作频率患者的年龄、性别、受教育程度、病程、每天平均头痛持续时间、头痛强度均无显著组间差异。在焦虑和抑郁评分中，高头痛发作频率患者的评分显著高于低头痛发作频率患者的评分。基于影像学的偏头痛患者分类结果表明，在训练/测试集数据中，大脑功能连接特征可有效区分不同发作频率分组患者。AUC 均值为 0.91，敏感性均值为 81.29%，特异性为 81.92%，准确率为81.79%。提取与最佳模型相同的特征后，经过分类模型计算发现，分类特征在独立数据集上取得的分类结果为：AUC 为 0.79，敏感性为 80.00%，特异性为 72.22%，准确率为 75.00%。经过模型训练与测试、模型选择等步骤，我们发现最佳模型包含 8 个功能连接特征，并且这些特征主要位于大脑的边缘叶、额叶、颞叶等区域。这些功能连接特征既包括跨区域的连接，也包括区域内的连接，以及连接左、右大脑半球的连接（图 17 - 2）。

　　一些研究发现，偏头痛患者的头痛发作频率报告存在由于四舍五入引起的不同程度的测量误差，并指出描述和量化疼痛的误差足以使头痛慢性化研究中得到的人群估计值失真。虽然可靠和准确的疼痛测量可能会改善疼痛治疗策略以及设计更有效的临床试验，但有关偏头痛发作频率预测的个体差异性研究很少。在上述试验中，研究者

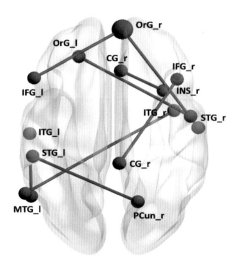

图 17 - 2 分类特征

基于机器学习模型可寻找到能区分临床分组的影像学特征。

使用 rs-fMRI 计算功能连接特征并构建了多变量逻辑回归模型，以期寻找与偏头痛发作频率有关的神经影像标记物。基于神经影像特征的多变量逻辑回归模型在区分偏头痛高发作频率组被试和低发作频率组被试方面取得了好的分类表现，而且相同的神经影像特征可以预测独立验证集中偏头痛患者的头痛发作频率。这表明功能连接度可作为一种客观评价偏头痛发作频率的神经影像学指标，将有助于临床上偏头痛患者预防性药物治疗的决策过程。

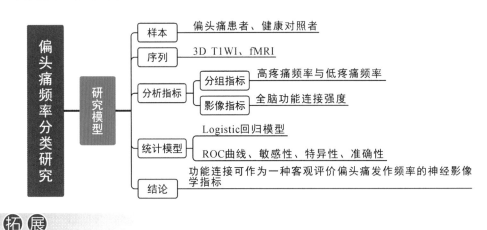

拓 展

机器学习模型构建脑影像标签存在的问题

上述研究运用了机器学习的方法，通过脑影像来计算全脑功能连接作为影像特征对患者脑功能进行评估，用多变量的分类模型对高、低头痛发作频率的患者进行分类，以获得有助于分类患者亚型的有意义的大脑特征标记。这类方法的优势是运用多变量的方法，通过一系列的特征选择算法剔除掉冗余无用的影像特征，保留最有价值的特征，并探索不同影像特征之间的搭配关系，以寻找到最能解释被试临床数据分布特征的数学模型。但需要指出的是，机器学习方法是一种不需要假设数据驱动的分析方法，研究者需慎重解释所发现影像特征的实际意义。如在图17-2中所发现的分类特征并不代表其可能与偏头痛的发作机制有关，其具体意义需结合其他类型数据深入讨论。

在患者分类问题中，划分患者标签这一环节在构建机器学习模型中非常重要。若患者标签划分错误，则最终结果没有任何意义。此外，如按照划分的阈值标准，若有大量患者在阈值附近，会对模型有很大影响，所以在选取阈值时需要考虑在边界值附近的数值分布情况，需增加更多的样本。除了利用机器学习实现对被试的分类（如分患者与健康对照、患者不同亚组），另一种常用的目的是直接利用机器学习模型来预测患者某一临床指标的具体分数。

第二节　基于脑影像的偏头痛患者疗效预测

偏头痛中枢损伤机制及临床干预有效性评价一直是国际热点研究问题，并且头痛频率是偏头痛临床干预有效性评估的重要指标。在上一节中，我们基于全脑功能连接数据，讨论如何借助影像学数据分析不同偏头痛频率患者分组的神经影像学特征。本节中，我们将以安慰剂治疗为例，讨论是否可借助影像学特征预测患者安慰剂治疗前、后头痛发作频率的个体变化特点。

安慰剂效应指患者在接受"不含"有效成分的临床治疗后症状有所减轻的现象。安慰剂效应是一种情境效应。社会心理因素可诱发患者大脑、躯体中的生化变化，产生安慰剂效应，并引起疼痛症状的缓解。药理学和大脑影像研究指出，内源性阿片肽和多巴胺释放与安慰剂镇痛机制紧密相关，可和参与疼痛认知的大脑回路共同作用，从而起到治疗效果。安慰剂效应涉及学习、记忆、预期、奖赏、情绪等多种因素，被认为受中枢神经系统所驱动。神经影像技术可以在大脑结构、功能层面提供与安慰剂镇痛效果有关的大脑区域。鉴于神经影像可描述不同慢性疼痛患者的中枢神经系统特征，同时安慰剂效应又受中枢神经系统所驱动，因此有理由推测，在慢性疼痛患者中，疼痛处理相关通路（感知、抑制、情绪）的大脑功能、结构个体差异特征在临床安慰剂干预前即可预测未来安慰剂治疗的效果。

根据偏头痛药物临床对照试验指南，在药物干预过程中，若偏头痛患者头痛次数较治疗前下降50%，则认为干预是有效的。在临床观察中，安慰剂可有效预防偏头痛的发生。此外，在相同类型安慰剂组中，患者头痛减缓存在较大个体差异，有些个体易产生安慰剂效应，有些个体则相反。可以想象，若我们可预测偏头痛患者安慰剂临床疗效的个体差异，如哪些人群安慰剂效果显著，这对于设计偏头痛患者更有效的镇痛干预方案具有重要意义，对降低患者医疗花费的影响也是不可忽视的。偏头痛的治疗效果因人而异，这可能与大脑中疼痛感知、疼痛处理相关脑区活动有关。基于患者在治疗之后的疼痛恢复情况，神经影像与患者疗效之间是否有联系？是否能在治疗前预测疗效?

例如，在下述研究中，研究者采集了 50 例健康对照和 196 例无先兆偏头痛患者大脑 3D T1WI 结构图像。所有患者随后参与了为期 8 周的双盲、随机、安慰剂对照针刺治疗试验，其中 98 名患者被随机分配到了假针刺组，即安慰剂治疗组。研究者针对接受安慰剂治疗患者展开研究，在安慰剂治疗结束后，研究者又评估了患者治疗后 4 周的头痛表现，并将患者分为安慰剂治疗有效组（头痛发作频率治疗后下降 50％）和安慰剂治疗无效组（头痛发作频率治疗后下降未达到 50％）。

通过测量所有健康对照者和患者大脑灰质体积，研究者发现在治疗前基线下，治疗有效组与治疗无效组患者有相似的头痛活动、焦虑、抑郁状态。但是，神经影像研究结果发现，治疗有效组患者在治疗前大脑前额叶中部皮质有着较低的灰质体积（图 17 - 3，蓝色）。与健康对照组相比，治疗无效组患者在基线下有着较大的杏仁核灰质体积（图 17 - 3，橘色）。此外，在所有患者中，下降的偏头痛的头痛天数与患者基线下前额叶中部的灰质体积紧密相关。这表明，安慰剂有效偏头痛患者与安慰剂无效偏头痛患者在前额叶中部、杏仁核处存在较大的个体差异特性。鉴于前额叶中部是大脑自上而下认知加工的关键脑区，患者在此处的个体差异表明不同组患者加工安慰剂信号的方式不同；杏仁核是情绪调控的核心脑区，患者在此处的个体差异表明患者情绪调控的差异影响了安慰剂的治疗效果。上述结果提示偏头痛人群中枢影像学特征可作为预测患者安慰剂疗效的客观指标。

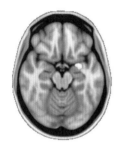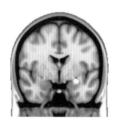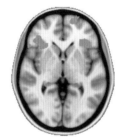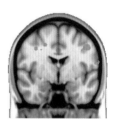

治疗无效组与健康对照组对比结果　　　　　治疗有效组与健康对照组对比结果

图 17 - 3　不同分组对比结果

按疗效将患者分为治疗有效组、治疗无效组，测量患者灰质密度。与健康对照组相比，治疗有效组与治疗无效组患者在治疗前表现出了不同的影像学特征。

研究者进一步以杏仁核与前额叶中部为感兴趣脑区，提取了通过这两个脑区的白质纤维束通路，并沿着纤维束方向计算其白质微结构特性。借助机器学习与支持向量机的分析方法考察基线下的杏仁核-前额叶纤维束微结构特性是否可预测未来患者安慰剂治疗效果。结果发现，杏仁核-前额叶纤维束白质弥散特性可有效区分安慰剂有效、无效组患者，准确率约为 84％，其中最具有鉴别性的特征位于外囊和前额叶中部白质区域（图 17 - 4）。研究表明，部分患者对于安慰剂镇痛有着较差的效果，可能是由于额叶-杏仁核回路的异常使这部分患者倾向于维持慢性疼痛的状态；偏头痛患者基线下的杏仁核-前额叶纤维束白质微结构特征可作为预测针刺安慰剂疗效的影像学标记。

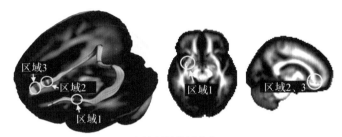

疗效预测特征分布

图 17-4 基于白质通路的疗效预测

基于患者治疗前 DTI 数据，提取内侧前额叶皮质-杏仁核白质纤维通路的白质弥散特性值作为安慰剂疗效预测特征，运用机器学习方法，探究基线白质弥散特性与安慰剂治疗效果之间的关系。

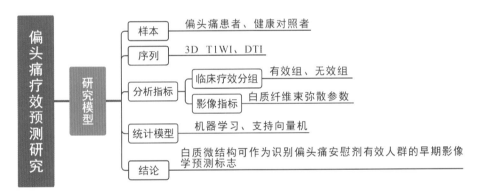

拓 展

上述案例研究基于治疗前影像数据提取的大脑特征，建立机器学习分类模型，对安慰剂治疗有效或无效患者进行分类，实现了在治疗前即可预测治疗结果的目的。结合该案例，可有以下几点思考：①疗效预测是临床问题中有意义的一个课题，该研究的思路可推广到其他问题。②该案例按照给定的疗效阈值将患者进行了二分类研究，这样做的优点和局限性有哪些？

本章小结

目前临床医生对偏头痛的诊断和治疗主要依靠患者对于自身症状的主观描述，然而，由于偏头痛的异质性，其治疗结果在个体之间差异很大，患者情况从完全或部分临床缓解到几十年的发作而没有改变频率或严重程度。更有针对性的治疗将会改善个体的治疗结果，使得偏头痛能得到更有效的诊断和治疗。事实上，已有一些研究根据疼痛强度或抑郁/焦虑水平的临床分类方案定义了偏头痛亚组。然而，由于现有的基于临床标准的分类可能无法描述偏头痛的神经生物学特征，因此该策略不能完全捕获偏头痛的异质性。这一缺点需要一种新的方法来整合对患者的多个类别测量，这将有助于提供一个更全面的描述偏头痛个体差异的手段。先进的神经成像技术也有助于增加我们对偏头痛病理生理学的认识，并识别其对大脑功能的影响。借助当前先进的图像处理与分析方法，基于影像学的偏头痛诊疗研究潜力巨大。

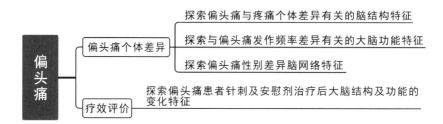

参考文献：

[1] CHARLES A. The pathophysiology of migraine：implications for clinical management [J]. The lancet neurology, 2018, 17(2)：174－182.

[2] STEINER T J, STOVNER L J, BIRBECK G L. Migraine：the seventh disabler [J]. The journal of headache and pain, 2013, 14(1)：1.

[3] STEWART W F, SHECHTER A. Rasmussen BKMigraine prevalence：a review of population-based studies[J]. Neurology, 1994, 44(6 Suppl 4)：S17－23.

[4] GOADSBY P J. Neurobiology of migraine[J]. Neuroscience, 2009, 161(2)：327－341.

[5] ROBERTA M, MASSIMO F, GOADSBY P J. Recent advances in headache neuroimaging[J]. Current opinion in neurology, 2018, 31(4)：379－385.

[6] SKOROBOGATYKH K, VAN HOOGSTRATEN W S, DEGAN D, et al. Functional connectivity studies in migraine：what have we learned[J]. Headache pain, 2019, 20(1)：108.

[7] CROFFORD L J. Chronic pain：where the body meets the brain[J]. Transactions of the american clinical & climatological association, 2015, 126：167.

[8] BRENNAN K C, PIETROBON D. A systems neuroscience approach to migraine [J]. Neuron, 2018, 97(5)：1004－1021.

[9] RAINVILLE P, BAO Q V H, CHRÉTIEN P. Pain-related emotions modulate experimental pain perception and autonomic responses[J]. Pain, 2005, 118(3)：306－318.

[10] MU JCHEN TQUAN S, et al. Neuroimaging features of whole-brain functional connectivity predict attack frequency of migraine[J]. Human brain mapping, 2020, 41(4)：984－993.

［11］ LIU J X，QIN W，NAN J F，et al. Gender-related differences in the dysfunctional resting networks of migraine suffers［J］. PLoS One，2011，6(11)：e27049.

［12］ LIU J X，MU J Y，CHEN T，et al. White matter tract microstructure of the mPFC-amygdala predicts interindividual differences in placebo response related to treatment in migraine patients［J］. Human brain mapping，2019，40（1）：284－292.

第十八章 原发性痛经

　　痛经(dysmenorrhea)起源于古希腊语，指"艰难的月经血流"，是女性最常见的妇科症状，具有规律性、周期性发作的特点，可分为原发性痛经(primary dysmenorrhea，PDM)和继发性痛经(second dysmenorrhea)。2017年，加拿大妇产科协会《原发性痛经共识指南》将原发性痛经定义为随月经出现的盆腔疼痛但不伴有盆腔病理学改变。继发性痛经常常伴随盆腔病理性改变，如子宫内膜异位症、子宫腺肌症等。原发性痛经通常在女性青少年时期建立规律月经周期时出现，一般在月经即将来临或开始时出现痛经，持续8～72小时，经期第1天到第2天最为严重，部分女性还会伴随头痛、恶心、呕吐、腹泻等临床症状。据报道，有45%～95%的女性在月经期间遭受过痛经困扰；10%～25%的女性表现为严重痛经，以青少年女性为主。反复经期疼痛不仅会引发焦虑、易怒等情绪异常，而且会影响睡眠质量。最新的研究发现，长期严重痛经还可能进展为继发性痛经，如子宫内膜异位症、子宫腺肌症等慢性盆腔疼痛，从而对生育、妊娠等构成潜在威胁。

　　尽管原发性痛经会对女性存在较大的健康隐患，但其发病机制目前仍不十分明确。传统的观点认为，痛经的产生主要与前列腺素类物质、血管加压素、催产素等释放过多引起子宫的过度收缩、痉挛有关。例如，前列腺素类物质是花生四烯酸的下游产物，黄体期的后期，由于黄体功能退化，孕酮含量急剧降低，引起子宫内膜脱落，子宫内膜细胞内释放的过量前列腺素类物质会引起子宫过度收缩、痉挛，导致子宫缺血、缺氧，引起盆腔疼痛，其中前列腺素类物质水平与痛经的严重程度密切相关。此外，初潮年龄过早、体重指数过高、吸烟、工作压力等可能增加痛经的风险，而体育锻炼则可能减少痛经的发生。月经的产生与下丘脑-垂体-卵巢轴的调节有关，其中下丘脑分泌的 β-内啡肽(β-endorphin，β-EP)在中枢及外周镇痛作用中发挥着关键调节作用。子宫是 β-EP 的靶器官，部分研究发现，痛经女性 β-EP 水平较无痛经女性明显升高，而给予镇痛治疗后，β-EP 水平降低与痛经缓解密切相关。另一个重要的观点认为，家庭遗传因素在痛经产生中占据重要位置，一方面与女性可能携带的痛经易感基因有关，另一方面可能与家族相似的生活方式密切相关。由此可见，原发性痛经机制产生的原因较为复杂，诸多因素参与痛经的发生。目前临床上主要根据患者的反复痛经史及典型临床表现，结合查体、盆腔B超检查等手段对原发性痛经进行排除性诊断，即除外子宫、附件等盆腔器质性病变。缓解痛经的治疗手段较为多样，2017年，加拿大妇产科协会《原发性痛经共识指南》中首选推荐非甾体抗炎药缓解痛经；此外，避孕药、中成药制剂、针灸等方法也常常用来缓解痛经，但目前尚无有效的根治方法。

大脑是痛觉感知和调节的中枢，慢性疼痛神经影像研究证实，反复疼痛刺激可以引起中枢疼痛调节相关脑区的结构及功能发生变化，从而对疼痛感知以及疼痛相关行为进行调节。在长期存在原发性痛经的女性中，痛觉过敏、痛阈低等痛觉感知异常普遍存在，研究发现，痛经女性对热刺激产生的致痛温度值明显低于无痛经女性，特别是对深部缺血性疼痛刺激的敏感程度明显高于健康女性，而这些痛觉感知异常与中枢结构及功能变化存在着紧密的联系。当痛经发生时，部分脑区的结构或功能在疼痛刺激影响下存在着不同程度的变化，有研究称之为状态性改变；而在无痛经刺激时期（非痛期），部分脑区结构或功能也存在与健康女性不同的表现特征，有研究称之为特征性改变，可能与长期疼痛刺激引起大脑慢性化改变有关。除此之外，长期疼痛伴随的情绪异常，如焦虑、易怒、共情调节功能异常等，也是困扰女性健康的重要因素。研究发现，丘脑、内侧前额叶、前岛叶等核团结构或功能异常不仅与痛经的程度有关，而且在参与疼痛相关情绪调节中也发挥着关键作用。尽管目前关于中枢神经系统在原发性痛经中的确切作用机制尚无明确定论，但神经影像研究的初步成果带来了重要启示意义：在长期痛经影响之下，大脑的部分脑区结构和功能在疼痛感知、调节以及相关情绪、行为学响应中发挥着重要的作用。

第一节　慢性痛经患者大脑微结构变化特点

慢性疼痛研究发现，反复疼痛刺激会引起周围及中枢痛觉敏感化，多模态功能磁共振成像研究已初步证实慢性疼痛状态下中枢结构及功能会出现适应性或适应不良性改变，与此同时，中枢痛觉敏感化还可能对疼痛信号进一步放大，加重痛觉感知，引发情绪失调。长期痛经女性普遍存在痛觉敏感性升高、痛阈降低的情况，无论在月经期（疼痛期）还是在非月经期（无痛期）对疼痛刺激的反应程度明显高于无痛经女性群体，特别是在月经前后，常常伴随着焦虑、烦躁、易怒、低落等情绪异常，随着月经结束，这些情绪异常也逐渐恢复。那么，在长期痛经影响之下，她们的大脑结构是否与其他慢性疼痛类似，也存在着适应性或适应不良性改变呢？

> **病例**

患者，女，27 岁，反复月经期间下腹部痉挛性疼痛 13 年，伴随恶心、腰痛、腹泻症状，有时呕吐，需口服止痛药，严重时需肌内注射抗内脏痉挛药物（山莨菪碱）。月经期间痛经 VAS 评分 8.5 分。既往无特殊病史，初潮年龄为 14 岁，周期规律（4～6 天/28～30 天）。其姥姥、母亲及小姨均存在痛经史。

辅助检查：盆腔 B 超检查未发现子宫及附件区异常。

诊断：原发性痛经。

思考：原发性痛经女性的大脑结构是否与健康人没有差别？

一、基于结构磁共振成像评估原发性痛经患者灰质体积改变特征

常规磁共振平扫在临床疾病中应用广泛，可以发现颅内较为明显的发生器质性改变的病灶，如脑梗死、脑出血、炎症等，但在功能性疾病（如慢性疼痛）中并不能发现肉眼可见的微小结构改变。近年来，高分辨 T1 结构磁共振成像越来越多地应用到功能性疾病的研究中，其空间分辨率高，可达到 1mm×1mm×1mm，通过特定的分析软件对原始数据进行分析，可以发现常规磁共振检查所不能看到的微小结构改变，具有敏感性高、精确性高的特点，在慢性疼痛领域的初步研究发现，由于反复、慢性疼痛影响，中枢疼痛感知和调节相关脑区微结构可能存在异常。基于高分辨结构成像数据集，采用基于体素的形态学分析方法（voxel-based morphometry，VBM）对原发性痛经女性全脑灰质体积进行对比分析发现，其在月经期双侧杏仁核体积明显大于健康女性，而在排卵期两组之间无明显差异，其变化趋势与月经周期变化有关；痛经女性杏仁核灰质体积变化由排卵期向月经期呈逐渐增加趋势，而健康女性则呈减小趋势（图 18-1）。

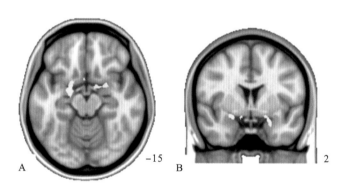

图 18-1 原发性痛经女性与健康女性杏仁核灰质体积对比分析

月经期痛经女性双侧杏仁核灰质体积明显大于健康女性（图 A、B）。

既往研究发现，激素水平波动对大脑形态调节发挥着重要作用。月经周期的变化受雌、孕激素调节，而多种内分泌因子会参与到月经周期中。基于前期研究发现，杏仁核体积随月经周期发生改变，研究者通过将不同月经周期内杏仁核灰质体积与同时期雌、孕激素以及皮质醇激素水平进行相关分析发现，痛经女性在月经期（疼痛期）杏仁核灰质体积与皮质醇浓度呈显著正相关。皮质醇是由下丘脑-垂体-肾上腺轴分泌的人体重要调节激素，在调节压力、情绪方面起重要作用。生理学研究发现，杏仁核表达大量皮质醇受体，与生理压力反应以及内脏敏感性增加有关。因此，痛经女性杏仁核体积在不同月经周期变化与皮质醇激素水平升高之间的内在联系提示反复痛经可能会导致杏仁核出现适应不良性改变，增强子宫对刺激的敏感性；同时也提示在月经前后出现的焦虑、烦躁等不良情绪也有可能与杏仁核体积及皮质醇水平升高密切相关。

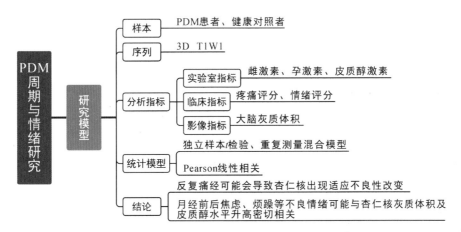

原发性痛经属于慢性盆腔疼痛的一种类型，常规盆腔影像以及头颅 MRI 检查并不能发现肉眼可见的病理改变。基于 3D 高分辨结构成像数据集，可以探寻慢性痛经患者中是否存在大脑微结构适应性或适应不良性改变。初步研究结果发现，长时间痛经会引起与其他类型慢性疼痛类似的大脑灰质微结构改变，主要累及感觉皮质、岛叶、内侧前额叶、丘脑，以及参与疼痛感知、注意、情感、调节等的相关脑区。然而，由于现有脑结构分析模板以及数据分析方法本身的局限性，当前研究结果仍存在一定误差，我们只能推测与疼痛感知、疼痛行为调节相关的脑区，因此磁共振扫描技术及分析方法的完善更新，同时结合特征性行为学及生理学指标联合分析，才能更大限度地减小误差，为未来研究提供更精确的结果。

二、原发性痛经患者白质纤维束改变特征

在人类慢性痛疾病研究中，研究者通过 DTI 的方法发现慢性痛患者的大脑白质纤维整体一致性明显下降，而这些白质纤维是痛觉信息在大脑不同脑区之间的传导、感知和调节功能的基础。一项急性腰背痛患者的纵向试验研究提示，白质纤维特性可作为重要的生物学标志物来预测急性腰背痛向慢性痛的转归趋势，说明了在慢性痛患者中大脑白质异常会影响中枢痛觉通路正常的功能，白质纤维结构异常还可以为临床医生预测疾病发展甚至疗效评价提供客观、准确的影像学参考指标。神经影像研究在原发性痛经女性中已经初步证实了中枢痛觉传递和调节通路部分脑区灰质结构和功能损伤与痛经之间的密切关系，而白质纤维作为连接不同灰质核团的桥梁，在神经元正常功能的维持及异常功能的调节工作中具有十分重要的作用。在围绕原发性痛经开展的研究工作中，研究人员发现疼痛上、下行传导通路以及痛觉感知密切相关纤维束微结构均发生了一定程度的异常变化。

TBSS 是基于白质纤维骨架的空间统计分析，可以对全脑白质纤维束的扩散特性进行分析，反映大脑白质微小结构改变。研究者通过优化的 TBSS 方法分析原发性痛经患者在排卵期的白质纤维特性与痛经症状的关系，结果显示，痛经人群大脑与痛觉传递和调节有关的广泛白质纤维出现 FA 值下降、MD 值和 RD 值升高（图 18-2、图 18-3），这些异常的白质纤维主要累及了胼胝体、内囊和丘脑辐射部位。将以上改变的白质纤维改变结

果与月经期的痛经 VAS 评分进行相关分析,结果显示排卵期大脑广泛白质纤维 FA 值、MD 值和 RD 值与 VAS 呈现显著的相关性。以上结果表明,原发性痛经女性排卵期存在广泛的大脑白质纤维整体一致性下降,同时这种下降程度与月经期的痛经程度显著相关。

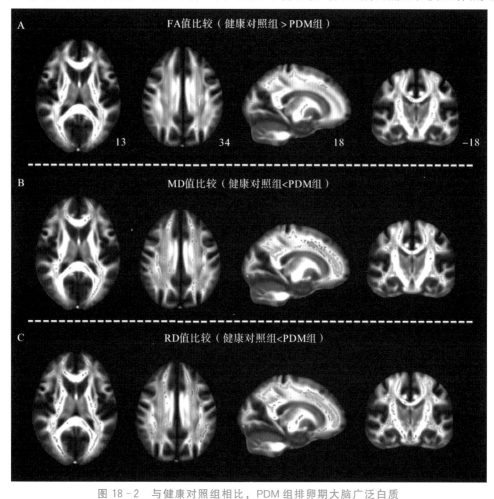

图 18-2　与健康对照组相比,PDM 组排卵期大脑广泛白质
纤维 FA 值、MD 值和 RD 值出现异常改变

FA 值减小的部位(图 A);MD 值增加的部位(图 B);RD 值增加的部位(图 C)。

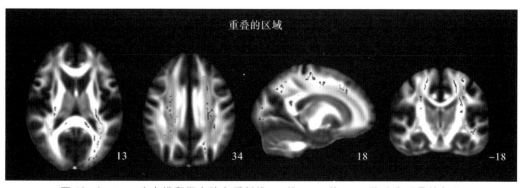

图 18-3　PDM 患者排卵期大脑白质纤维 FA 值、MD 值、RD 值改变重叠的部位

　　与 TBSS 主要基于全脑白质纤维束相比，基于纤维束跟踪图谱分析（tractography atlas-based analysis，TABS）方法可以针对具体某一个纤维束进行更加精准的分析。通过这一方法对痛经患者扣带回纤维束进行分析发现，扣带束背后侧区域的 FA 值、AD 值明显降低，MD 值、RD 值明显升高（图 18 - 4）；而靠近海马旁回的扣带束的 FA 值更低，

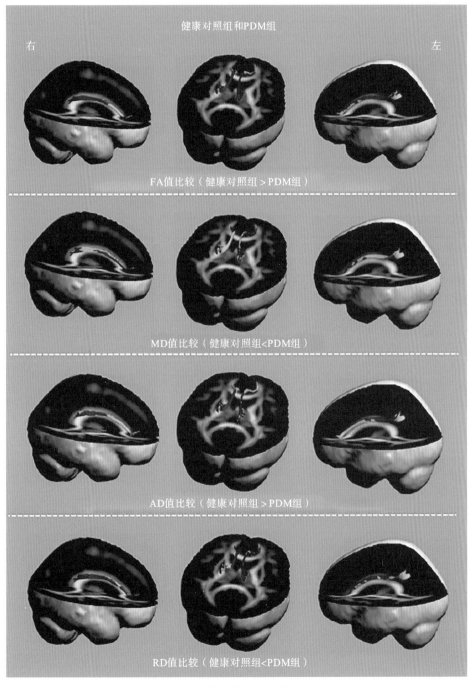

图 18 - 4　扣带束背后侧白质组间差异

MD 值和 RD 值更高(图 18 – 5)。相关分析结果显示，月经期前列腺素类物质的血清浓度与痛经 VAS 评分显著相关。将前列腺素类物质影响因素回归后，扣带束的弥散特性仍然与痛经 VAS 评分具有显著相关性，也就是说，除去前列腺素这一生理因素的影响，扣带束白质纤维束的完整性改变程度对月经期感受到的痛经程度有重要影响。

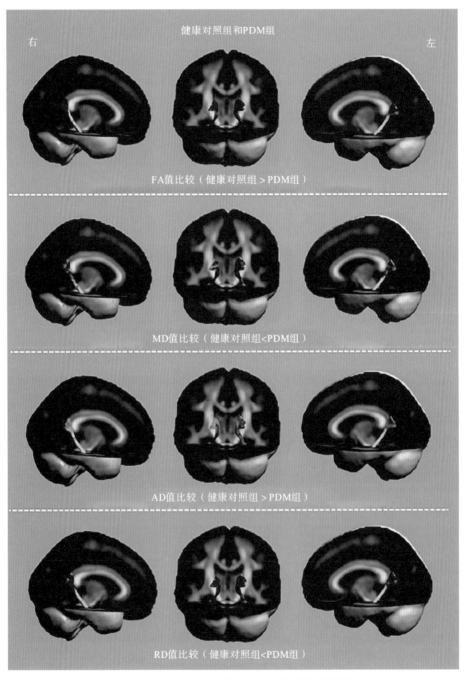

图 18 – 5　扣带束靠近海马旁回侧白质组间差异

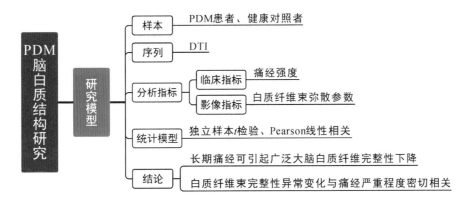

拓展

当前关于原发性痛经患者白质纤维束的研究较少，初步研究关注了慢性痛经患者全脑以及与疼痛传导密切相关的纤维束，并发现其完整性可能受到长期疼痛刺激影响存在不同程度改变，与痛经的严重程度密切相关。然而，目前不管是 TBSS 还是 TABS 分析方法，均并不能达到真正精准、微观反映慢性痛经存在下白质纤维束的异常程度，需要与临床行为学数据、血液学标记等敏感指标进行相关性分析。因此，未来痛经研究对 MRI 扫描技术以及数据分析算法的革新提出了更高要求。

第二节　慢性痛经痛觉感知及调节传导通路存在功能代谢异常

痛觉过敏是指机体对疼痛的感觉阈值降低，轻微刺激即可引起疼痛感觉的现象。从 1994 年首次发现痛经女性痛阈低于健康女性至今，越来越多的证据表明，痛经女性存在内脏和躯体痛觉过敏、痛阈低等感觉异常。慢性痛研究提示，痛觉过敏可能与疼痛反复刺激导致中枢感知异常有关。在原发性痛经女性中，痛觉过敏或痛阈降低可能与反复的盆腔疼痛刺激有关，反复盆腔疼痛刺激导致中枢痛觉敏化机制异常使得她们对疼痛刺激较健康女性更敏感，对月经期间子宫的收缩也更为敏感，从而表现出不同程度的痛经症状。近年来，随着现代神经影像研究在原发性痛经领域的不断探索，越来越多的观点认为原发性痛经不仅仅与子宫的炎性反应有关，中枢疼痛感知和调节通路功能异常在痛经的产生和进展过程中也发挥着关键的作用，连接痛觉感知和调节的传导通路在其中也发挥着重要的作用。那么在长期痛经刺激影响之下，痛觉传导通路是否存在异常改变？

病例

患者，女，32 岁，反复痛经 17 年，月经来潮期间，伴有恶心、腰痛症状，有时需口服止痛药。平时对疼痛较为敏感，疼痛阈值较低，月经期间痛经 VAS 评分为 7.5 分。既往无特殊病史，初潮年龄为 15 岁，月经周期规律（4～7 天/30～32 天）。家族中，其姥姥、母亲及小姨均存在痛经史。

辅助检查：盆腔 B 超检查未发现子宫及附件区异常。

诊断：原发性痛经。

思考：痛经群体痛觉传导通路相关功能连接是否存在异常？

采用 PET 成像的方法观察原发性痛经女性大脑代谢功能与痛经的关系，发现与排卵期相比，在月经期疼痛发生时，部分脑区灰质核团葡萄糖代谢出现异常增加或减少，主要累及前额叶、丘脑腹后侧核和次级感觉皮质，其中眶额回代谢程度与被试月经期间对痛经的主观感受程度密切相关，提示眶额回功能异常可能与痛觉感知增加有关。中脑导水管周围灰质（periaqueductal gray，PAG）是中枢疼痛抑制通路的核心脑区，研究发现，原发性痛经女性在月经期间 PAG 与内侧感觉运动皮质之间功能连接增强，且与痛经的严重程度有关，提示大脑疼痛抑制中枢与感觉中枢之间功能异常可能与痛觉感知增加密切相关。岛叶是疼痛传递通路中的一个重要脑区，岛叶相关的功能连接异常出现在许多种疼痛疾病中。其中，前岛叶是突显网络的关键脑区，在疼痛感觉信息加工整合作用中起着至关重要的作用。研究发现，痛经女性前岛叶与内侧前额叶功能连接减弱与痛经感知强度呈负相关，内侧前额叶参与疼痛的社会认知调节和自我调节，是默认网络的核心脑区，因此推测痛经女性的突显网络与默认网络之间功能连接异常可能与不同的痛经严重程度有关(图 18-6)。

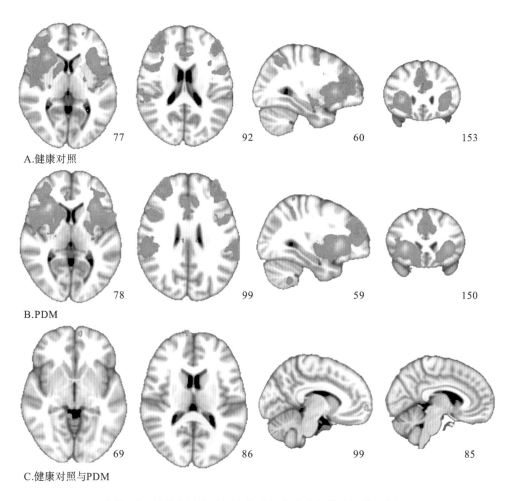

图 18-6　以前岛叶为种子点的功能连接分析激活及差异图

健康对照和 PDM 以左侧前岛叶为种子点进行功能连接分析发现突显网络显著激活(图 A、B)；PDM 中前岛叶与 mPFC 之间功能连接显著下降(图 C)。

在痛觉上行传导和下行调节系统中，丘脑被认为是最为关键的部位，承载着周围痛觉信息与感觉皮质痛觉处理信息的传输工作，因此丘脑相关的脑网络功能异常会影响到疼痛上行和下行的信息传递、痛觉感知和功能调节。脑源性神经营养因子（brain-derived neurotrophic factor，BDNF）是神经营养因子家族中的一个重要成员，在神经元的生长、发育和退化过程中具有重要的调节作用。研究表明，BDNF在上、下行疼痛调节中也发挥着关键作用。基于种子点的功能连接分析方法，研究者发现原发性痛经女性在排卵期存在丘脑相关的功能连接异常，例如与丘脑功能连接异常增强的脑区主要位于两侧dlPFC，以及SⅠ和次级感觉皮质（SⅡ）等脑区；而与丘脑功能连接异常减弱的脑区主要位于PAG和右侧海马；相关分析结果显示，排卵期丘脑和多个脑区之间的功能连接异常增加与月经期间VAS评分存在显著正相关，与排卵期血清BDNF水平也存在显著正相关，主要位于dlPFC、OFC，以及SⅠ和SⅡ部分脑区，提示长期痛经女性即便在无痛经发作的排卵期也存在中枢疼痛传递、感知以及抑制通路的调节异常，不仅与痛经的严重程度密切相关，还与血液循环中的神经调节因子分泌异常增加存在密切联系。

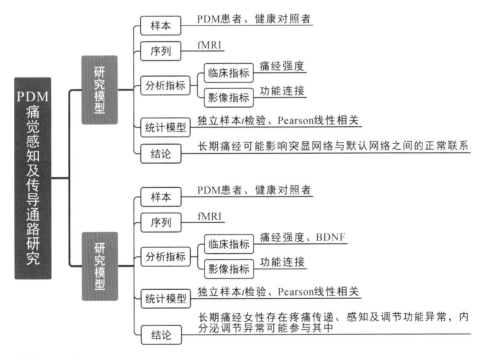

拓 展

疼痛的感知并不仅仅是对传入信息的反应和认知，还取决于不同个体对疼痛的敏感性差异（个体差异性），例如人们对疼痛的内在注意力，或者说是对疼痛注意的整体趋势。疼痛内在注意力高的人对疼痛刺激的注意能力和趋势整体偏高，疼痛内在注意力低的人则很容易从疼痛刺激引起的注意力上转移。此外，在原发性痛经女性中普遍存在对疼痛刺激敏感性增加、痛觉过敏的感知异常，这种痛觉感知异常不仅发生在月经期，而且与痛经症状发生有关，在排卵期也非常明显。然而，这种痛觉感知异常特性是否与原发性痛经女性本身的疼痛内在注意力有关目前尚不得知；痛经特性有关的中枢结构改变是由于长期内脏疼痛刺激引起的痛觉敏感性增加，还是与原发性痛经女性本身存在这种特性是现有研究所不能明确解答的。

第三节　慢性痛经情绪调节异常相关脑影像特征

根据国际疼痛研究协会（IASP）对疼痛的最新定义"与实际或者潜在的组织损伤（或描述的类似损伤性质的）相关的不愉快的感觉或情感体验"可以发现，不愉快的感觉或情感体验在疼痛中占据核心位置。在正常生理情况下，疼痛作为一种伤害性刺激的警示信号，能够帮助机体躲避危险，从而发挥其防御作用。但有些疼痛持续时间可长达数月，持久疼痛导致防御应激反应能力下降，给患者造成了心理和生理上的极大影响，这种持续疼痛，临床上称之为慢性痛。原发性痛经作为慢性盆腔疼痛的一种类型，不仅引发了一系列疼痛行为异常，也容易伴随焦虑、抑郁、易怒等情绪异常反应。有研究发现，焦虑或抑郁情绪程度与痛经的严重程度密切相关。通过功能磁共振研究方法寻找中枢神经系统在痛经女性情绪异常中的调节机制，有助于深入了解疾病的发病机制并为临床干预提供依据。

> ### 病例

患者，女，24岁，反复经期下腹部疼痛伴随情绪烦躁11年。月经来潮之前存在情绪低落、烦躁、易怒，对工作和生活造成不良影响，有时伴随恶心、腹泻等消化道症状，需口服止痛药缓解痛经，随月经结束，上述症状逐渐消失。月经期间痛经VAS评分为9分。既往无特殊病史，初潮年龄为13岁，月经周期规律（4～6天/28～30天）。其姥姥、母亲存在痛经史。

辅助检查：盆腔B超检查未发现子宫及附件区异常。

诊断：原发性痛经。

思考：原发性痛经女性大脑中与情绪调节密切相关的脑区是否存在功能连接性改变？

根据慢性痛的研究发现，杏仁核在疼痛和情绪调节中占有重要地位。杏仁核大致可以分为基底外侧核、中央内侧核两个区域。关于杏仁核各亚区与大脑其他脑区之间功能联系与疼痛本身以及疼痛相关情绪调节之间的相互作用关系，目前并不清楚。研究者根据原发性痛经排卵期（无痛）和月经期（疼痛）状态下大脑静息态功能成像数据集，通过功能连接分析方法发现在月经期，痛经女性杏仁核不同亚区与大脑海马之间的功能连接与健康人相比存在明显异常，其中左侧杏仁核中央内侧核与左侧脑岛之间功能连接异常与 VAS 呈正相关(图 18-9);将杏仁核左侧中央内侧核与左侧脑岛之间功能连接与抑郁情绪(SAS)、焦虑情绪(SDS)进行相关分析的结果显示,健康女性月经期杏仁核-左脑岛的功能连接与 SAS、SDS 呈负相关,而在痛经女性中这种相关性并不存在。这就提示杏仁核与岛叶之间功能连接有可能与痛经女性的疼痛感知调节以及情绪调节异常有关,杏仁核-左脑岛之间功能连接在健康女性与情绪明显相关而在痛经女性中消失,提示有可能是杏仁核与脑岛之间的功能连接存在异常,导致了痛经女性对情绪调节的能力减弱,使得她们在痛经时更加容易出现焦虑或者抑郁情绪。壳核是基底神经节区的重要核团,不仅与学习、运动、奖赏机制、成瘾等功能有关,作为纹状体的重要组成部分,其内部多巴胺水平下降与焦虑、抑郁等情绪调节异常也密切相关。通过比较原发性痛经女性杏仁核的功能连接分析研究发现,中央内侧杏仁核与壳核之间的功能连接在月经期明显升高,且与 SAS、SDS 呈显著负相关,这一研究结果提示杏仁核与壳核之间的功能连接异常有可能与痛经发生时出现的焦虑、抑郁等情绪有关。

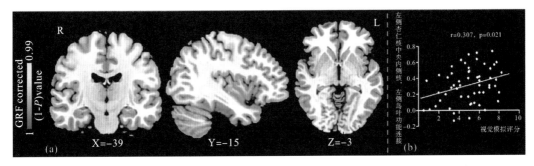

图 18-7 左侧杏仁核中央内侧核-左侧脑岛之间功能连接异常与 VAS 呈正相关

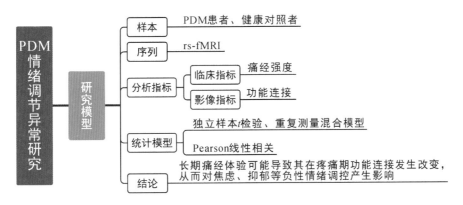

疼痛与异常的情绪体验密不可分,长期、慢性疼痛可能会导致负性情绪累积,而长期存在负性情绪可进一步引起中枢结构或功能变化,进而导致大脑对疼痛的感知、调节功能变差,比如痛觉过敏、痛觉感知增加、抑制疼痛能力下降等。有关原发性痛经这一慢性盆腔疼痛的情绪异常相关的初步研究提示,情绪调节异常与月经来潮以及

痛经的严重程度密切相关，而近来研究发现，即使在无痛经时期，中枢结构或功能异常与痛经以及负性情绪调节也具有内在联系。疼痛与情绪密不可分，若能够进一步发现情绪异常与痛经调节相关脑区之间的内在联系，可以为临床干预（如 TMS 调节情绪、疼痛等）提供影像学证据。

第四节　慢性痛经共情能力异常相关脑影像特征

共情是指观察者通过感知或想象他人的情感状态来理解和体验到他人感受的心理过程。它包括两个过程：首先，识别到他人的情感和感受；其次，在识别后能够意识到自己对此产生的感觉，并能够把自己的感觉与他人的感觉区分开。疼痛共情是共情的一种典型形式，指理解他人的疼痛状态，分享他人的疼痛感受，从而产生同样感受的心理过程。既往研究证明，自身的疼痛体验会增加观察者对他人的疼痛共情反应。疼痛共情会强化疼痛反应，增加个体自身对疼痛刺激的感知。研究者通过让被试观察模特手暴露于疼痛和非疼痛的图片，并对他们的状态共情进行测试，结果显示先前经历过压痛刺激的女性志愿者的状态共情评分更高，称之为过度共情。除了实验性疼痛外，很多临床性疼痛试验也提供了证据。在围绕慢性腰背痛患者的疼痛和共情进行的研究中，为了匹配腰背痛患者的疼痛情况，研究人员在每位健康受试者的下背部注入高渗盐水，建立实验性的疼痛暴露模型，通过观看疼痛图片和中性图片，并对看完图片后自身的不适感受进行评分。结果显示，慢性腰背痛患者在观看疼痛图片时的不适感评分明显高于注入高渗盐水的健康被试。可见，过度共情还会增加对疼痛刺激的感知程度。原发性痛经是一种慢性盆腔疼痛类型，既存在反复的疼痛体验，又存在规律的疼痛刺激状态，了解原发性痛经女性过度共情背后潜在的中枢调节机制，有助于为临床开展精准中枢调控治疗、缓解痛经提供客观依据。

病例

患者，女，29 岁，反复经期下腹部疼痛 14 年，月经来潮之前存在情绪低落、烦躁，有时伴随恶心、腹泻等消化道症状，需口服止痛药缓解痛经，随月经结束，上述症状逐渐消失。月经期间痛经 VAS 评分为 8 分。患者对疼痛刺激较为敏感，疼痛共情测试试验（对他人疼痛感知程度）评分明显高于健康女性，对他人的情绪、痛苦敏感，容易受环境、他人负性情绪影响。既往无特殊病史，初潮年龄为 15 岁，月经周期规律（4～7 天/31～33 天）。其姥姥、母亲及姐姐存在痛经史。

辅助检查：盆腔 B 超检查未发现子宫及附件区异常。

诊断：原发性痛经。

思考：原发性痛经女性存在过度共情现象，过度共情不仅影响自己的情感感知，还有可能放大自身对疼痛刺激的敏感性，那么这种疼痛共情调节异常是否存在特征性大脑功能改变?

在原发性痛经的疼痛期和非疼痛期的共情能力研究中,研究者向月经期(疼痛状态)及黄体期(非疼痛状态)痛经女性及健康被试展示日常生活中容易发生的疼痛图片和非疼痛图片,并要求每位被试对看到图片后的不适程度进行评分,发现尽管痛经女性和健康被试的共情评分没有显著性差异,但痛经女性在月经期的共情评分明显高于黄体期,月经期及黄体期的共情评分存在显著的交互作用。通过静息态的数据,研究者引入功能连接与动态功能连接分析方法,发现痛经女性两侧前岛叶与大脑部分脑区的功能连接以及动态变异性较健康女性显著升高(图18-8)。研究者通过将功能连接分析与共情评分进行相关性分析,发现原发性痛经女性右侧背侧脑岛和左侧楔前叶的动态功能连接值与PPI(疼痛评分)呈显著负相关,右侧腹侧脑岛和左侧楔前叶以及右侧背侧颗粒脑岛和右侧辅助运动区的功能连接与共情分数呈显著正相关。既往研究提示,前岛叶在疼痛共情中发挥着关键调节作用,结合上述研究结果中发现的原发性痛经女性前岛叶与大脑其他脑区功能连接异常与共情评分之间存在显著相关,提示前岛叶在原发性痛经女性共情能力调节异常中也发挥着关键作用。这一研究结果进一步丰富了疼痛共情相关中枢调节异常在慢性疼痛中的理论。

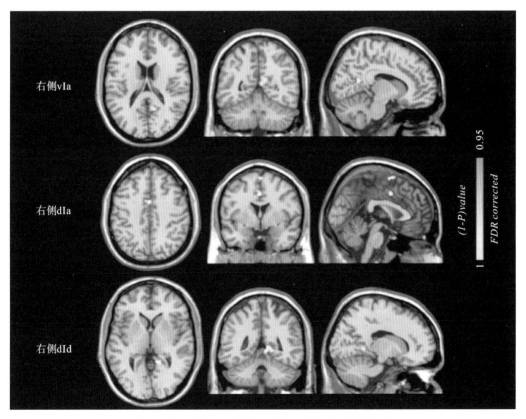

图18-8 前脑岛各亚区与全脑功能连接的组间比较

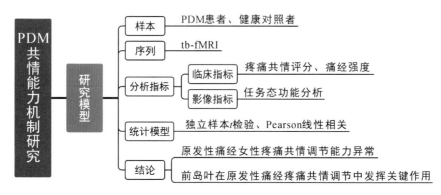

拓展

　　良好的疼痛共情在个体的情感和社会互动中起着重要的作用。一方面，个体可以通过理解和感知他人的疼痛体验增进亲社会行为，维持良好的社会关系；另一方面，认识到他人处于疼痛状态可使个体对相似的威胁产生警惕和防御，以此来避免类似的经历产生。共情调节异常或过度共情不仅会对个体的情绪及精神心理压力造成不良影响，也会增加个体对疼痛刺激的感知，造成更大困扰。原发性痛经女性存在共情调节能力异常，前岛叶可能在其中发挥重要作用，这为将来如何探索疼痛共情的中枢机制提供了研究模型，同时也为临床寻找干预靶点提供了科学证据。

本章小结

　　原发性痛经是一种严重困扰女性健康的慢性盆腔疼痛疾病，具有反复、周期性发作的特点。严重痛经患者需要口服止痛药、避孕药以及使用针灸等手段缓解疼痛症状，尚没有办法根治。目前，原发性痛经的机制并不明确，研究表明，内分泌调节异常与原发性痛经的产生密切相关，除此之外，神经影像研究提示中枢痛觉敏感化、痛觉中枢及传导通路结构或功能异常与痛经密切相关。

　　通过功能磁共振成像方法，我们可以观察到常规 MRI 所不能看到的微结构或功能变化，可帮助我们进一步探索中枢调节机制在原发性痛经中的作用。原发性痛经女性除疼痛症状外，还存在焦虑、抑郁、疼痛共情调节能力异常等疼痛认知相关行为学异常，通过将神经影像指标与疼痛认知、临床行为学评分等进行相关性研究，可以进一步明确大脑不同脑区的作用，为临床采用非侵入性神经调控治疗提供影像学依据。本章所讲述的是原发性痛经神经影像相关性研究的一般方向，读者可根据本章所涉及的研究思路，结合具体的临床问题进行思考。

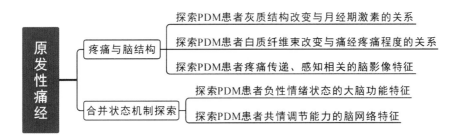

参考文献：

[1] IACOVIDES S，AVIDON I，BAKER F C. What we know about primary dysmenorrhea today：a critical review[J]. Human reproduction update，2015，21(6)：762－778.

[2] DAWOOD M Y. Primary dysmenorrhea：advances in pathogenesis and management [J]. Obstetrics and gynecology，2006，108(2)：428－441.

[3] 李英，孙兴云. 布洛芬缓释胶囊联合经痛康颗粒对原发性痛经患者炎症因子、β-EP、PGE_2及$PGF_{2\alpha}$的影响[J]. 中国妇幼保健，2015，30(17)：2854－2856.

[4] JU H，JONES M，MISHRA G. The prevalence and risk factors of dysmenorrhea[J]. Epidemiologic reviews，2014，36(1)：104－113.

[5] VINCENT K，WARNABY C，STAGG C J，et al. Dysmenorrhoea is associated with central changes in otherwise healthy women[J]. Pain，2011，152(9)：1966－1975.

[6] IACOVIDES S，AVIDON I，BAKER F C. Women with dysmenorrhoea are hypersensitive to experimentally induced forearm ischaemia during painful menstruation and during the pain-free follicular phase[J]，European journal of pain，2015，19(6)：797－804.

[7] YANG L，DUN W H，LI K，et al. Altered amygdalar volume and functional connectivity in primary dysmenorrhea during the menstrual cycle[J]. European journal of pain，2019，23(5)：994－1005.

[8] VENKOVA K，JOHNSON A C，MYERS B，et al. Exposure of the amygdala to elevated levels of corticosterone alters colonic motility in response to acute psychological stress[J]. Neuropharmacology，2010，58(7)：1161－1167.

[9] PRUSATOR D K，MEERVELD B G. Amygdala-mediated mechanisms regulate visceral hypersensitivity in adult females following early life stress：importance of the glucocorticoid receptor and corticotropin-releasing factor[J]. Pain，2017，158(2)：296－305.

[10] TU C H，NIDDAM D M，CHAO H T，et al. Brain morphological changes associated with cyclic menstrual pain[J]. Pain，2010，150(3)：462－468.

［11］ LISOFSKY N，MÅRTENSSON J，ECKERT A，et al. Hippocampal volume and functional connectivity changes during the female menstrual cycle［J］. Neuroimage，2015，118：154 – 162.

［12］ TU C H，NIDDAM D M，YEH T C，et al. Menstrual pain is associated with rapid structural alterations in the brain［J］. Pain，2013，154(9)：1718 – 1724.

［13］ DUN W H，YANG J，YANG L，et al. Abnormal white matter integrity during pain-free periovulation is associated with pain intensity in primary dysmenorrhea［J］. Brain imaging and behavior，2017，11(4)：1061 – 1070.

［14］ DUN W H，YANG J，YANG L，et al. Abnormal structure and functional connectivity of the anterior insula at pain-free periovulation is associated with perceived pain during menstruation［J］. Brain imaging and behavior，2017，11(6)：1787 – 1795.

［15］ MEYER J H，MCNEELY H E，SAGRATI S，et al. Elevated putamen D(2) receptor binding potential in major depression with motor retardation：an［11C］ raclopride positron emission tomography study［J］. American journal of psychiatry，2006，163(9)：1594 – 1602.

［16］ LIU J X，LIU H J，MU J Y，et al. Altered white matter microarchitecture in the cingulum bundle in women with primary dysmenorrhea：a tract-based analysis study［J］. Human brain mapping，2017，38(9)：4430 – 4443.

［17］ HAN F，LIU H J，WANG K，et al. Correlation between thalamus-related functional connectivity and serum BDNF levels during the periovulatory phase of primary dysmenorrhea［J］. Frontiers in human neuroscience，2019，13：333.

第十九章　三叉神经痛

三叉神经痛是最常见的颅神经痛，主要表现为一侧颜面部三叉神经支配区的阵发性剧烈疼痛，一般持续数秒至数分钟。尽管三叉神经痛呈间歇性发病，但存在发作频率增加、疼痛进行性加重等特点，发病初期刺激"扳机点"才可能诱发疼痛，病情严重时说话、喝水、洗脸等日常行为均可引起疼痛，严重影响患者的生活质量。

临床上根据三叉神经痛的病因，将其分为两大类：原发性三叉神经痛（primary trigeminal neuralgia，PTN）和继发性三叉神经痛（secondary trigeminal neuralgia，STN）（表 19-1），其中 85%～90% 的三叉神经痛归于原发性，这类患者有一共同特征，即三叉神经入脑干区受到变异血管的压迫或推移。STN 包括颅内外多种器质性病变，如累及脑干三叉神经核、三叉神经干和颅外三叉神经分支的各类病变，以及多发性硬化等疾病。PTN 和 STN 的主要诊断依据是 2016 年 *Neurology* 提出的标准，但最重要的是首先排除其他原因引起的颜面部疼痛，如牙源性疼痛、颞下颌关节疼痛、偏头痛、颞动脉炎等。PTN 常见的治疗方法有药物治疗、神经节射频热凝、γ 刀和微血管减压术等。内科治疗最为安全，适用于轻症患者，外科治疗中微血管减压术的疼痛缓解率最高，且复发率低，但开颅手术并发症相对较多。γ 刀治疗是将 γ 射线聚焦于三叉神经入脑干区，一次大剂量照射毁损痛觉传导通路而达到镇痛效果，术后可能会出现麻木等症状。神经节射频热凝是在 X 线或 CT 引导下，经卵圆孔穿刺三叉神经半月节，通电加热后，对靶点进行毁损。该疗法痛苦小，但对操作者要求较高。表 19-1 总结了 PTN 和 STN 的临床分类、特征和主要治疗方案。

尽管血管-神经接触或压迫是 PTN 的主要解剖学异常，但是 *Brain* 上发表的一篇大样本横断面研究指出，该解剖学变异在健康人群也时常出现，而三叉神经受变异血管压迫产生移位、萎缩征象不到 1%，在三叉神经痛患者中却超过 50%，提示三叉神经移位、萎缩具有较高的诊断特异性。目前临床上主要应用多平面重建技术检测血管与神经的解剖关系，仅可获得二维图像，缺乏立体性和直观性，常无法准确判断多根变异血管对三叉神经多个区段的压迫，有时甚至造成误诊。曲面重建和仿真内窥镜作为近年发展起来的影像新技术，以薄层二维颅神经显像为基础，能够提供一定空间范围内的三维可视化信息，通过全方位、多角度地对目标区域进行旋转，可以全面观察桥池段三叉神经与变异血管的解剖关系，准确判定三叉神经痛患者有无变异血管及神经受压的类型和程度。

表 19-1　三叉神经痛的临床分类、特征和主要治疗方案

项目	原发性三叉神经痛	继发性三叉神经痛
发病率	85%～90%	10%～15%
持续时间	阵发性、骤发骤停	持续时间较长，或呈持续性
疼痛特征	剧痛(放电样、刀割样、烧灼样)	程度较轻
扳机点	有，轻触、说话、洗脸、吃饭等均可诱发疼痛	无
主要病因	(1)三叉神经根部受异常血管袢压迫占90%，常见的责任血管包括小脑上动脉、小脑前下动脉、基底动脉等 (2)不明原因性	颅内外器质性疾病，包括： (1)累及三叉神经核的疾病(脑干梗死及脱髓鞘病变、肿瘤、血管畸形等) (2)累及三叉神经干的病变(三叉神经髓外段病变及桥前池肿瘤、囊肿、炎症等) (3)颅外三叉神经分支病变(炎症、肿瘤) (4)多发性硬化(尤其累及脑桥)
治疗方案	推荐微血管减压术，可选择药物治疗、γ刀、神经节射频热凝等	根据疾病选择方案，如桥前池内占位选择开颅病变切除，多发性硬化选择药物治疗(卡马西平/奥卡西平＋免疫调节)

如上所述，血管-神经接触或压迫也可发生于PTN健侧神经及健康人群中，提示定性描述该解剖学变异存在局限性。有报道指出，三叉神经痛患侧桥池段三叉神经根部的直径和冠状位横截面积均小于健侧三叉神经，治疗有效患者上述指标恢复超过20%，疗效不佳者参数变化不明显。尽管患侧三叉神经根部的解剖和病理学改变最为明显，但桥池段三叉神经全程均有受累。近期有研究应用医学影像处理与分析软件通过定量测定三叉神经痛患者患侧和健侧三叉神经根部的最小横截面积以及桥池段三叉神经的总体积来全面分析患侧三叉神经各节段的形态学异常，并结合患者的病程和疼痛水平，综合评估患者三叉神经的病损特征。此外，测定患侧三叉神经全程的萎缩程度对细化治疗方案也有参考意义。部分三叉神经痛患者存在多支变异血管对三叉神经的多点压迫，此类患者血管-神经粘连相对紧密，受累三叉神经萎缩程度较重，微血管减压术难度大，术中出血及术后面部麻木等并发症相对常见，更需要测定三叉神经根部以及全程的形态学参数来协助微血管减压术前计划的制订。

第一节　继发性三叉神经痛的影像学诊断

常规头颅MRI可以排除各种桥小脑角池内占位性病变和脑实质病变引起的STN，

为诊断 PTN 提供依据。图 19-1 及图 19-2 为继发于桥小脑角区占位性病变的三叉神经痛患者头颅 MRI 表现，图 19-3 为继发于多发性硬化的三叉神经痛患者脑桥脱髓鞘斑块分布图。

一、继发性三叉神经痛

病例

患者，男，42 岁。右侧颜面部针刺样疼痛 1 年，加重 2 周。

影像学检查：常规头颅 MRI 自旋回波序列 T1WI（图 19-1A）及 T2WI（图 19-1B）显示右侧桥小脑角池段三叉神经走行扭曲，神经根内移，快速扰相梯度回波（fast spoiled gradient echo，FSPGR）序列薄层 T1WI 对此显示更加清楚（图 19-1C），桥小脑角区均未见明确占位性病变。那么能否根据上述序列推测右侧三叉神经仅存在走行异常，局部未见器质性病变？

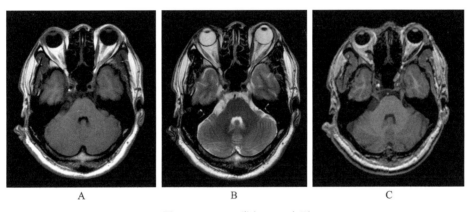

图 19-1　STN 常规 MRI 序列

头颅 T1WI（图 A）、T2WI（图 B）及 FSPGR（图 C）仅观察到患者右侧桥小脑角池段三叉神经走行异常。

通过一系列影像学检查新技术，我们可以获得桥小脑角区病变更多的影像学特征。其中，快速平衡稳态进动序列（fast imaging employing steady-state acquisition，FIESTA）可获取薄层重建 T2 图像，发现右侧桥小脑角池内存在椭圆形稍高信号占位，周边可见低信号包膜（图 19-2A），同侧三叉神经受压内移；T2FLAIR 序列可以降低桥小脑角池内的脑脊液信号，显示局部占位性病变呈混杂稍高信号，其内有少许斑点状低信号影（图 19-2B）；DWI 序列显示上述病变内部成分水分子扩散受限，呈明显高信号（图 19-2C），ADC 图呈偏低信号（图 19-2D）。综合上述 MRI 资料，诊断为右侧桥小脑角池内表皮样囊肿，压迫同侧三叉神经引起 STN。患者术后疼痛症状基本消失，病理证实为表皮样囊肿。

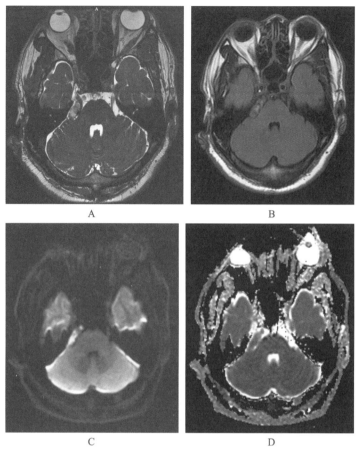

图 19－2　图 19－1 患者的特殊 MRI 序列

　　此外，多发性硬化相关三叉神经痛（trigeminal neuralgia with multiple sclerosis，TN-MS）是 STN 的一种，文献报道约有 6% 的三叉神经痛由 TN-MS 引起，而在多发性硬化人群中，三叉神经痛的发病率是普通人群的 20 倍。一项随机双盲研究通过评估三叉神经痛患者的 MRI 特征（图 19－3）并结合 TN-MS 的临床特征和神经解剖异常，显示三叉神经进入脑干区的脱髓鞘斑块是引起 TN-MS 的主要原因，此类患者的神经-血管压迫与 TN-MS 无明显关系。

　　STN 的诊断常常需要影像学常规检查与各种新技术互相补充，综合判断。STN 的病因诊断流程见下方思维导图。

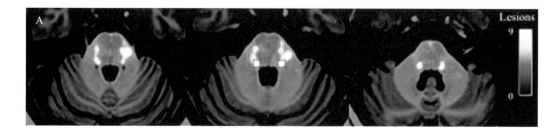

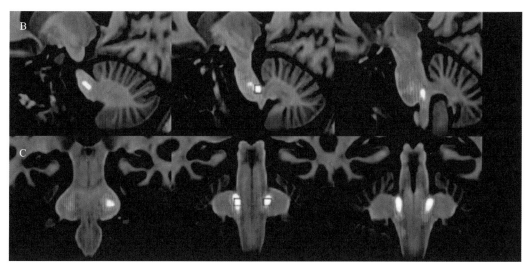

图 19-3 继发于多发性硬化的三叉神经痛患者脑桥脱髓鞘斑块分布图

图 A、B、C 分别为斑块分布的轴位、矢状位和冠状位图像，提示斑块多位于三叉神经脑桥段。

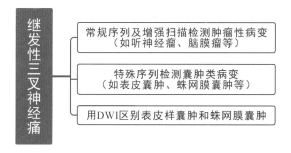

二、原发性三叉神经痛

迄今为止，对于 PTN 的最常见病因，普遍认为源于三叉神经出脑干区受到邻近异常走行血管的接触和压迫（包括变异的动脉和静脉），被压迫的三叉神经根属于三叉神经中枢段的一部分。同时，显微病理学研究发现，三叉神经痛患者神经根及半月神经节常会出现多种髓鞘结构异常，包括髓鞘脱失及崩解，残留少量少突胶质细胞，尚未伴发炎细胞浸润，提示受累神经可能发生无菌性退变。所以，此类患者需要在术前完善桥小脑角区影像学检查，从而明确桥池段三叉神经与周围血管之间的解剖关系、桥小脑角池的形态和小脑绒球的大小。通常情况下，自旋回波序列 T1WI 和 T2WI 由于层厚和矩阵等原因，对桥小脑角池内的解剖结构缺乏足够的空间分辨率，难以向临床医生提供准确、客观的影像学信息。高分辨率 MRI 扫描能够清晰显示桥池段三叉神经及邻近血管的细微解剖结构，从而指导神经外科制订详细的术前计划、避免损伤重要结构。FIESTA 是目前较为公认的颅神经 MRI 扫描序列，能够在脑脊液白色背景的衬托下清晰显示变异血管与三叉神经和小脑绒球的关系，该序列中桥小脑角池段三叉神经呈灰黑色，大部分呈前后走行，进入 Meckel 腔后分为 3 支，并能显示三叉神经半月结的形态和毗邻结构。尽管 FIESTA 序列对脑脊液衬托下的三叉神经显示良好，但对血管的分辨率不高，有时即使发现责任血管，仍无法辨别动脉或静脉，因此对动、静脉追踪能力较差是该序列的最大缺陷。时间飞跃法血管成像（time of flight-MR angiography，TOF-MRA）序列恰好能够与之互补，该序列可以在桥小脑角池内脑脊液低信号背景的衬托下，使血管呈现出明显的高信号。当 FIESTA 序列发现责任血管后，TOF-MRA 序列可通过连续追踪来识别该血管是动脉还是静脉，如果为动脉血管，可根据其起始位置和走行特点进一步明确是小脑上动脉、小脑前下动脉、小脑后下动脉或是迂曲增粗的椎基底动脉。尽管 TOF-MRA 序列能够发现桥小脑角池段三叉神经，但由于该序列中颅神经为中等信号（灰色），因此识别较为困难。同时，TOF-MRA 序列的信噪比较低、背景噪声大，加之桥小脑角池内的静脉血管管径较细，血流速度缓慢，有时显示非常困难，尤其当添加预饱和带后，此缺陷将更为突出。FSPGR 增强扫描序列图像信噪比较高，对颅神经的显示优于 TOF-MRA，而且该序列在静脉内注射造影剂可使血液的 T1 值更为缩短，动、静脉血管均表现为明显高信号，区分细微血管时更加容易。在一项接受微血管减压术的三叉神经痛前瞻性研究中，研究人员联合应用 FIESTA、TOF-MRA 和 FSPGR 增强序列辨别责任血管的类型，观察血管对神经的压迫程度和压迫位置，结果发现，如果联用上述 3 个序列，对于检测三叉神经痛的责任血管及评价血管对神经的压迫程度非常有效，同时认为微血管减压术的远期疗效与血管-神经压迫程度密切相关。将 MRI 数据与术中所见对比，发现 MRI 预测血管-神经压迫总体情况的敏感性为 97.4%，特异性为 100%，阳性预测值为 1，阴性预测值为 0.66。对于责任血管类型的区分，MRI 预测的总体 κ 值为 0.88，其中预测小脑上动脉的 κ 值为 0.93，小脑前下动脉的 κ 值为 0.91，脑桥横静脉的 κ 值为 0.87，岩上静脉的 κ 值为 0.74。对于神经受压位置的预测，MRI 的总 κ 值为 0.81，对于压迫三叉神经根和桥前池中段三叉神经的变异血管评价最为准确，κ 值分别为 0.85 和 0.84。对于神经压迫程度的评价，MRI 预测的总体 κ 值为 0.83，对于轻微压迫（κ=0.81）、中度压迫（κ=0.83）和严重压迫（κ=0.85）的预测的正确率都很高。图 19-4 为 1 例 PTN 患者的

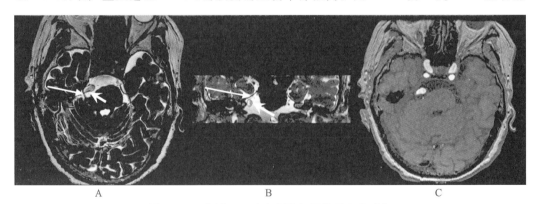

A   B   C

图 19-4　右侧 PTN 患者颅神经显像及血管成像

FIESTA 横切位（图 A）、FIESTA 冠状位（图 B）、TOF-MRA 横切位（图 C）显示患者右侧椎动脉较对侧明显增粗，走行迂曲，压迫同侧桥池段三叉神经，患侧三叉神经明显向外移位并萎缩（短箭头代表责任血管，长箭头代表三叉神经）。

FIESTA 和 TOF-MRA 序列，可以清晰显示变异血管压迫桥池段三叉神经的细节。下方思维导图显示筛选 PTN 变异血管的常用 MRI 序列组合和各自优势。

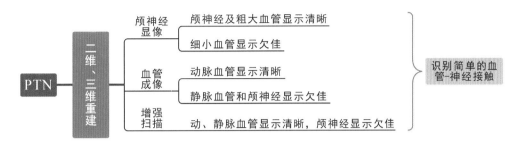

拓展

如前所述，PTN 需要在排除某些桥小脑角区占位性病变（如表皮样囊肿、脑膜瘤等）和脑内器质性病变（如多发性硬化）引发 STN 的基础上，结合典型的临床症状做出诊断。常规头颅 MRI 检查一般多被用于排他性诊断，即排除各种原因引起的 STN。颅神经成像是辅助诊断 PTN 的最佳 MRI 序列，用于观察三叉神经与桥小脑角池内变异血管的解剖关系。那么，常规颅神经三平面重建能否满足临床工作的需要，指导神经外科制订合理的术前计划？

第二节　三维重建技术显示三叉神经痛患者血管-神经压迫的优势

在早期检测三叉神经痛变异血管时，大多使用 MRI 多平面重建技术（轴位、矢状位、冠状位和任意斜面的二维图像）观察桥池段三叉神经与邻近血管的解剖关系和邻近小脑绒球、脑干的形态。由于多平面重建产生的图像为二维图像，因此无法从立体空间显示三叉神经与邻近血管的关系。随着 MRI 新序列和重建技术的发展，神经影像医师可通过三维图像全方位观察血管-神经压迫的细节，其中曲面重建和仿真内窥镜是最主要的重建技术。曲面重建能够在容积数据的基础上，沿着桥池段三叉神经的走行路径以曲面形式显示三叉神经的灰度值。该技术能够在一幅图像里显示三叉神经的全貌，克服了多平面重建技术产生的二维断面图像仅能够显示部分三叉神经的缺点。仿真内窥镜技术是在计算机硬件技术、计算机图像处理和虚拟现实技术等基础上逐步形成并发展起来的。当从 MRI 扫描设备获取薄层三叉神经原始数据后，对获得的图像进行分割，把桥池段三叉神经与背景脑脊液分离出来，以此为基础进行三维重建，得到桥池段三叉神经和周围结构的空间数据，然后分析该空间数据，找出可以在桥池段脑脊液内行进的路线，即为漫游路径，在漫游路径的引导下，即可进行虚拟漫游。该技术能够提供一定空间范围内的三维可视化信息，通过全方位、多角度地对目标区域进行旋转，可实现全面观察桥池段三叉神经与变异血管的解剖关系，显著提高检测血管-神经压迫的敏感性与特异性，准确判定 PTN 患者变异血管对神经压迫的位置、类型和程度。国外有研究发现，曲面重建联合仿真内窥镜对于变异血管的检出率约为 93%，与术中所见基本一致，明显高于常规二维多平面重建图像的检出率。

病例

　　患者，男，64 岁。左侧面颊部及耳部刀割样、烧灼样疼痛 3 年半，加重 2 个月。

　　头颅常规 MRI 检查：脑实质内未见明确器质性病变。二维 FIESTA 图像显示左侧桥小脑角池内可见一横行血管骑跨于三叉神经上方，与神经接触，但三叉神经未见受压移位及萎缩征象（图 19‑5A）。

　　能否据此确定诱发三叉神经痛的责任血管是该支血管呢？TOF‑MRA 序列中上述血管显示欠清晰，但同时发现另一血管与同侧三叉神经平行走行（图 19‑5B）；颅神经曲面重建图像显示该血管位于左侧三叉神经根部内上方，与神经关系密切（图 19‑5C）；颅神经仿真内窥镜图像确定左侧小脑上动脉与同侧三叉神经根部紧密接触，为引起疼痛的责任血管；颅神经二维重建图像显示骑跨于三叉神经上方的血管为岩上静脉，仿真内窥镜图像确定该血管与三叉神经之间存在脑脊液间隙，并非责任血管（图 19‑5D）。神经外科实施微血管减压术，将棉垫置于左侧小脑上动脉与三叉神经之间，术后患者疼痛明显减轻，证实上述薄层 MRI 图像的观察结果。

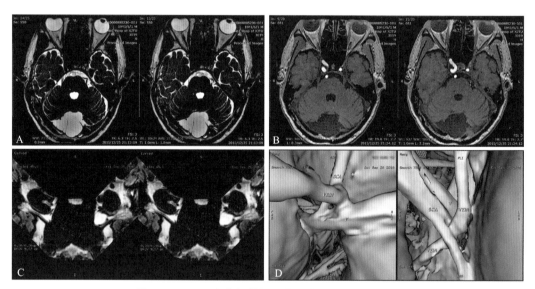

图 19‑5　PTN 患者颅神经二维重建及三维重建图像

　　二维 FIESTA 序列（图 A）显示该患者左侧桥小脑角池内有一横行血管骑跨于三叉神经上方，疑为责任血管；TOF‑MRA（图 B）、颅神经曲面重建（图 C）及仿真内窥镜图像（图 D）均显示责任血管与三叉神经走行平行，与三叉神经上表面接触。

　　可见，三叉神经曲面重建和仿真内窥镜能够分析变异血管与三叉神经的复杂性压迫，指导神经外科制订合理的术前计划，降低术后并发症的发生率。因此，我们推荐应用三叉神经三维重建方法作为常规二维重建图像的有效补充，更加准确地判断责任血管的类型和压迫模式。下方思维导图为三叉神经三维重建的优势。

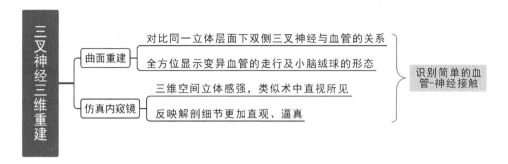

第三节　三叉神经形态学和内部微结构的定量检测

一、三叉神经形态学定量测定

尽管曲面重建和仿真内窥镜技术能够相对准确地判定 PTN 的责任血管，但血管-神经接触现象也可发生于患者的非疼痛侧神经乃至健康人群，而少数 PTN 患者缺乏血管-神经接触征象，提示仅凭定性描述患者的血管-神经关系存在一定的局限性。有学者通过测量疼痛侧和非疼痛侧三叉神经根部（三叉神经入脑干区 5mm 处为测量点）的直径，发现疼痛侧三叉神经直径明显小于非疼痛侧。此外，应用医学影像处理与分析软件，影像科医师可对患者组疼痛侧、非疼痛侧和健康对照组三叉神经的体积（图 19-6）和最小横截面积（图 19-7）进行定量测定，判定患者组疼痛侧三叉神经是否存在萎缩现象（图 19-8），协助评估患者的病情。同时，准确检测疼痛侧三叉神经的萎缩程度对微血管减压术后疗效评估也有价值。疼痛侧三叉神经的萎缩程度越重，血管-神经粘连越紧密，微血管减压术难度越大，术中出血及术后面部麻木等并发症的发生率也越高。

> **病例**

患者，女，74 岁。右侧颜面部电击样、烧灼样疼痛 3 年，加重 2 个月。

头颅常规 MRI 检查：脑实质内未见明确器质性病变。二维 FIESTA 序列显示右侧椎动脉迂曲、增粗，压迫同侧三叉神经外移并萎缩。图 19-6、图 19-7 分别显示双侧桥池段三叉神经总体积和最小横截面积的测定方法，图 19-8 为三叉神经痛患者疼痛侧、非疼痛侧三叉神经和健康对照组三叉神经体积和最小横截面积的比较。

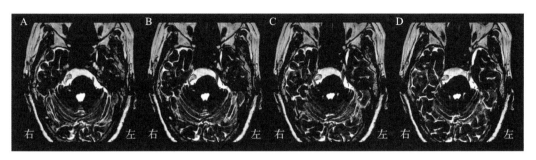

图 19 - 6 桥小脑角池段三叉神经体积测定

二维 FIESTA 序列显示从三叉神经入脑干处至进入 Meckel 室入口处逐层勾勒神经轮廓（图 A~D），后处理软件自动计算出三叉神经的总体积。

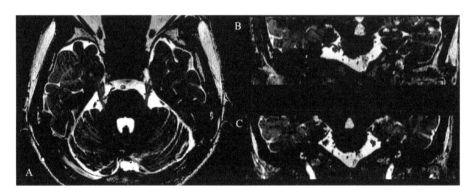

图 19 - 7 桥小脑角池段三叉神经最小横截面积测定

取垂直于三叉神经走行路径、血管-神经接触区为测量点(红色交叉点，图 A)，
斜冠状位测定双侧三叉神经的最小横截面积(红色轮廓，图 B 和图 C)。

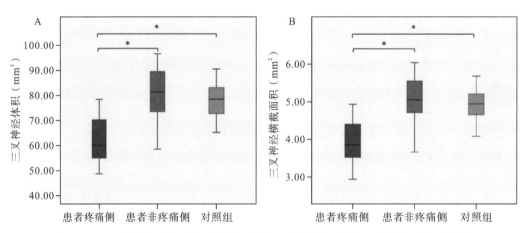

图 19 - 8 三叉神经痛患者组疼痛侧、非疼痛侧与健康对照组三叉神经形态学对比

三叉神经痛患者疼痛侧三叉神经的体积(图 A)和最小横截面积(图 B)均小于非疼痛侧和对照组的形态学参数。＊：$P<0.05$。

二、三叉神经根扩散张量参数测定

一般来说，大部分 PTN 患者存在血管-神经接触现象，变异血管与三叉神经长期接触或压迫会引起神经脱髓鞘和胶原沉积，最终导致轴索损伤。这些三叉神经的微结构缺陷会产生轴索间的交叉对话和后放电效应，使神经对普通传入冲动的敏感性增高，继而诱发疼痛。DTI 序列可通过测定三叉神经受压区域的扩散参数间接反映髓鞘和神经纤维的完整性，有助于判断三叉神经痛的神经受累程度，并对治疗方案的选择有所贡献。有研究表明，PTN 的疼痛侧三叉神经 FA 值明显低于非疼痛侧神经和健康对照组，而 ADC 值则高于非疼痛侧神经和对照组，疼痛侧三叉神经 FA 值和 ADC 值与该侧神经的萎缩程度存在一定的相关性。当三叉神经根 FA 值明显降低时，提示轴索已有累及，此时微血管减压术疗效常不满意，选择 γ 刀或射频热凝等治疗方案可能更为有效。有学者测定了一组 PTN 患者疼痛侧和非疼痛侧三叉神经根部的 FA 值、MD 值、RD 值和 AD 值，发现疼痛侧神经根的 FA 值明显低于非疼痛侧，而 MD 值、RD 值及 AD 值均高于非疼痛侧（图 19 - 9），行微血管减压术后，半年复查时，FA 值及 MD 值、RD 值及 AD 值均有不同程度的恢复，提示 DTI 在一定程度上反映了三叉神经痛患者三叉神经的损害程度及治疗后恢复情况，可为治疗方案的选择和疗效评估提供佐证。下方思维导图列举了桥池段三叉神经形态学和内部微结构定量检测指标和临床价值。

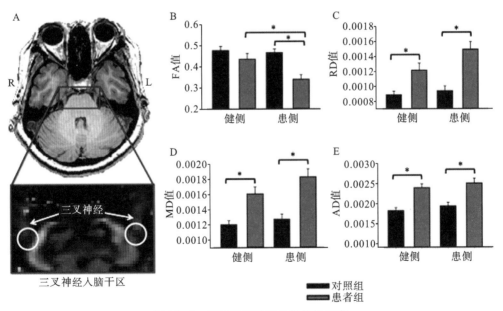

图 19 - 9　PTN 患者神经根微结构异常

　　图 A 中上图为桥池段三叉神经的薄层 T1WI，下图为 DTI 序列，参数测定点位于双侧三叉神经根部（红方框）。图 B～图 E 为三叉神经痛患者组和对照组双侧三叉神经根 DTI 参数对比。与对照组相比，患者组疼痛侧和非疼痛侧三叉神经根的 FA 值均有减低（图 B），RD 值（图 C）、MD 值（图 D）和 AD 值（图 E）均有不同程度的升高。

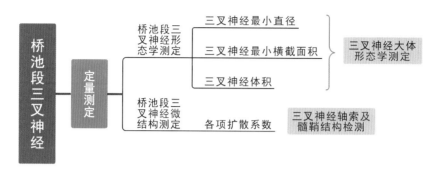

第四节 三叉神经痛的全脑结构、功能和代谢异常与病情和疗效评价

一、三叉神经痛全脑结构异常与病情和疗效评价

虽然变异血管对三叉神经的机械性压迫是 PTN 患者的主要病因，但仍有 15％～20％的患者缺乏血管-神经接触现象。此外，如前所述，微血管减压术后仍有 20％～30％的患者远期疗效不佳或疼痛复发。由于 PTN 患者脑干三叉神经核、丘脑及皮质的伤害感受性神经元均存在异常放电，提示高级中枢参与疾病的发展过程，其影像特征的个体化差异有可能影响微血管减压对 PTN 的疗效。此外，PTN 患者全脑结构和功能活动异常与三叉神经形态学缺陷之间可能存在交互效应，三叉神经形态学缺陷导致颜面部痛觉传入冲动增强，引起痛觉调节核心脑区在结构、功能、代谢水平出现异常。同时，痛觉中枢的可塑性改变也存在两面性，除了适应性机制外，对三叉神经本身也可产生不良的反馈效应。尽管 PTN 患者脑内可能存在潜在的异常，但常规 MRI 无法检出这些细微的变化。近年来，影像学新技术发展迅速，采用先进的脑结构、功能和代谢等多模态成像方法揭示 PTN 患者各脑区的细微异常，评估疗效乃至预测预后，目前已有一些探索性结果。

我们研究团队应用基于体素的形态学分析，初步发现 PTN 患者的初级躯体感觉皮质（primary somatosensory cortex，S1）、次级躯体感觉皮质（secondary somatosensory cortex，S2）、岛叶、前扣带回（anterior cingulate cortex，ACC）、中扣带回（middle cingulate cortex，MCC）、初级运动皮质（primary motor cortex，M1）/运动前区（premotor area，PRA）等经典痛觉相关脑区的灰质体积减小，同时颞叶等非经典痛觉脑区灰质体积减小更为明显（图 19-10）；相关分析显示，PTN 患者左侧颞下回的萎缩程度与患者的病程和疼痛强度存在一定关联，说明患者痛觉相关脑区存在结构可塑性改变。另有学者通过表面形态学分析技术显示 PTN 患者部分脑区出现局部脑回指数减少，以左侧岛叶皮质最为显著，并且与患者的疼痛强度呈负相关。患者皮质厚度减少的同时，皮质表面积并未发生改变，左侧岛叶局部脑回指数与皮质厚度或表面积之间也没有关联，但与附近数个白质脑区（左侧外囊、内囊后支和上辐射冠）的 FA 值存在正相关，这表明岛叶脑回指数的减低可能主要是由白质纤维束的微观结构异常引起，而与局部的皮质厚度和表面积关系不大。如果接受有效治疗，患者右侧岛叶的萎缩现象会在一定时间内逆转，其疼痛程度也会减轻，提示某些痛觉相关脑区的灰质形态学与痛觉强度密切相关，治疗后相应脑区的体积恢复与疼痛改善也有关联。下方思维导图显示我们团队对于三叉神经痛患者全脑灰质形态学分析思路。

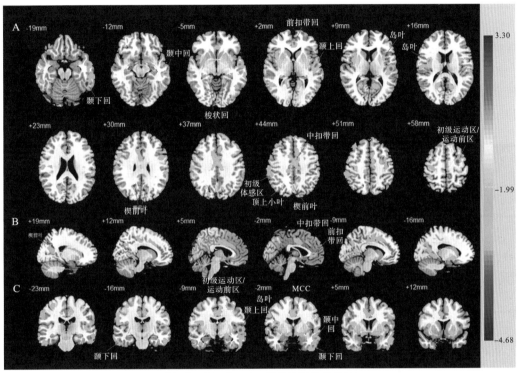

图 19 - 10　与 PTN 相关的脑结构改变

图中显示三叉神经痛患者灰质体积减小的脑区和 MNI 坐标，包括初级及次级躯体感觉区、岛叶、前扣带回、中扣带回、初级运动区/运动前区、楔前叶和部分颞叶。

A—轴位图；B—矢状位图；C—冠状位图。伪彩条显示 t 值。

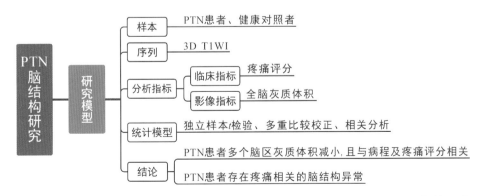

对于脑白质结构完整性而言，PTN 患者呈现出多个白质脑区的 DTI 参数异常。应用 TBSS 技术，有国外学者对比 18 例右侧 PTN 患者和 18 例匹配的健康对照者的各项

扩散张量参数,发现患者组胼胝体膝部、体部和压部出现一致性的 FA 值降低(较对照组平均下降 9%),MD 值和 RD 值较对照组明显升高(平均升高 7%~16%),但 AD 值较对照组只上升了 5%,而且仅局限于胼胝体压部。同时,患者组 FA 值降低合并 MD 值和 RD 值增高的脑区位于扣带、双侧放射冠后部和左侧上纵束。我们研究团队分析了 38 例 PTN 患者和 38 例匹配对照者的 FA 值和 MD 值差异,显示患者组胼胝体各亚区和前、后放射冠的 FA 值不同程度降低,同时这些脑区的 MD 值均有升高;此外,患者组小脑上脚和小脑下脚、脑干皮质脊髓束、内囊、外囊和左侧上纵束的 MD 值也有升高,但这些脑区的 FA 值在组间无统计学差异(图 19-11)。以上脑区的白质纤维束连接多个重要的痛觉相关皮质和皮质下核团,共同参与处理疼痛感觉辨别、认知注意、逃避反应等多维度信息。下方思维导图显示我们团队的三叉神经痛患者全脑白质微结构分析思路。

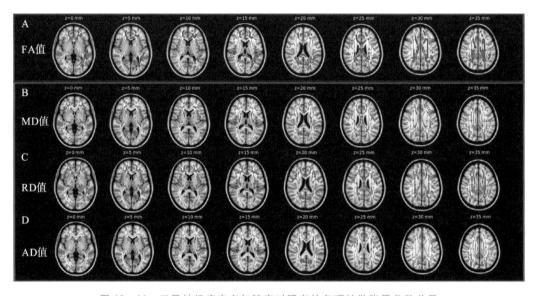

图 19-11 三叉神经痛患者与健康对照者的各项扩散张量参数差异

图中主要显示三叉神经痛患者主要的脑白质结构异常。TBSS 结果经过多重比较校正,$P<0.05$。蓝色伪彩代表患者组 FA 值小于对照组 FA 值,红色伪彩代表患者组 MD 值、RD 值和 AD 值均大于对照组的相应值。

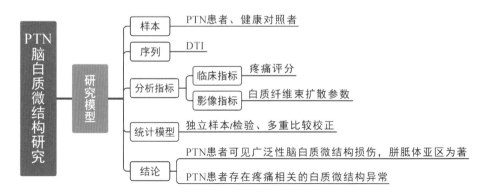

二、三叉神经痛的脑功能调控异常与病情和疗效评价

一般来说，慢性疼痛患者的脑功能活动异常及改善要早于结构性改变，fMRI 可在生理状态下对全脑的功能活动进行同步监测，易于发现三叉神经痛患者痛觉脑功能活动的异常改变。有学者轻微刺激患者面部的"扳机点"，fMRI 结果提示三叉神经痛患者 S1、S2、ACC、岛叶、前额叶、丘脑、壳核、海马和脑干的激活程度均强于健康受试者。该组患者在三叉神经节射频热凝术后一个半月进行复查，其疼痛均完全或明显缓解，接受同样刺激时，激活脑区也仅限于 S1 区和 S2 区。由于外界刺激诱发三叉神经痛患者产生疼痛的效率不高，因此 rs-fMRI 可为研究患者的痛觉脑功能网络提供另一平台。rs-fMRI 研究中的功能连接分析能够在静息状态下辨识执行相似或相反功能活动的脑区，以便提示多个脑区可能在执行某些功能时发挥协同或拮抗作用。我们团队前期联合脑结构和功能连接的多模态磁共振研究发现（图 19－12），PTN 患者右侧岛叶（种子点）与 ACC、后扣带回（posterior cingulate cortex，PCC）、双侧背外侧前额叶（dorsal lateral prefrontal cortex，DLPFC）和内侧前额叶（medial prefrontal cortex，mPFC）之间的功能连接均强于健康对照组，且患者相应脑区的灰质体积均有减少，提示痛觉相关脑区之间的功能连接增强可在一定程度上弥补部分脑区形态学上的缺陷。同时，右侧岛叶与 ACC 的功能连接强度与患者的疼痛强度评分呈线性负相关，提示该功能连接对反映患者的病情有一定价值。

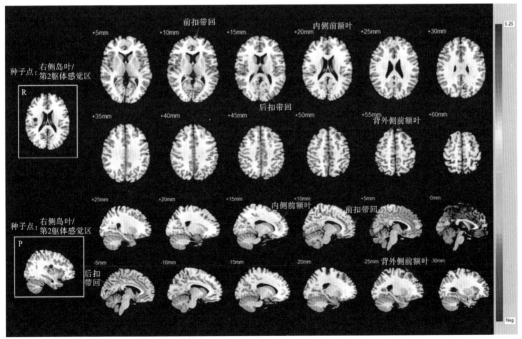

图 19－12　以右侧岛叶/S2 为种子点，三叉神经痛患者组与对照组功能连接强度的差异

图中红色及黄色代表与对照组相比，患者组种子点（右侧岛叶/S2）功能连接增强脑区。左侧伪彩条以 t 值显示功能连接的强弱程度。

下方思维导图显示的是三叉神经痛患者种子点功能连接特征的分析。

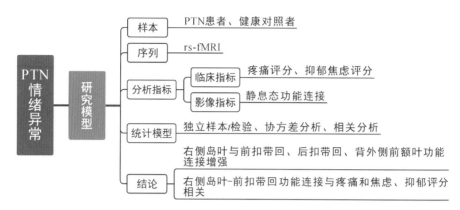

三、三叉神经痛脑内代谢异常与病情的相关性

MRS 可以在体无创性检测脑组织的代谢情况，定量测定脑内 N-乙酰天冬氨酸（N-acetylaspartate，NAA）、胆碱（choline，Cho）、肌酸（creatine，Cr）等代谢产物的相对含量以及比值，为慢性疼痛的病理生理学机制研究提供一种活体生化学方法。丘脑多体素 MRS 研究结果显示，与健康对照组相比，PTN 患者组疼痛侧丘脑后外侧部及后内侧部 NAA/Cr 值有所降低，同时，疼痛侧丘脑板内区 NAA/Cr 值及 Cho/Cr 值亦低于对照组（图 19-13）。其中，疼痛侧丘脑后内侧部 NAA/Cr 值与疼痛评分及病程呈显著线性负相关，提示 PTN 患者丘脑各亚区代谢物存在异常，疼痛侧丘脑后内侧部 NAA/Cr 值可能反映患者的疼痛程度和慢性化水平。以上这些研究成果可能有助于进行患者的病情评估和治疗靶点的筛选。

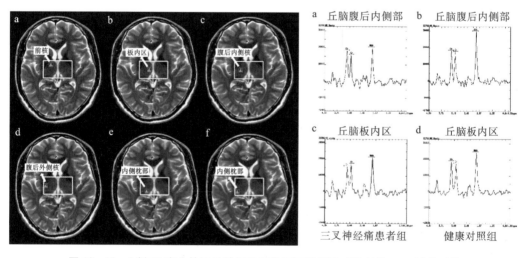

图 19-13　1 例 56 岁女性三叉神经痛患者与匹配健康对照者的 MRS 谱线对比

左图显示感兴趣区分别置于丘脑前部（图 a）、丘脑板内区（图 b）、丘脑腹后内侧部（图 c）和丘脑腹后外侧部（图 d）、丘脑内侧枕部（图 e）和丘脑外侧枕部（图 f）。右图显示三叉神经痛患者与健康对照者丘脑腹后内侧部和丘脑板内区 MRS 谱线对比，其中患者 NAA/Cr 值明显降低，板内区 Cho/Cr 值也有所降低。

下方思维导图为三叉神经痛患者丘脑各亚区的波谱分析。

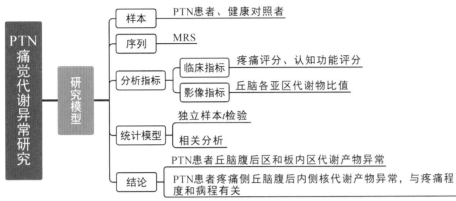

本章小结

针对 PTN 患者颅神经二维成像存在的缺陷,可尝试应用磁共振三维后处理技术(曲面重建和仿真内窥镜)实现对复杂血管-神经接触或压迫的准确判定。对于未见到血管-神经接触的患者,可以通过对比疼痛侧和非疼痛侧桥池段三叉神经的形态学参数显示疼痛侧三叉神经的萎缩情况,并通过扩散成像发现疼痛侧三叉神经的内部微结构异常,从而实现在个体水平上对患者进行颅神经的定量分析。在此基础上,通过检测 PTN 患者全脑灰质体积、表面形态学和白质微结构异常,同时分析患者组脑功能活动和磁共振波谱谱线与对照组的差异,从不同角度阐释患者中枢神经系统在结构、功能、代谢水平上的影像学异常。结合患者三叉神经和全脑的影像学指标以及临床资料,有助于发现与治疗效果和预后评估密切相关的影像学特征。

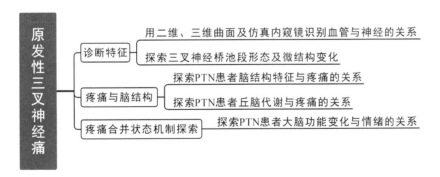

参考文献:

[1]　BENDTSEN L, ZAKRZEWSKA J M, HEINSKOU T B, et al. Advances in diagnosis, classification, pathophysiology, and management of trigeminal neuralgia [J]. The lancet neurology, 2020, 19 (9): 784 – 796.

［2］ CRUCCU G，FINNERUP N B，JENSEN T S，et al. Trigeminal neuralgia：new classification and diagnostic grading for practice and research［J］. Neurology，2016，87 (2)：220 - 228.

［3］ MAARBJERG S，WOLFRAM F，GOZALOV A，et al. Significance of neurovascular contact in classical trigeminal neuralgia［J］. Brain，2015，138 (2)：311 - 319.

［4］ NOBLE D J，SCOFFINGS D，AJITHKUMAR T，et al. Fast imaging employing steady-state acquisition (FIESTA) MRI to investigate cerebrospinal fluid (CSF) within dural reflections of posterior fossa cranial nerves［J］. British journal of radiology，2016，89 (1067)：20160392.

［5］ HU Y S，LEE C C，GUO W Y，et al. Trigeminal nerve atrophy predicts pain recurrence after gamma knife stereotactic radiosurgery for classical trigeminal neuralgia［J］. Neurosurgery，2018，84 (9)：927 - 934.

［6］ DUAN Y F，SWEET J，MUNYON C，et al. Degree of distal trigeminal nerve atrophy predicts outcome after microvascular decompression for type 1a trigeminal neuralgia［J］. Journal of neurosurgery，2015，123 (6)：1512 - 1518.

［7］ LI C M F，HUNG PS-P，CHU P P，et al. Trigeminal neuralgia associated with multiple sclerosis：a multimodal assessment of brainstem plaques and response to Gamma Knife radiosurgery［J］. Multiple sclerosis journal，2020，26 (14)：1877 - 1888.

［8］ LEAL P R，HERMIER M，SOUZA M A，et al. Visualization of vascular compression of the trigeminal nerve with high-resolution 3T MRI：a prospective study comparing preoperative imaging analysis to surgical findings in 40 consecutive patients who underwent microvascular decompression for trigeminal neuralgia［J］. Neurosurgery，2011，69 (1)：15 - 26.

［9］ DESOUZA D D，HODAIE M，DAVIS K D. Abnormal trigeminal nerve microstructure and brain white matter in idiopathic trigeminal neuralgia［J］. Pain，2014，155 (1)：37 - 44.

［10］ DESOUZA D D，DAVIS K D，HODAIE M. Reversal of insular and microstructural nerve abnormalities following effective surgical treatment for trigeminal neuralgia［J］. Pain，2015，156 (6)：1112 - 1123.

［11］ OBERMANN M，RODRIGUEZ-RAECKE R，NAEGEL S，et al. Gray matter volume reduction reflects chronic pain in trigeminal neuralgia［J］. Neuroimage，2013，74：352 - 358.

［12］ WANG Y，ZHANG Y C，ZHANG J L，et al. Structural and functional abnormalities of the insular cortex in trigeminal neuralgia：a multimodal magnetic resonance imaging analysis［J］. Pain，2018，159 (3)：507 - 514.

［13］ WANG Y，CAO D Y，REMENIUK B，et al. Altered brain structure and function associated with sensory and affective components of classic trigeminal neuralgia ［J］. Pain，2017，158 (8)：1561 - 1570.

［14］ MOISSET X，VILLAIN N，DUCREUX D，et al. Functional brain imaging of trigeminal neuralgia［J］. European journal of pain，2011，15 (2)：124 - 131.

［15］ WANG Y，LI D，BAO F X，et al. Thalamic metabolic alterations with cognitive dysfunction in idiopathic trigeminal neuralgia：a multivoxel spectroscopy study ［J］. Neuroradiology，2014，56 (8)：685 - 693.

第二十章　慢性腰背痛

　　腰背痛是指发生于腰背、腰骶和骶髂部的疼痛，有时伴有下肢感应痛或放射痛。慢性腰背痛是指疼痛持续存在超过 1 个月或反复发作超过 3 个月，它的形成与持续给患者和社会造成了多方面的问题。有人把慢性疼痛比喻为一种不死的癌症，在所有的慢性疼痛中，慢性腰背痛位于世界致残率的首位，受累人群以女性为主。慢性腰背痛在全球范围内的发病率逐年升高，通常被认为与久坐、吸烟、肥胖及低收入状态有关。自 1990 年至 2015 年，全球腰背痛带病生存年限增加了 54%。除了很少一部分患者有明确的病因，如脊柱骨折、恶性肿瘤或感染等，绝大部分慢性腰背痛患者很难找到确切的致痛原因。因此，慢性腰背痛常常得不到有效的治疗，严重影响患者的生活和工作，并给患者带来了巨大的家庭及社会经济负担。

　　为了推进慢性疼痛的诊断和治疗，学者们进行了各种各样的研究。早在 1965 年，R. Melzack 和 P. D. Wall 两位研究者为疼痛机制提出了有名的闸门控制学说。该学说认为，脊髓灰质中有两种不同类型的神经纤维，即粗纤维和细纤维，与疼痛有关的神经冲动在传导中受粗纤维和细纤维的调节，细纤维促进传导过程（闸门开放），粗纤维抑制传导过程（闸门关闭），并认为该"闸门机制"受大脑调节。闸门控制学说的提出为人类研究疼痛的大脑机制提供了基础。2013 年，我国科学家（第四军医大学）吕岩、熊利泽等人利用膜片钳技术对闸门学说做了新解释。他们发现，触觉信息通路和痛觉信息通路在脊髓内形成直接的兴奋性突触连接，但这个连接在生理状态下受到甘氨酸能抑制性神经元组成的前馈式抑制回路的控制，处于"沉默"状态，即正常情况下触觉信息不会传递到痛觉通路；在神经损伤引起的神经病理性疼痛状态下，由于抑制性回路功能降低，从而形成"闸门"开放效应，使触觉信息传递到痛觉通路而产生痛觉超敏现象，即非伤害性刺激引起疼痛。这项研究为完善闸门控制学说提供了形态学和功能方面的证据，同时亦为开发特异性抗神经病理性疼痛的药物提供了靶点。

　　自闸门控制学说提出以后，越来越多的研究开始探索大脑在疼痛调节过程、疼痛防御过程及情感认知调节过程中的作用。慢性疼痛曾被认为是一种由神经功能网络编码异常所导致的中枢性疾患。部分慢性疼痛在切断脊髓丘脑投射之后依然存在，提示高级中枢的控制可能与这些疼痛之间存在潜在的联系。痛觉不仅与外周伤害性刺激有直接关系，而且与中枢神经系统对这些刺激加以复杂分析有关。多数研究认为，慢性腰背痛患者的大脑存在一个"疼痛矩阵"（图 20-1），其相关脑区存在结构和功能的重组。

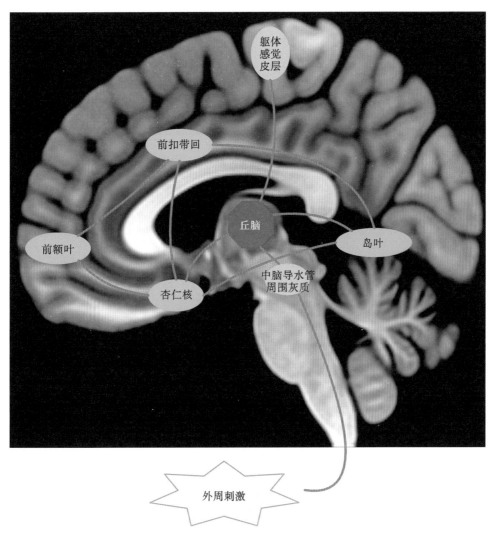

图 20-1 疼痛调控相关脑区——"疼痛矩阵"

随着现代医学模式的转变，社会心理因素与慢性腰背痛的发生、发展及预后有了较高的相关性，其作用也越来越受到人们的重视。在欧美国家，心理因素已经被作为慢性腰背痛患者功能检查的一个重要组成部分。有研究认为，工作环境造成的心理应激与慢性腰背痛有关。一项调查结果发现，对所从事职业不满意者腰背痛的发生率比满意者高出2.5倍，而且和上司、同事之间的关系如何也与慢性腰背痛的发生率密切相关。工作单调、工作时间长、注意力高度集中及责任重大、担心工作发生差错等因素均与慢性腰背痛有关。患者对疼痛的恐惧被认为是严重干扰慢性腰背痛成功治疗的原因。

慢性腰背痛可引起患者认知功能损害，具体表现在注意力、记忆力、执行能力下降等方面。持续性的疼痛作为一种显著的刺激，可不断引起大脑注意网络及其他重要网络的重组，从而影响人们的认知功能。前扣带回、前额叶和丘脑等脑区血流动力学的改变被认为与慢性疼痛认知和情绪调节有关。有学者认为，痛觉中与情绪相关的成分在前扣带回膝部整合，而临床研究发现慢性疼痛患者都有前扣带回膝部和中部活动的异常。前扣带回是认知网络的一部分，其膝部是情绪、情感区，也进一步证实了慢性疼痛与认知、情绪、情感有着重要的关系。然而，人们对疼痛情感认知维度的理解远不如对疼痛处理机制的理解。大脑皮质及皮质下结构异常对疼痛相关的情绪响应和认知调节非常关键，探索皮质功能不良的生物学标志物有助于进一步开发改善认知及情感功能障碍的治疗方法。

中医学对慢性腰背痛有自己的认识。中医药在国内外干预疼痛的研究已有60余年的历史，目前在疼痛方面的研究正转向多学科综合管理，从对疾病本身的研究转向提高人们的综合生活质量。持续的疼痛在给患者带来躯体上痛苦的同时，也使患者产生了巨大的精神压力，严重影响了人们的生活质量。目前，中医药镇痛研究仍以疼痛控制的有效性为主，尚缺乏对患者生活质量、心理状态、认知状态、安全性、花费的全面评估。影像学对于慢性疼痛的研究以往主要是针对周围神经及脊髓机制方面，最近逐渐开始关注其认知、情感及脑加工机制方面，但慢性疼痛与认知情感之间的关系尚未得到足够的重视。

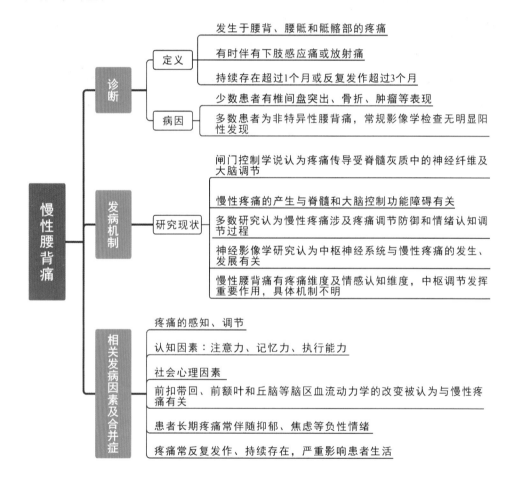

第一节　慢性腰背痛患者大脑灰质局部萎缩

大量研究表明，慢性腰背痛患者大脑神经元存在结构和功能上的重塑，大脑灰质萎缩被认为是参与痛觉调控的中枢机制。既往磁共振成像研究表明，多种类型的慢性疼痛存在大脑灰质的局部萎缩，如各类头痛、纤维肌痛、复杂区域疼痛综合征、各种内脏痛等。那么长期腰背痛患者的大脑灰质体积与健康人相比有哪些区别？与疼痛强度之间有什么关系呢？

病例

患者，女，48岁，腰痛20余年。

既往史：无特殊。

腰椎 MRI 检查提示腰4/腰5、腰5/骶1椎间盘轻度膨出；颅脑 MRI 检查无明显阳性发现。

临床诊断：慢性腰背痛。

这是临床上一例典型的慢性腰背痛患者，颅脑常规 MRI 检查未发现明显异常，对患者的疼痛情况进行评估，显示视觉模拟量表评分为7分（0～10分，10分为剧烈疼痛），简式-麦吉疼痛问卷为33分。尽管常规 MRI 检查未发现大脑的异常改变，然而长期疼痛是否会引起大脑微结构的改变呢？既往有研究发现，慢性疼痛与大脑灰质萎缩加快有关，为了研究慢性腰背痛与大脑灰质形态学之间的关系，有学者对比分析了36例健康对照者和36例慢性腰背痛患者的大脑灰质体积。结果发现，与健康对照组相比，慢性腰背痛患者大脑皮质多个脑区灰质体积减小，如双侧前额叶、右侧额上回、右侧额极、左侧岛叶、左侧颞下回、颞中回（图20-2）。大脑皮质下多个脑区灰质体积增大，包括左侧丘脑、双侧壳核、双侧伏隔核、右侧尾状核（图20-3）。此外，慢性腰背痛患者存在明显的焦虑和抑郁倾向，其大脑灰质的改变与临床评分之间并未发现明显的相关性。探讨慢性腰背痛脑灰质异常的潜在影响因素，将会进一步加深对慢性腰背痛大脑形态改变及临床特征之间关系的理解。

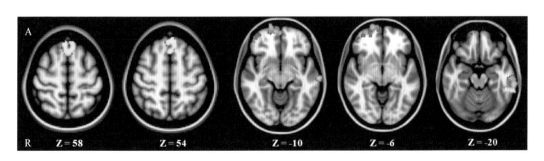

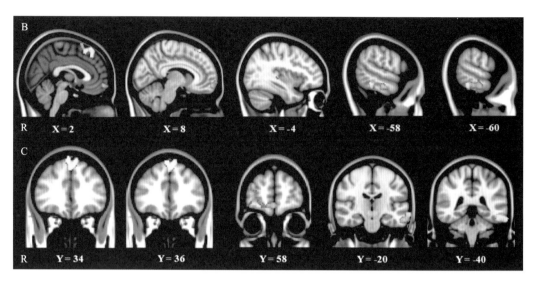

图 20 - 2　慢性腰背痛患者大脑皮质灰质体积分析

　　相比于健康对照组，慢性腰背痛患者大脑皮质多个脑区灰质体积减小，如双侧前额叶、右侧额上回、右侧额极、左侧岛叶、左侧颞下回、颞中回。图 A 为横断位；图 B 为矢状位；图 C 为冠状位。R代表右侧。

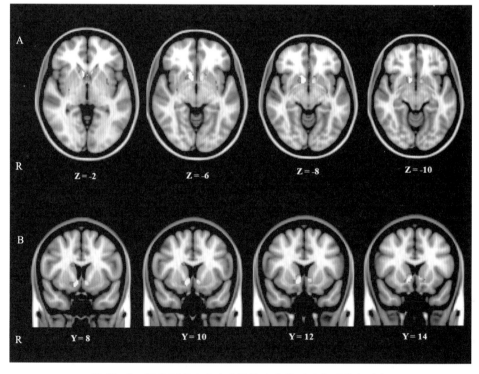

图 20 - 3　慢性腰背痛患者大脑基底节及丘脑灰质体积分析

　　相比于健康对照组，慢性腰背痛患者大脑皮质多个脑区灰质体积增大，如左侧丘脑、双侧壳核、双侧伏隔核、右侧尾状核。图 A 为横断位；图 B 为冠状位。R代表右侧。

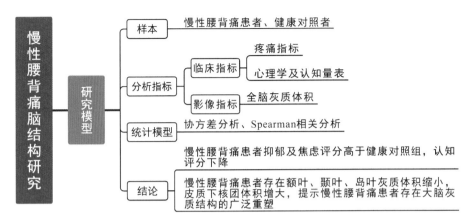

常规影像学检查在慢性腰背痛中主要用于腰椎的检查，用于发现腰椎间盘突出等器质性病变。慢性腰背痛患者的颅脑 MRI 检查主要用于排他性诊断，尚无特异征象，但采用影像新技术对常规磁共振图像的深层次定量评价可以加深对慢性腰背痛脑灰质萎缩速度加快的临床意义的认识。慢性腰背痛患者常伴有负性情绪，其对大脑产生的影响目前仍在探索中，是否能应用于临床，还需要大量后续研究的验证。采用影像新技术对常规磁共振数据进行分析，比如大脑灰、白质体积及功能异常，有助于探索慢性腰背痛诊疗的标记物，也是目前研究的热点。

第二节　慢性腰背痛患者负性情绪相关的中枢结构异常

慢性疼痛常与抑郁、焦虑共病，然而二者之间的因果关系难有定论，常常形成"疼痛—负性情绪—更多疼痛"的恶性循环。杏仁核是情绪学习和记忆的重要结构。杏仁核又名杏仁体，位于前颞叶背内侧部、海马体和侧脑室下角顶端稍前处，主要通过外侧嗅纹、终纹和腹侧杏仁核传出通路与全脑多个脑区及脑干网状结构等进行双向交互联系。

杏仁核由 3 个亚区组成，即中央核、顶上核、基底外侧核。越来越多的研究证实，杏仁核尤其是中央核是疼痛及其情感维度交互作用的神经场所，因而会产生一些行为学和情感反应的适应性改变。杏仁核的中央核在慢性疼痛中的作用得到了广泛的研究。一些研究发现，持续性疼痛可引起中央核神经元活动和突触传递增强，这可能引起或维持高过敏性。在关节炎模型中，抑制中央核细胞外信号调节激酶可以降低机械性痛觉过敏，然而直接激活中央核的细胞外信号调节激酶则可以调节持续炎症状态下的疼痛反应。因此，持续性疼痛将改变中央核活性，反过来也会进一步影响疼痛经历及相关的情绪、情感和动机状态。从另一方面来说，这些状态的改变将影响杏仁核信息的处理，进一步改变杏仁核在疼痛中发挥的作用。此外，来自神经影像学的证据表明，慢性疼痛患者杏仁核的激活主要位于基底外侧核，也表明了这些慢性疼痛患者的认知-

情感存在交互作用。尽管慢性疼痛杏仁核功能的异常已被广泛研究，却很少有人关注杏仁核局部形状的改变。

FIRST（FMRIB image registration and segmentation tool）软件是一种全自动分割和标记软件，在定量分析皮质下各结构（基底节核团）的细微变化上具有很高的敏感性。FIRST 可以精确展示皮质下核团的形状差异。

病例

患者，女，39 岁，腰痛 5 年余，有腰肌劳损。

既往史：无特殊。

腰椎 MRI 检查：腰 3/腰 4、腰 4/腰 5、腰 5/骶 1 椎间盘轻度膨出。

颅脑 MRI 检查：无明显阳性发现。

临床诊断：慢性腰背痛。

该患者汉密尔顿抑郁量表评分为 10 分，汉密尔顿焦虑量表评分为 3 分，疼痛视觉模拟量表评分为 10 分，简式麦基疼痛问卷为 40 分。对该患者而言，常规 MRI 检查未发现大脑的异常改变，然而患者具有较高的疼痛评分和抑郁评分，提示患者不仅有长期的疼痛，而且伴有明显的负性情绪。那么患者长期疼痛并伴随抑郁、焦虑，其大脑负责情绪处理的相关脑区—杏仁核是否存在结构及功能的异常？为了探究这一问题，一项研究用 FIRST 软件对比分析了 33 例健康被试和 33 例慢性腰背痛患者杏仁核体积及局部形态学，以及这些形态学变化与疼痛、认知特征之间的相关性，结果发现慢性腰背痛患者双侧杏仁核体积明显小于健康对照组，以左侧为主；而且慢性腰背痛患者双侧杏仁核表面局部萎缩（图 20 - 4）。这些皮质下核团的体积缩小与疼痛强度、病程、抑郁评分未发现明显的相关性。

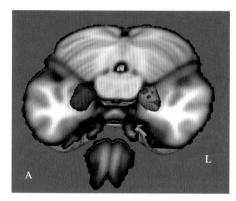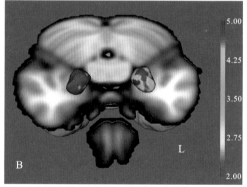

图 20 - 4　慢性腰背痛患者与健康被试之间杏仁核形状的组间差异

相较于健康对照组，慢性腰背痛患者左侧杏仁核体积小于健康对照组（A 图橘黄色区域，B 图蓝色区域；B 图中颜色越蓝，表示两组差异越明显）。L 代表左侧。

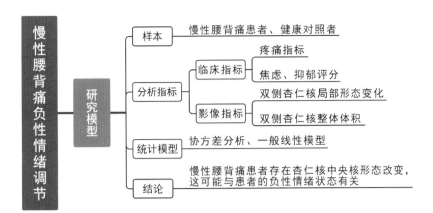

　　杏仁核对疼痛感知的调节已经在分子水平得到了研究证实，目前广泛公认的是慢性疼痛可引起杏仁核中央核活性的持续性改变，进而改变中央核在疼痛之前对感觉和情感处理发挥的作用。在关节炎、内脏痛和神经病理性疼痛模型中，杏仁核的疼痛神经元亚组表现出细胞膜兴奋性增加，进而引起自发性活动增加，以及突触传递增强。在前期的研究中，发现慢性腰背痛患者双侧杏仁核体积减小，推测杏仁核突触传递的增强以及增强的神经元兴奋性可能是潜在的贡献因素。慢性腰背痛患者存在以左侧为主的双侧杏仁核体积减小，表明了双侧杏仁核具有不完全相同的作用。用 FIRST 软件分析 3D 高分辨 MR 数据，不依赖于组织分类方法或任意平滑方法。因此，这些研究结果能可靠地反映慢性腰背痛患者杏仁核体积和形状的异常。既往研究表明，杏仁核基底外侧核可引起内侧前额叶的激活降低，从而引起与疼痛相关的认知缺陷，内侧前额叶向杏仁核中的"γ-氨基丁酸"能神经元发出激励信号，从而投射到中央核外囊分支处，作为控制杏仁核输出的闸门。

第三节　慢性腰背痛患者注意力相关的大脑功能异常

　　疼痛是一种由注意力参与调控的复杂体验。许多研究表明，转移注意力可以减轻急性疼痛的感知，然而这并不能解释慢性疼痛状态下注意力和疼痛之间的交互作用。已有研究证实急、慢性疼痛具有不同的注意力调节能力，表现为大脑前扣带回激活模式的差异。然而，慢性腰背痛患者注意力缺陷潜在的神经机制尚需进一步阐明。

　　慢性疼痛对注意力的影响，有注意转化假说和有限资源理论。有限资源理论认为，疼痛和注意任务之间在占用有限的注意资源方面存在竞争，疼痛被看成是一种自动吸引注意资源的应激源，如果认知任务难度过大，疼痛会导致认知加工超出能力范围以致任务评分下降。与健康对照组相比，慢性疼痛患者的注意力明显偏向于疼痛相关的信息。C. Eccleston 等人发现慢性、持续性疼痛刺激要求占用主要的注意力资源，这意味着它将与对注意力有要求的其他任务竞争性使用有限的资源。而注意转化假说认为，注意缺陷在疼痛与注意有关的转换机制中表现出来，例如当认知任务难度加大，疼痛和注意之间的转换就会变得非常困难。持续性疼痛将严重损害对注意力有苛刻要求的任务执行能力。慢性疼痛患者在做注意力转换和注意力冲突任务时，尤其是在做执行能力要求很强的复杂任务时，执行能力缺陷更加明显。

尽管慢性腰背痛存在典型的注意力缺陷已得到文献的支持，这种注意力缺陷的潜在影响因素却不清楚，既往研究往往得出不一致的结果。一些研究认为，注意功能减低与疼痛之间存在负相关关系，也有一些研究报道二者并无明显联系。但这些研究中的绝大部分是采用心理学量表来评价认知功能，而直接用 fMRI 研究大脑注意力网络功能改变的报道并不多见。慢性腰背痛患者注意力缺陷与疼痛特征之间的关系仍不清楚。

为了研究慢性疼痛注意力相关的脑加工机制，人们设计了各种各样的刺激模式，如多源冲突任务（图 20 - 5）及各种 Stroop 任务（色词 Stroop 任务、计数 Stroop 任务）等。这些刺激模式都能可靠地激活前扣带回背侧皮质，而此处是负责疼痛和认知加工过程的关键区域。相比而言，完成多源冲突任务能够显著地激活"扣带 - 额 - 顶叶"认知/注意力网络，而该网络被认为在注意力和认知处理过程中发挥着重要作用。"扣带 - 额 - 顶叶"注意网络包括前中扣带回背侧、背外侧前额叶皮质和上顶叶。多源冲突任务可以更好地帮助我们理解疼痛的注意力调节机制，对研究慢性疼痛患者认知功能改变具有重要的意义。转移注意力可以减轻对急性疼痛的感知，但慢性疼痛的注意力调控机制是否与急性疼痛具有类似的特点，还是有自己独有的方式，目前尚不清楚。

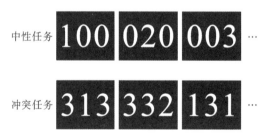

图 20 - 5 多源冲突任务

多源冲突任务要求被试在 3 个数字当中选出与另外两个不同的数字并按下相应的数字键进行反应。中性任务只需选出不是"0"的数字并按键即可，操作相对简单；冲突任务需要从 3 个数字中找出与其余 2 个不同的数据并按键，操作难度稍大。上图中性任务和冲突任务需要按下的均为 1、2、3。

病例

患者，男，47 岁，腰痛十余年，未治疗，自行锻炼。

既往史：无特殊。腰椎 MRI 及颅脑 MRI 均无明显阳性发现。

临床诊断：慢性腰背痛。

疼痛视觉模拟量表评分为 4 分，简式麦吉疼痛问卷评分为 28 分；汉密尔顿抑郁量表评分为 12 分，汉密尔顿焦虑量表评分为 4 分。

这例腰背痛患者在日常生活中有注意力下降的表现，然而常规颅脑 MRI 检查并未发现异常。那么患者的注意力下降是否与大脑的功能改变有关呢？采用多源冲突任务研究腰背痛患者执行任务时的大脑激活响应，纳入 36 例慢性腰背痛患者和 36 例健康对照者，发现慢性腰背痛组执行冲突任务时的反应准确率明显低于健康对照组。

在单组分析中，执行多源冲突任务时健康对照组和慢性腰背痛组都表现出典型的"扣带-额-顶叶"注意网络激活及 DMN 的负激活，慢性腰背痛"扣带-额-顶叶"注意网络的激活明显低于健康对照组，具体脑区包括前扣带回背侧、双侧上顶叶、右侧前额叶背外侧皮质。此外，激活减低还见于双侧中央前回、左侧中央后回、双侧楔前叶和扣带旁皮质。对于皮质下结构，激活减低的区域位于左侧杏仁核(图 20-6)，其中右侧前额叶的激活与疼痛"视觉模拟量表"评分呈明显负相关。这些激活改变与抑郁评分未发现明显的相关性。这些结果表明，慢性腰背痛患者具有受损的注意力处理能力，这种注意力的减退程度与疼痛强度有关。

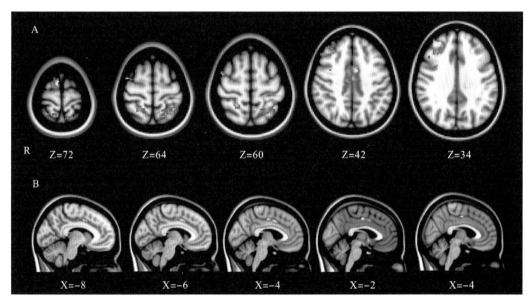

图 20-6　"扣带-额-顶叶"注意网络激活的组间差异

相比于健康对照组，慢性腰背痛组执行多源冲突任务时大脑多个脑区激活减低。

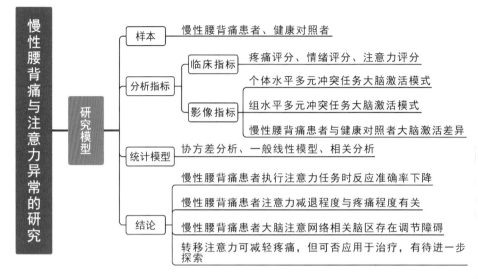

拓 展

　　疼痛是一种需要高度注意力的感觉过程，转移注意力被发现可以减轻急性疼痛的感知。已有多项研究发现，包括慢性腰背痛在内的多种类型的慢性疼痛存在注意力缺陷，然而这些研究多是采用临床量表进行注意力及其他认知功能的评价，尚缺乏相应的神经影像学研究。慢性腰背痛患者认知注意力相关脑区是否存在功能异常尚不清楚，而且大脑异常与慢性疼痛之间的因果关系仍存有较大争议。前期的研究对慢性腰背痛患者执行注意力任务时"扣带-额-顶叶"网络的功能提供了在体的影像学依据，这可能代表了大脑对慢性疼痛状态的一种适应性或适应不良的改变。充分认识与疼痛相关的认知削弱机制有助于开发对慢性腰背痛的治疗新策略。

本章小结

　　慢性腰背痛在全球范围内的发病率逐年升高，位于世界致残率的首位，它的形成与持续不仅给患者而且给社会带来了多方面的负担。在所有的慢性腰背痛患者中，除了很少一部分有明确的病理原因（如脊柱骨折、恶性肿瘤或感染等）外，绝大部分腰背痛很难找到确切的致痛原因，因此慢性腰背痛患者常常得不到有效的治疗。闸门控制学说的提出使得人们开始关注大脑在慢性腰背痛发生、发展过程中的作用，以期寻找疼痛治疗的新靶标。同时，社会心理因素也与腰背痛的发生、发展及预后有较高的相关性，因此越来越多的研究开始探索大脑在疼痛调节过程、疼痛防御过程、情绪认知调节过程中的作用。近年来，人脑连接组学已成为了当前国际神经科学领域最受关注的研究热点和前沿方向之一，采用人脑连接组学的方法及不同模态的神经成像技术（如脑电、脑磁、磁共振成像以及近红外光学成像等），希望能从系统的角度揭示慢性腰背痛患者的脑工作机制以及疼痛发生、发展的病理机制，为慢性腰背痛的全面治疗和疗效评价提供新的影像学标记。

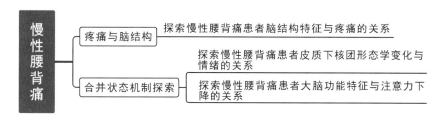

参考文献：

[1]　GBD 2017 Disease and Injury Incidence and Prevalence Collaborators. Global，regional，and national incidence，prevalence，and years lived with disability for 354 diseases and injuries for 195 countries and territories，1990 － 2017：a systematic analysis for the global burden of disease study 2017[J]. Lancet，2018. 392 (10159)：1789 － 1858.

[2]　MELZACK R，WALL P D. Pain mechanisms：a new theory[J]. Science，1965，150 (3699)：971 － 979.

[3]　张珊珊，吴文. 慢性疼痛的脑机制及静息态功能性磁共振研究[J]. 中国疼痛医学杂志，2013，19 (2)：102 － 105.

[4]　PARE D，DUVARCI S. Amygdala microcircuits mediating fear expression and extinction[J]. Current opinion in neurobiology，2012，22 (4)：717 － 723.

[5]　MOREY R A，PETTY C M，XU Y，et al. A comparison of automated segmentation and manual tracing for quantifying hippocampal and amygdala volumes[J]. Neuroimage，2009，45 (3)：855 － 866.

[6]　NEUGEBAUER V，GALHARDO V，MAIONE S，et al. Forebrain pain mechanisms [J]. Brain research reviews，2009，60 (1)：226 － 242.

[7]　THOMPSON J M，NEUGEBAUER V. Amygdala plasticity and pain[J]. Pain research and management，2017，2017：8296501.

[8]　MORIARTY O，MCGUIRE B E，FINN D P. The effect of pain on cognitive function：a review of clinical and preclinical research [J]. Progress in neurobiology，2011，93 (3)：385 － 404.

[9]　ECCLESTON C. Chronic pain and attention：a cognitive approach[J]. The british journal of clinical psychology，1994，33 (4)：535 － 547.

[10]　VELDHUIJZEN D S，VAN WIJCK A J，WILLE F，et al. Effect of chronic nonmalignant pain on highway driving performance[J]. Pain，2006，122 (1 － 2)：28 － 35.

[11]　BUSH G，SHIN L M. The multi-source interference task：an fMRI task that

reliably activates the cingulo-frontal-parietal cognitive/attention network[J].
Nature protocols, 2006, 1 (1): 308 – 313.

[12] BUSH G, SHIN L M, HOLMES J, et al. The multi-source interference task:
validation study with fMRI in individual subjects[J]. Molecular psychiatry,
2003, 8 (1): 60 – 70.

[13] CALANDRE E P, BEMBIBRE J, ARNEDO M L, et al. Cognitive disturbances
and regional cerebral blood flow abnormalities in migraine patients: their
relationship with the clinical manifestations of the illness[J]. Cephalalgia,
2002, 22 (4): 291 – 302.

[14] DICK B, ECCLESTON C, CROMBEZ G. Attentional functioning in fibromyalgia,
rheumatoid arthritis, and musculoskeletal pain patients [J]. Arthritis and
rheumatism, 2002, 47 (6): 639 – 644.

[15] DICK B D, RASHIQ S. Disruption of attention and working memory traces in
individuals with chronic pain[J]. Anesthesia and analgesia, 2007, 104 (5):
1223 – 1229.

[16] GRISART J M, PLAGHKI L H. Impaired selective attention in chronic pain
patients[J]. European journal of pain, 1999, 3 (4): 325 – 333.

[17] JAMISON R N, SBROCCO T, PARRIS W C. The influence of problems with
concentration and memory on emotional distress and daily activities in chronic
pain patients[J]. International journal of psychiatry in medicine, 1988, 18 (2):
183 – 191.

[18] MCCRACKEN L M, IVERSON G L. Predicting complaints of impaired cognitive
functioning in patients with chronic pain[J]. Journal of pain and symptom
management, 2001, 21 (5): 392 – 396.

[19] VELDHUIJZEN D S, KENEMANS J L, VAN WIJCK A J, et al. Processing
capacity in chronic pain patients: a visual event-related potentials study[J].
Pain, 2006, 121 (1 – 2): 60 – 68.

[20] WEINER D K, RUDY T E, MORROW L, et al. The relationship between
pain, neuropsychological performance, and physical function in community-
dwelling older adults with chronic low back pain[J]. Pain medicine, 2006, 7
(1): 60 – 70.